一日三頓仙女餐

死亡比美貌更快來

瘦身╳護膚╳養髮，面對永無止盡的健康課題，本書讓您由內而外、從頭到腳吃出活力與美麗！

方儀薇，小雨——編著

6 茶匙的糖，竟會減少人體內 25%的白血球數量？
白血球能吞噬和消滅有害細菌，吃太多糖身體壞光光！

全麥麵包比白麵包少了 9%的熱量，蛋白質卻多了 20%？
維他命 B 多兩倍、膳食纖維高於番茄，想減肥怎麼能錯過！

目錄

前言

第一章
魔鬼身材可從飲食中來

消瘦與肥胖都是人體大敵 …… 10
妳的體重標準嗎 …… 10
觸目驚心的數據 …… 11
肥胖是愛美之心的一塊暗傷 …… 13
肥胖掏空了女人的口袋 …… 13
為什麼女性肥胖多於男性 …… 14
誰需要減肥 …… 15
哪些女性易發胖 …… 16
小心美食的陷阱 …… 18
都是不良飲食習慣惹的禍 …… 19
用合理的膳食結構調節體重 …… 22
飲食減肥的四大原則 …… 23
健康塑身飲食規則 …… 26
不同體質的人減肥方法應不同 …… 27
減肥的三個「最佳」 …… 30
選對食物吃不胖 …… 32
垂手可得的 10 種健康食物 …… 33
慈菇可消除腹部贅肉及體內脂肪 …… 38
食用香菇可使身材苗條 …… 38
食用蒟蒻是減肥妙方 …… 39
吃砂囊不易發胖 …… 40
運動前喝點紅茶或咖啡可減肥 …… 41
豆漿優格能減肥 …… 41
三日見效的蘋果減肥餐 …… 42
最新咖啡瘦身法 …… 43
啤酒肚與啤酒 …… 45
瘦身水果全掃描 …… 46
減肥蔬菜挑著吃 …… 50
盲目節食要不得 …… 52
用蔬果代替正餐不科學 …… 54
進食前先喝湯有益瘦身 …… 56
利用用餐時間差來控制體重 …… 57
細嚼慢嚥有助於減肥 …… 58
靠不吃主食解決不了體重問題 …… 59
不吃早餐減肥不科學 …… 61
主動出擊，狙擊脂肪 …… 62
青春期的女孩塑身法 …… 63
少女不宜節食減肥 …… 64

目錄

孕婦如何預防發胖 …………………… 65
婦女產後易胖的防治 …………………… 66
低脂、無脂一定好嗎 …………………… 67
不用受苦的減肥方法 …………………… 69
喝水其實大有學問 …………………… 70
國際模特兒學校的飲食原則 …………… 73
什麼都吃的世界名模 …………………… 74
好萊塢影星的美體食譜 ………………… 76
香港女影星的減肥餐 …………………… 77
都市靚女的八個減肥祕訣 ……………… 78
不當的減肥會「走火入魔」 …………… 81
越減越肥真沮喪 ………………………… 85
減肥有沒有特效藥 ……………………… 86
月經期間不要服用減肥藥品 …………… 87
如何選擇減肥保健品 …………………… 87
安全宵夜食譜薈萃 ……………………… 88
減脂瘦身食譜薈萃 ……………………… 89
七種天然減肥茶葉 ……………………… 97
自己動手配製減肥茶 …………………… 100
增肥豐腴藥膳薈萃 ……………………… 101
做女人「挺」好 ………………………… 105
讓乳癌走開 ……………………………… 107
要苗條也要健康 ………………………… 109

第二章
膚如凝脂的絕對誘惑

膚色與飲食關係密切 …………………… 114
健康皮膚需要的營養素 ………………… 115
健康肌膚源自水 ………………………… 118
讓妳的皮膚更滋潤 ……………………… 119
氣候乾燥時如何潤膚 …………………… 122
如何辨別皮膚的類型 …………………… 124
特別的飲食給特別的皮膚 ……………… 126
怎樣吃才能令皮膚健康 ………………… 128
怎樣吃才會令皮膚柔嫩 ………………… 129
怎樣吃才會令皮膚白皙 ………………… 130
怎樣吃才會令皮膚光潔 ………………… 131
素食是很有效的美容方法 ……………… 132
小米是婦女的滋補品 …………………… 133
用牛奶來改善膚質 ……………………… 133
牛奶也能做春捲 ………………………… 137
雞湯能使面色紅潤 ……………………… 138
味道好營養多的鮮果汁飲品 …………… 139
美容抗老與蜂蜜 ………………………… 142
從豆子中吃出青春與美麗 ……………… 143
應多吃膳食纖維 ………………………… 145
幾種排毒美容食品 ……………………… 146
讓妳更加美麗的養顏食譜 ……………… 148
輕輕鬆鬆，「戰痘」成功 ……………… 154

「蝴蝶」停留在臉上不飛走了 ········ 161
不必去做拉皮手術的飲食妙方 ········ 169
容顏憔悴可用溫陽食物來改善 ········ 173
要潤澤細膩請選擇滋陰食物 ··········· 173
補益氣血可使面容紅潤光澤 ··········· 174
補腎可防止容顏早衰 ····················· 176
健脾會讓妳年輕十歲 ····················· 176
女人三十也要「一枝花」 ············· 177

第三章
飄逸的秀髮與放電的眸子

健康的頭髮需要均衡的營養 ··········· 184
秀髮飄飄與食物大有關係 ·············· 185
海產讓妳的黑髮輕舞飛揚 ·············· 187
讓頭髮吃點蛋白 ···························· 188
為少年白了頭發愁 ························ 189
防治白髮早生的營養粥 ················· 190
為頭髮做道營養湯 ························ 191
食物也能染髮 ······························· 193
哪種人不宜留長髮 ························ 193
盈盈秋波飲食中來 ························ 194
呵護眼睛的「七仙女」 ··············· 195
魚膽、魚肝能明目 ························ 198
把「熊貓眼」還給熊貓 ················ 199
別讓眼角皺紋出賣了妳 ················ 200
「美眉」怎能沒有美眉 ················ 201

第四章
讓美味與營養在舌尖上跳舞

美食的選料要求 ···························· 204
美食的食物搭配 ···························· 205
美食的精巧做法 ···························· 206
美食的烹調要求 ···························· 207
食醋在烹調中的作用 ····················· 208
蔥蒜在調味中的作用 ····················· 210
雜食、全食營養好 ························ 210
八寶粥、臘八粥營養全面 ·············· 212
食物中營養素損失的途徑 ·············· 213
烹調方法對食物營養影響最大 ········ 214
合理的配菜可提高菜餚的營養價值 ·· 216
食物搭配的範例 ···························· 217
搭配不對有害健康 ························ 219
常吃帶餡麵食好處多 ···················· 220
吃涼拌菜要注意的問題 ················· 221
吃水果的講究 ······························· 222
當心蔬菜「傷人」 ························ 224
幾種不宜生吃的食物 ····················· 225
洗米不宜反覆搓揉 ························ 226
規避常見的飲食迷思 ····················· 226
不宜多吃的食物 ···························· 230
要重視補鐵 ·································· 231
防止缺少維他命 ···························· 233
補鈣不容忽視 ······························· 234

目錄

第五章 特別的食譜獻給特別的自己

準媽媽亮麗食譜 …………………… 238
漂亮媽咪食譜 ……………………… 245
更年期無憂食譜 …………………… 253
女人春季美容保健食譜 …………… 261
女人夏季美容保健食譜 …………… 279
女人秋季美容保健食譜 …………… 295
女人冬季美容保健食譜 …………… 309

前言

食物和飲食方法，對女性的身材與容顏有著重要的關聯，會吃和不懂得吃往往是雲泥之別。

美麗是一個被施了魔法的詞彙，像超強的魔力蠱惑得人人躁動不安。愛美之心人皆有之，在女人身上表現得淋漓盡致。在追尋美麗、展示美麗的過程中，大多數女人簡直不計成本、不惜代價，無論多麼昂貴的化妝品都想往臉上抹，無論多麼危險的整型手術都敢做。然而，化妝品粉飾的臉美得並不自然，卸妝之後的本色更是讓人不敢恭維；至於整型手術，看看不勝枚舉的該類官司就知道其毀容的機率有多大。

愛美無罪，但女人的身體不能因為愛美而受罪。因此，越來越多的聰明女性開始尋求低價高效、安全持久的美麗之道，那就是 —— 靠科學的飲食保持自己的青春、再造自己的亮麗。

本書專為愛美的妳量身定做一本飲食指南書籍。書中對飲食的美容功能進行了深入細緻的剖析，告訴妳如何由內而外地滋潤肌膚，健美身材。

每個女人都希望身似輕燕、膚如凝脂、髮若瀑布、眼比秋波，本書將從每一個飲食細節教會妳如何呵護妳的身體，讓美味與營養在妳的舌尖上跳舞的同時，還擁有人見人愛的魅力容顏！

編者

前言

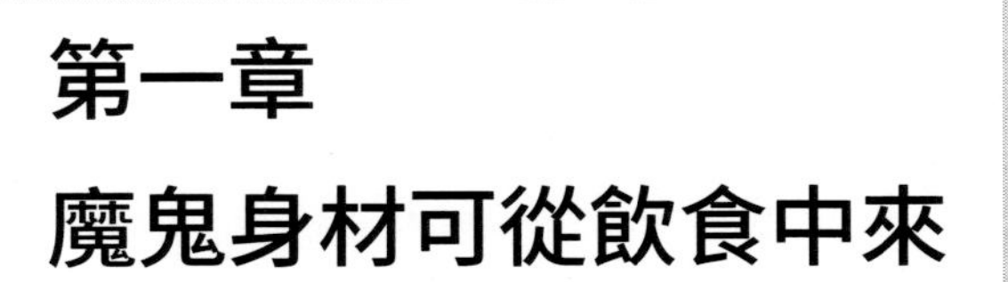

第一章
魔鬼身材可從飲食中來

婀娜多姿的身材，無論是從美麗還是從健康的角度，都是每個人 —— 尤其是女人們所渴求的。

判斷一個女人是否漂亮，身材是一個參考標準。看那些在 T 臺上無情「謀殺」底片的模特兒們，她們的五官也許即使化了妝都不怎麼耐看，但她們徹底用婀娜多姿的身材征服大眾的眼球。

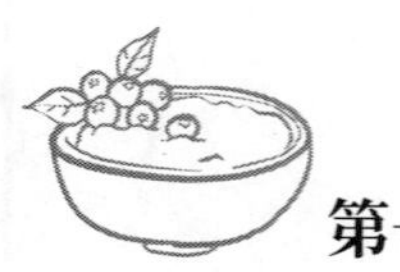

消瘦與肥胖都是人體大敵

魔鬼身材首先應該有適宜的體重，然後才是線條勻稱凸凹有致。不胖又不瘦，是健康的象徵。身體過於消瘦，往往是攝取食量不足而活動量過大，無法滿足身體活動的需求，就會透過消耗自身組織來獲取熱量，使體重減輕，久而久之就會消瘦。消瘦者除攝取的熱量不足外，還常伴有營養缺乏，讓體力和抗病能力下降，易患某些疾病，對健康構成威脅。

目前人們生活日益富裕，體力活動明顯減少，許多人身體超重造成肥胖，這也是不健康的表現，即所謂「文明病」。世界肥胖人數呈上升趨勢，已成為當今社會上引起關注的健康問題。

肥胖蘊藏著發生慢性病的危險性，肥胖者不僅有潛伏糖尿病、動脈硬化、高血壓、冠心病、痛風、膽結石、大腸癌等一系列疾病的危險，而且具有較高的死亡率。肥胖同樣會讓身體的免疫功能降低，不能快速適應環境驟變，不能抵抗各種感染等。因此，世界衛生組織已將肥胖列為疾病，越來越多的專家意識到，21 世紀肥胖將成為影響人類健康的重要危險因素之一，應該引起人們高度重視。

妳的體重標準嗎

人有胖瘦之分，體重較輕為瘦，過重則為胖，那麼以什麼樣的標準來衡量是胖還是瘦呢？這當然要有個參照值，這個參照值，我們就把它稱之為標準體重。目前國際流行的標準體重計算方法有兩種。

一種是：

男性：（身高 cm － 80）×70 %

女性：（身高 cm － 70）×60 %

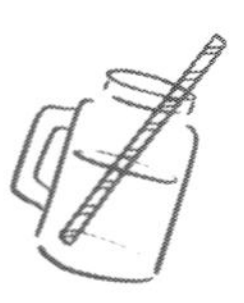

另一種是身體質量指數（Body Mass Index，縮寫為 BMI）：

$$BMI = 體重（kg）÷ 身高（m^2）$$

不過，由於人的體重與許多因素有關，不同人體有不同差異，一天不同的時間內也會有一定變化，加之人們所處地理位置（如地心引力的原因）、季節、氣候，自身情況的不同，對體重也有一定影響，因而很難完全符合標準體重。也就是說，難以用一個恆定值來表示，而應該有一個數值範圍，我們把這個數值範圍稱之為正常值，這個正常值是在 BMI18.5 ～ 24 之間。超過這一範圍，就可稱之為異常體重。

一般來說，BMI24 ～ 27 稱為過重；BMI27 ～ 30 稱為輕度肥胖；BMI30 ～ 35 稱為中度肥胖；BMI 大於 35 則為重度肥胖。

同樣，BMI 低於標準體重 18.5，稱為是體重過輕。鑑於當今肥胖的人多於偏瘦的人，本書將著重談論減肥問題。

觸目驚心的數據

近幾年來，世界上經濟較已開發國家的族群中，都出現了明顯的肥胖趨勢。就美國而言，35% 的女人和 32% 的男人有肥胖問題。全美國肥胖總人數已達 9,700 萬之多，大有「全民肥胖」之勢。

人類肥胖的數量已經達到了歷史的高峰，遍布了全球的每一個角落，全世界肥胖人數已突破 12 億大關。世界上肥胖人數最多的國家當數薩摩亞，這個南太平洋島國的肥胖人數在 1978 年時男性為 38.8%，女性為 59.1%，到 2020 年，薩摩亞男性的肥胖率達到 59.0%，女性中的肥胖率達到 81.0%。也就是說，該島 70% 以上的公民過於肥胖。

現年 23 歲的曹小姐身高 160 公分，體重約 75 公斤。因為肥胖，在工作中她常常受到歧視。她說：「我本來是一個樂觀自信的人，但在工作上

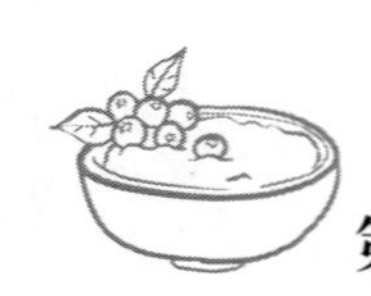

被拒絕的次數太多了，即使是意志最為堅強的人此時也會說：你知道，我只是不想再被拒絕了，在自己的小世界裡我胖點也就算了。」我們不妨設身處地地感受一下曹小姐的窘境，曹小姐雖然衣著光鮮，口齒伶俐，與人為善，風趣幽默，聰穎機智，但當她向上司申請某一項工作時，上司總會將她上下打量一番，眼中便充滿了不信任。這是種什麼樣的感受？

類似的事情在當今社會時有發生。大學畢業 3 年後多次求職未果的某小姐說：「這個褊狹的世界在看了胖人子第一眼後就對他們加以非難。」她竟然想到了死！

毫無疑問，肥胖不但成為社會問題，而且已經構成威脅人類生命與健康的醫學難題。肥胖已成為潛伏在人體裡的一枚隨時可能引發生命危險的定時炸彈。

權威機構的調查顯示：肥胖已與愛滋病、吸毒和酗酒並列為世界四大社會醫學問題。被醫學界稱之為人類「死亡五重奏」的高血壓、高血脂、糖尿病、冠心病、腦血管病，都與過度肥胖密切相關。

國際醫學界驚呼：目前全球胖死的人比餓死的人多。肥胖慢慢會使人體出現醣及脂肪代謝紊亂，由於醣及脂肪代謝紊亂，心血管疾病（如高血壓、冠心病）、代謝性疾病（如糖尿病、高血脂）找到了滋生的溫床，使人在不知不覺中失去了健康的體魄，乃至多種疾病纏身，直至死亡。

肥胖疾病的演變過程緩慢而溫和，甚至使人感覺還較「舒適」。其實，肥胖正是這樣一枚糖衣砲彈，它在人不自知的情況下將其擊倒。要知道，溫柔的背後暗藏著「殺機」啊，肥胖隨時可能奪走妳的生命。

早在 1996 年，國際肥胖特別工作組（ITOTF）就指出：「肥胖將會成為 21 世紀威脅人類健康和生活滿意度的最大敵人。」1997 年，世界衛生組織（WHO）正式宣布：肥胖是疾病。

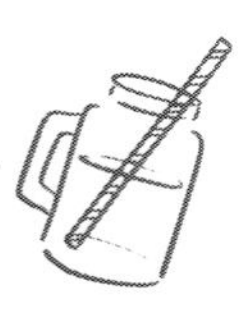

肥胖是愛美之心的一塊暗傷

肥胖是女性愛美之心的一塊暗傷，也是威脅其健康的疾病，這已經成為嚴重的社會問題。醫學專家指出，肥胖主要呈現在體重增加，通常是肚子變大，非常影響個人美觀。因肥胖而過不了正常人的生活，享受不到健康人的樂趣而舉步維艱；多種疾病紛至沓來，各式各樣的煩惱接踵而至，肥胖者每天消耗著比正常人多得多的食物和藥品，要承受的心理壓力比正常人大得多。

肥胖群體是公認的弱勢群體，他們在就業、升學、婚姻等方面常常受到不公平的待遇。人力車伕不願拉肥胖者，嫌他們太沉重；公車上沒人願意與他們並排坐，嫌他們占位置太多；社會上有些人出語不遜，稱他們為肥婆、肥佬，讓他們受歧視，遭白眼。久而久之，肥胖者變得自我封閉，不願意參與社會活動，心理發生變化，容易走向極端。據報導，有個胖保姆因其小主人嘲笑她太胖，稱她為肥豬，一氣之下竟失去理智掐死了小主人。一句話竟導致了一個生命終結的悲劇發生。

肥胖掏空了女人的口袋

據媒體報導，當今世界各國的肥胖者用在減肥上的物質消耗，已達上百億美元之鉅。

繼各式各樣的減肥腰帶、健身器之後，王女士開始了艱苦卓絕的藥物減肥：從海藻片到維他命咀嚼片，王女士現在已成了「藥丸女士」，也就是不吃飯，光靠吃維他命來維持身體熱量的供應，目的只是為了保持身材苗條。當然，王女士也會有難以抵擋美食的誘惑而大吃特吃的時候，這時，王女士常常得依靠瀉藥來確保不影響減肥。

據王女士介紹，這樣的磨難，既受苦，花費還不少呢！一個月至少要花新臺幣 2,500 元吧，真是花錢買罪受。

更有充斥我們視聽的無處不在的美女減肥廣告，不斷召喚著、誘惑著想減肥的女人掏空錢包。

有報導稱，成人肥胖所導致的各種疾病，在西方國家已造成無法估計的醫療負擔，肥胖及由肥胖所致的疾病掏空了人們的口袋，美國每年用於減肥的費用高達 400 億美元，每年治療肥胖以及由此消耗的醫療熱量的總費用達到了 100 億美元。

為什麼女性肥胖多於男性

肥胖對於女性來說是可怕的事情，除了在健美方面有損於女性風韻之外，還會帶來一系列的疾病。據統計證明，女性肥胖者所占的比例明顯高於男性。其中主要是女性的發育階段都在身體變化上有明顯的表現，這些生理發育階段所表現出的特徵，主要與卵巢機能有關，女性肥胖有發育階段的特徵，且常常伴有卵巢機能障礙為首的各種內分泌異常。

女性肥胖者多於男性的原因大致有這樣幾個方面：

1. 女性脂肪細胞多於男性，相對而言，女性容納脂肪的部位也就大於男性，容易肥胖。
2. 女性體內的雌激素分泌與脂肪代謝關係密切，它能促進脂肪合成，使脂肪在體內累積。
3. 女性身為庭主婦與飲食關係密切，飲食服務業也以女性為多，使女性更常受到飲食的刺激，增加更多進食和品嘗的機會，許多家庭主婦還有清空剩菜飯的習慣，使女性肥胖的機會增加。
4. 女性的日常活動量相對比男性要少，活動量小，熱量則消耗也較少，

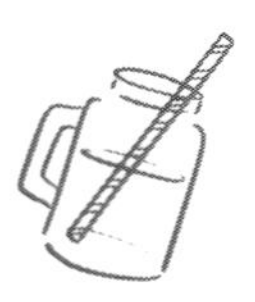
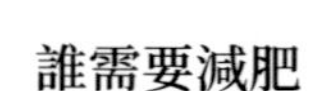

多餘的熱量易變成脂肪儲存於體內，使肥胖者增多。

5. 很多女性會有妊娠生育的過程，依照傳統的飲食習慣，為了胎兒的健康而拚命進補與進食，這樣造成營養過剩，孕婦又無法進行太多活動和鍛鍊，使熱量累積，轉化為脂肪，堆積在體內，所以妊娠過程也是導致女性肥胖的重要因素。
6. 中老年女性肥胖者較男性為多，數量更加明顯，其原因從中醫學理論來分析：女性腎氣之衰退較男性早，壽命比男性長，腎氣不足，不能通利下焦，化氣行水之力不夠，溼濁內停，聚而為胖。

總之，女性與男性相比，容易肥胖的因素相對多些，要保持健美，預防肥胖，需要經過不懈的努力和持之以恆。人體的健美，雖有天賦，若能頤養合理，就可永保青春。

誰需要減肥

每個女性都想擁有苗條的身材，尤其是很多青春少女都以瘦為美，一些本來就是體型適中的女孩，也盲目減「肥」，非要到走起路來輕飄飄，甚至能被風吹倒才是最「佳」狀態。倘若真到這種程度，皮下脂肪奇少，無法填補骨骼凹陷，兩頰突出、胸部平坦、鎖骨和肋骨突出，女性特有的曲線美消失，根本無美可言，故過瘦不可取。而一旦進入中年，她們的容顏將會比肥胖的女性更容易衰老。因為女性中年以後，面部肌肉和皮膚的彈性開始消失。消瘦的女性面部皮膚會出現鬆弛現象，容易出現皺紋，顯得衰老。而肥胖的女性，由於面部皮下脂肪較厚，對皮膚具有墊襯作用，可以使皮膚緊緻，因此仍然比較細膩，看起來比實際年齡年輕。

法國一位醫生指出：「豐臀的婦女比瘦長的婦女更健康。」據他研究，臀部豐腴體型呈梨狀的婦女，通常比較健康。

但如果過分肥胖，導致行動不方便，甚至會引發多種疾病，那就應該減肥了。那麼，怎樣的女性將比下半身（臀、髖和大腿）肥胖的女性易患心臟病、糖尿病和高血壓呢？一位瑞典醫學專家經過 20 多年的研究認為，腰圍、臀圍過大，會導致心臟病的比例大大增加。因此，上半身肥胖的女性必須及時進行減肥。

某些病患應該有意識地減肥，比如心、腦血管疾病患者、糖尿病患者應該減肥，因為肥胖會加重疾病，對治療無益。此外，準備開刀的病人，如果過於肥胖也應該減肥，這樣可以減少手術的難度，降低危險性。

另外，一些特殊職業的女性由於工作的需求，即使她的體重沒有超出正常體重的 20%，有些人甚至是標準體重，也需要減「肥」。例如演員、時裝模特兒、體操運動員、外交人員、公關、空姐、服務生等。

哪些女性易發胖

擔心身體發胖或已發胖的女性都想知道發胖的原因。發胖的原因是各式各樣的，日本著名醫學家中村丁次研究證明，嗜睡、不按時用餐、吃得過快、愛吃甜食、零食、偏食、飲酒等會導致發胖。有些藥物如糖皮質素（可體松等）、抗精神病類藥、避孕藥等，會使部分人得肥胖病。

女性體內脂肪代謝容易受內分泌改變的影響，女性內分泌活動主要是由下視丘透過腦垂腺連接內分泌系統 —— 卵巢系統控制的。內分泌失調將導致肥胖。女性的妊娠期、坐月子、哺乳期和更年期容易發胖。

除了上述原因以外，下述類型的女性也很容易發胖。

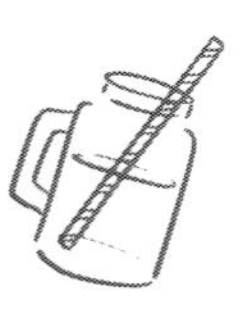

性早熟的女性

國外有人曾對 16,868 名 20 ～ 24 歲的女性進行追蹤調查，性早熟者在 11 歲以下；性中熟者在 12 ～ 13 歲之間；性晚熟者在 14 歲以上。結果顯示，性早熟者比性晚熟者體重平均重 5 公斤。到 30 歲時，性早熟者發胖率大於 26%，性中熟者大於 15%，性晚熟者則低於 15%。原因是體內雌激素的含量不同。

多次人工流產和妊娠的女性

1980 年代中期，某醫院婦產科專家做過追蹤調查，發現經過一次流產的婦女，體重平均增加 5 ～ 7 公斤；經過兩次流產者體重平均增加 8 ～ 9 公斤；三次流產者則體重平均增加 10 ～ 11 公斤。主要原因是受孕後體內性激素的功能和代謝都發生了很大的變化，導致脂肪合成加快。

6 種易胖者

從人們年齡層來看，年齡愈大，肥胖人口愈增加，如何在年輕時就未雨綢繆，知道自己將來是否有發胖的可能，從而及早採取對應的措施呢？以下有幾點可供參考：

1. 雙親有肥胖者。
2. 自己產下巨嬰或自己就是巨嬰（出生體重大於 4 公斤）者。
3. 雙親社會知識偏低或不重視兒童營養知識者。
4. 雙親有高血壓、高血脂、糖尿病等多種疾病者。
5. 喜歡吃垃圾食物（熱量高、營養少的食物）者。
6. 不喜歡運動者。

以上六點的危險性依次遞減，但一個人符合以上因素愈多，則愈容易發胖。

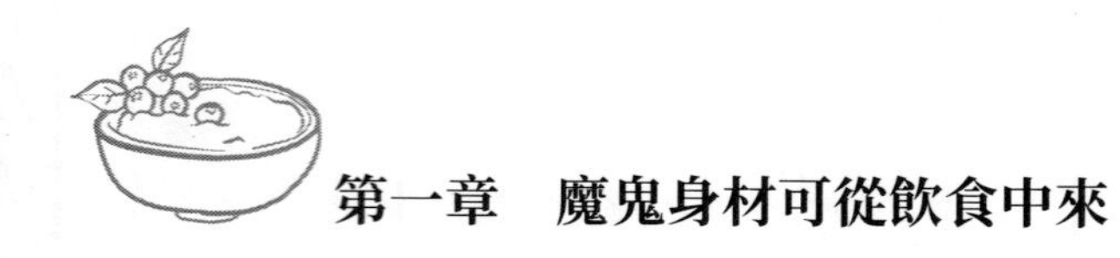

小心美食的陷阱

食物的易得與美味是導致肥胖的物質基礎。相關學者的研究結果顯示，肥胖的發生率隨生活水準的提高而增加。已開發國家的經驗證實，由貧窮到富庶的階段是肥胖發病的高峰時期，原因就是食物的易得性發生了變化。有些人會為自己準備很多好吃的食物放在家裡，這無疑增加了自己攝取過多熱量的機會。這就是進食過多使人肥胖，因為不管吃什麼，只要總熱量超過了身體的需求，人必然就會發胖。

食色，性也。各類美味食物刺激女人的攝食興趣與品嘗欲望，色香味俱佳的食品會使人的食慾大增。如香噴噴的肯德基炸雞、香甜濃郁的永和豆漿、美味誘人的麥當勞漢堡、小巧可口且造型別緻的奶油蛋糕、令人垂涎三尺的必勝客披薩等等，真是「擋不住的誘惑」。這些層出不窮的美味食品不勝枚舉，從而導致女性朋友進食過多，引起脂肪堆積。

人體內脂肪的含量與食物中脂肪的含量呈正比，即食物中脂肪含量越高，人體內脂肪的含量也會越多。某些食物如紅燒肉、炸雞、奶油、奶酪等固然味美，但其中脂肪含量很高，經常攝取過多時，勢必造成體內脂肪含量增多，從而引起肥胖。

一般認為，過量攝取熱量總是與過量攝取的脂肪有關，因為同量的脂肪攜帶的熱量比同量的澱粉和蛋白質高很多。因此，吃得不多並不表示吃進的熱量不多，如食用過多的油脂成分（尤其是飽和脂肪，主要來源於動物脂肪），便會大大促進脂肪的成長。這就是為什麼有的女性吃得並不多但同樣發胖的道理。

飲食中不同種類所占的比例不同會使人肥胖。但從目前的研究報導來看，究竟是因為每份食物中脂肪所含熱量較碳水化合物高，還是因為食物中碳水化合物與脂肪的比例發生改變而導致體脂增加，現在尚不清楚。但

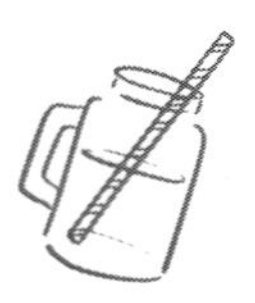

可以肯定的是，飲食結構的不合理，尤其是脂肪的含量過多會導致肥胖，這也是生活水準的提高、飲食的改善導致肥胖的重要原因。

都是不良飲食習慣惹的禍

隨著生活水準的提高，減肥成了流行趨勢。儘管肥胖是多種因素造成的，但對單純性肥胖來說，飲食因素尤其是不良的飲食習慣是導致肥胖的主要原因。

進食速度快

肥胖的人大多食慾好，進食速度快，狼吞虎嚥，食物未得到充分咀嚼，大腦尚未通知消化器官開始運作，所以常常已經吃了不少東西但仍感飢餓。這是因為咀嚼時間過短，腦神經仍處於過度興奮之中，從而引起食慾亢進。此外，由於過快進食後血糖濃度升高，等到大腦食慾中樞輸出停食訊號時，往往已經吃了過多的食物。

零食不斷

有些肥胖人士，尤其是兒童和年輕女性肥胖者，看起來正餐量並不多，但零食不斷，從而造成人體攝取總熱量大大超標。

晚餐食量與發胖相關

人體內的胰島素分泌失調也會使脂肪大量堆積，皮下脂肪堆積如山，尤其是活動量極少的腹部，便會「大腹便便，搖搖欲墜」。

要想使身體不發胖，除了從脂肪的來源上採取節制措施，如少吃含脂肪多的食物外，還要保持良好的進食習慣，攝取越多精緻的碳水化合物，增加胰島素的分泌，就會造成脂肪的堆積。

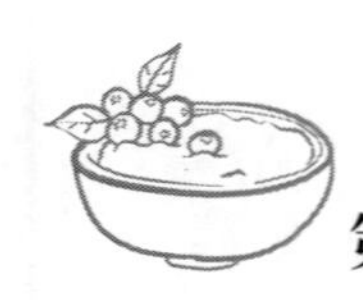

第一章　魔鬼身材可從飲食中來

醫學研究發現，人體的胰島素含量在24小時內有著顯著的差異：早晨含量低，到了傍晚則會達到最高峰值。

據世界衛生組織的一項調查顯示，90%的肥胖者都因晚餐吃得太多太好所致。

醫生說，由於大多數家庭只有晚上才闔家共進晚餐，往往吃得很多很好，結果卻使肥胖族群增多，因晚餐吃得過多和不當的飲食習慣而引起肥胖的人也大有人在。

很多人因時間原因和條件所限，習慣早餐、中餐吃得簡單，一到晚上，家人團聚，時間充裕，於是雞、魚、肉、蛋、菜擺滿餐桌，而這樣的安排並不恰當。因為食物在體內消化後，一部分進入血液形成血脂，傍晚時血液中胰島素的含量又上升到一天中的高峰，胰島素會使血糖轉化成脂肪凝結在血管壁和腹壁上，久而久之，人便肥胖起來。

一位職業婦女對醫生說，她每天早早出門，早餐往往非常簡單，就是一片麵包或饅頭。午餐受條件限制就在工作桌旁匆匆解決。而晚餐時，為了一家人的營養和健康，都會準備得很豐盛。吃完晚飯她已經很累，就早早上床睡了。時間一長，身高只有157公分的她，體重卻有70多公斤，漸漸地她出現了高血壓、高血糖、高血脂的毛病。

醫生說，大多數肥胖症患者都有類似的經歷，運動少，晚餐吃得多、吃得好。實驗證明，50克油脂產生500大卡熱量，需要不停地爬樓梯30分鐘才能消耗，消耗不了熱量就會轉化成脂肪堆積起來。晚餐以後就躺坐在沙發上，是產生脂肪堆積造成肥胖的重要原因。

因此，要治肥胖，必須從改變生活方式入手，晚餐吃得少一點，餐後盡量去散步，增加運動時間，才能避免肥胖病的發生。

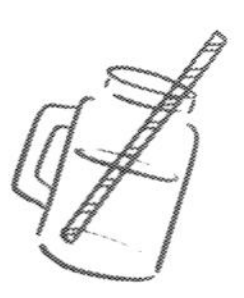

攝取過多糖

過去人們普遍認為，食物中的脂肪是導致肥胖的主要因素。其實脂肪所提供的熱量不會很快促進體內脂肪的合成，而脂肪要分解時產生的甘油還可抑制脂肪的儲存堆積。吃糖不但容易吸收，而且會增強促進脂肪生成所需酶的活性，並刺激具有促進脂肪合成作用的胰島素的分泌，從而更容易使脂肪堆積。

對於營養足夠的族群來說，糖真是要命的食物，它可以很輕易地毀掉妳的牙齒，更嚴重的是，會耗盡身體的重要資源，而且它也會損壞妳的免疫系統。

6 茶匙的糖，會減少人體內 25% 的白血球數量，白血球是消滅細菌的必備成分。吃下越多的糖，就會毀掉更多的白血球。

糖經常與其他食物混在一起，譬如糖果、巧克力、手搖杯、糕點和餅乾，甚至罐頭水果、蔬菜中也加了糖。

冰淇淋含有較高的糖分和飽和脂肪，為了減少對糖分的吸收，可靈活採用各式各樣的方法。如對於喜歡吃冰淇淋的女士們來說，用刨冰替代冰淇淋，不失為好方法。刨冰不含脂肪，口味比起冰淇淋也不差多少。

偏食

偏食會導致營養攝取方面的不均衡，使營養素缺乏。

就目前所知，缺乏維他命 B 群便會導致肥胖。因為維生素 B 群會使脂肪變為熱量，而導致維生素 B 群不足的原因與現代生活方式有關。

食物過於精緻化，不僅米、麵食加工過於精緻，瓜果、蔬菜的攝取量也不足。參與脂肪代謝的維他命 B 群主要有 B_1、B_2、B_6、B_{12} 等，這些維他命主要存在於糙米、小麥麩皮及許多新鮮蔬菜水果中。偏食的危害可不小呀！

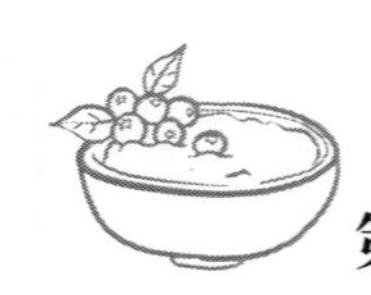

加工肉品吃得過多

市場上的加工肉品，往往含有過多的飽和脂肪。例如：香腸、臘肉、燻肉等等。相比之下，魚類和禽類含有較少的脂肪。建議考慮用魚禽類代替肉類食品。

2019 年臺灣成人過重或肥胖率高達 47.9%，並呈不斷上升趨勢。肥胖病會導致多種並發疾病，如冠心病、高血脂、高血壓疾病等，使患者死亡率增加、平均壽命縮短。為此，改變我們不當的飲食習慣，減少肥胖病的發生，已是刻不容緩。

用合理的膳食結構調節體重

對美的追求是任何人都渴望的，「愛美之心人皆有之」，因體型過胖而不美的人士有很多，減肥的人更是多不勝數。但很多人的減肥效果往往並不理想，減肥藥沒少吃，減肥器材沒少買，就是瘦不下來，實在讓這些「有心人」苦惱不已。

減肥專家們認為，除了因疾病和家族遺傳引起的肥胖比較難以改變之外，一般人的肥胖尤其是過食性肥胖，都可以透過合理的飲食來進行調節。但怎樣的日常膳食才是合理的飲食，才能調節自己的體重呢？

營養學專家一致認為，在減肥中，均衡飲食最為重要。膳食調節體重並不是常說的節食，而是透過各種營養素的合理調配，以獲得營養素的平衡供給，從而達到減肥的目的。

通常，人體每天需要的主要營養素是蛋白質、碳水化合物、脂肪、維他命和礦物質。一般而言，提供人體一天所需的主要營養食物，穀類占第一位，蔬菜和水果占第二位，豆魚蛋肉類占第三位，奶類和豆類占第四位，油脂占第五位。

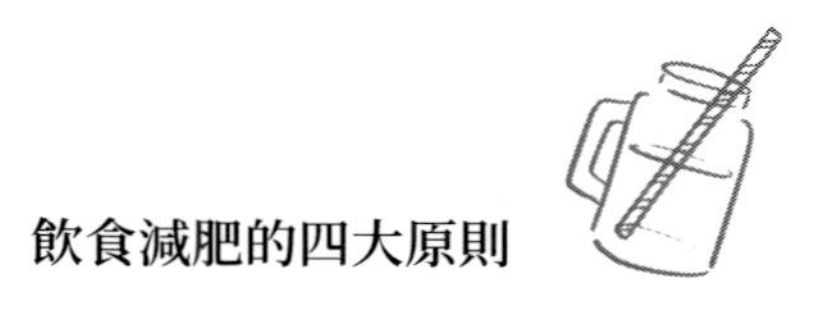

在日常生活中，要保持良好的身材，一定要注意合理的補充營養素，可以按照同類互換，豐富多樣的原則調配一日三餐。在蛋白質方面，要保證每天的供應量占食物總量的 15%，碳水化合物約占 50% ～ 60%，脂肪的供應量約占 25% ～ 35%。但這種比例的營養供給並不是一成不變的，如對小孩，食物中蛋白質的量可以適當增加。

合理的膳食結構應該根據每個人的年齡、性別、身高、體重和活動量以及季節變化等情況來掌握，要知道自身膳食結構的具體情況，最好到醫院的減肥門診諮詢一下。

合理的膳食應該以少量多餐為好。同樣數量的東西分五餐吃不會增肥，而分兩餐吃則會發胖。

因此，餓一頓、飽一頓，暴飲暴食等飲食習慣最不利於維持體重。現在的肥胖人士減肥往往陷入了迷思，就是透過盡量減少進食的次數甚至是幾天不吃東西來減肥。據了解，時下就有不少肥胖人士，透過不吃早餐或晚餐的方式來減肥。醫學專家們認為，其實在一天內少量多餐相對多食少餐而言，更有利於減肥。

不吃早餐或晚餐往往使空腹時間增加，一旦進食，脂肪就會大量堆積，發胖的機會更高。少量多餐則相反，它使空腹時間縮短，不但可防止脂肪積聚，有效減肥，還有利於防病保健，增進人體健康。少量多餐是目前在國外最流行的飲食減肥新方法。

飲食減肥的四大原則

錯誤的飲食方式是肥胖的根本原因之一，所以為了減少肥胖，必須要改善飲食生活習慣。很多專家認為，肥胖者若不能改善飲食生活習慣，而採取其他任何療法，都是不可能達到減肥目的的。事實上，要改善飲食生活習慣並沒有那麼困難，只要遵守四項原則就可以了。最重要的是，要意識到肥胖帶給生活、學習、就業的害處，認真考慮是否真的要努力脫離肥胖狀態。

在對抗肥胖時，女人的飲食習慣要遵守以下四大原則。

以雜糧為主食

沒有經過精緻加工的雜糧含有身體所需的營養成分，同時也具有精緻加工後的白米所沒有的營養均衡的效果，雜糧的營養成分是其他食品中所沒有的，所以要將雜糧當成主食，並維持在固定量以上。

雜糧食品可以配合季節、體質等加以組合，或在烹調方法上多下工夫，也可在一定範圍內當成副食來攝取。

雜糧之所以具有均衡營養的功能，那是因為含有胚芽成分。在雜糧中，胚芽是尚未形成完整糧食的部分，富含白米缺乏的維他命 B_1、維他命 E、纖維素等營養成分，這些複合的成分吸收到我們的消化系統，使我們的身心機體能保持在最良好的狀態，持續以雜糧為主食的飲食生活，能很快恢復肥胖者往日的體魄。

吃精緻食品飢餓感會很快出現，迫使妳用零食救急或以更大的胃口迎接下一頓。用低糖，即少吃碳水化合物來減肥，體重雖會減輕較快，但真正失去的只是水分，一旦再次進食就會重新發胖。澱粉是人體不可或缺的。完全不考慮澱粉的攝取，如不吃主食，甚至是不吃澱粉，既不明智，也不現實。

減肥效果來自於新的飲食習慣

問題不是以什麼樣的速度減去幾公斤的體重，而是要找出一個適合自己的規律，要考慮自己已有的生活方式，正確地制定減肥計畫。減肥總會

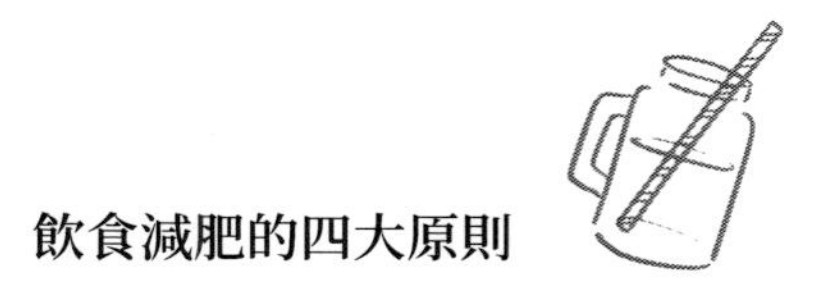

令人苦不堪言。很多減肥者透過飲食減肥失敗，是因為雜糧的確不如白米好吃；二是減少飯量後，餓得難以忍受；三是「苦行僧」式的減肥生活，不知道何時能結束等原因，造成了很多人不願持續減肥計畫。其實只要多動動腦筋，多試試各種方法並將其優點整合起來，比如，盡量使膳食中蛋白質含量提高，碳水化合物含量降低，不用改口味，不餓肚子，也會收到良好的效果。

充分咀嚼食物

實驗證明，充分咀嚼食物對減肥很有效果。

咀嚼之所以有效，最重要的是因為充分咀嚼過的食物，在胃中呈容易接受胃液作用的狀態。食物充分接受胃液的作用後送到腸內，再加上腸液、胰液與膽汁的作用，就成為有用的營養被吸收了。充分咀嚼食物不僅可治療肥胖，也可使胃腸機能健全化。

充分咀嚼會很快產生飽足感，食量自然也就減少了。沒有空腹感，也就可以輕易達成節食的目的。同時，充分咀嚼還可體會到食品真正的原味，漸漸就不會再喜歡那些含動物性高脂肪的食品、糖味比較濃重的、加入食品添加物等有礙健康的食物了。

適當吃點洋蔥和蒜

洋蔥和蒜可以消耗脂肪，並且會刺激人體的相關器官，進而加快新陳代謝，並且快速的分解脂肪。日本人研究出了專門的洋蔥減肥食品。

不過要格外注意的是：洋蔥和蒜屬於刺激性的食物，平時若是過量食用，不僅會造成胃腸不適，還會有副作用，也就是容易引起皮膚老化、毛髮掉落等症狀。所以，還是以適量的進食為好。

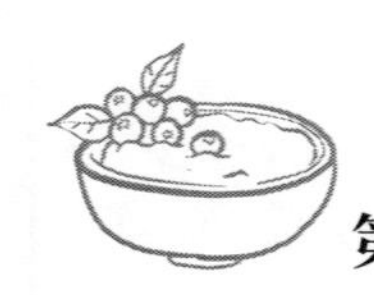

健康塑身飲食規則

想要擁有苗條的身材，首先一定要有規律的生活與健康飲食。如果妳還沒有苗條身材的必備條件，那麼想要身材變好，就有點難了。想要瘦下來，首先應檢視自己日常生活是不是符合下面的規則。

追求飲食健康

想要擁有健康身體與苗條身材，一開始就是從追求飲食健康開始的。「民以食為天」，人不吃飯不行，但吃多了也不行。所以均衡與適量的飲食是必備的。穀物、水果、蔬菜等類，都要充分均勻地分配於三餐中食用，最好採用少量多餐的方法。少量多餐的做法，是用於避免一次性大量進食後，身體會分泌較多的消化液，然後使吃入的食物吸收、消化的速度更快。消化快吸收的營養便多，吸收的營養過多而消耗的熱量少，人就容易肥胖，人一胖病就多。所以，每餐吃得多，反而身體容易更快生病。

加速身體代謝的循環

想要使身體健康並快速地瘦下來，首先一定要將體內的廢物完全排除，而排除廢物的方式是加強代謝量。

最簡單的方法是維持一天三餐健康進食，然後每天做適合自己的運動，如此一來，才會令身體的代謝循環加速吸收必要的營養並排出體內廢物。

想要擁有結實的身材，除了運動之外別無選擇。所以，每天還是擠出 30 分鐘努力運動，長久以往就可以擁有結實的好身材。

每天早睡早起

唯有睡眠充足才會有足夠的精神，保證每天正常的睡眠時間，身體、心理自然就會更健康。

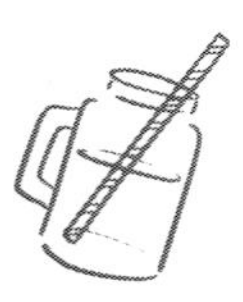

避免攝取過多的鹽分

人體的確需要一定的鈉，它能使我們維持健康的體液平衡，增強肌肉的力量，幫助神經系統正常動作，維持血液和尿液中正常的酸鹼度。可是除了精鹽之外，我們從許多種蔬菜水果中也可以獲得鈉，譬如番茄、菠菜、甘藍、紅蘿蔔，甚至草莓，我們身體所需的鈉都可以從這些食物裡獲取。

但攝取太多的鹽分對身體極為不利，由此而產生的疾病有心臟病、高血壓、糖尿病、腎臟病……專家建議我們每天所攝取的精鹽不要超過 6 克，盡量減少鹽分的攝取，避免對身體造成傷害。

過量的鈉會限制氧氣進入身體的細胞內，也可能引發高血壓。有心臟、腎臟和肝臟方面問題的病人，都會被醫師強迫降低鈉的攝取量。

不同體質的人減肥方法應不同

所選擇的食物以及食用方法的不同，關係著減肥結果的成功與否。一般說來，每天如果不加節制，重複吃冷飲類的食物，像冰淇淋、雪糕的食品，就很容易愈來愈胖。這是很多人不解的問題，不少人甚至認為吃一些生冷的食品，既有營養又能產生減肥的作用。

人人皆知多菜少肉就可以減肥，不過針對不同的體質和生活習慣，吃不同的蔬菜才更有功效。

從中醫角度來看，人的體質也有「寒性」或「熱性」之分。「寒性」或「熱性」又被稱為「陰性」體質和「陽性」體質。

陽性體質的肥胖者是屬於「節省能源」型的人，熱量很容易囤積在體內。所以這些人首先要注意的是盡量避免吃「熱」性的東西，多吃溫性食物，最好是吃一些會使人發汗的食物，這也是「靠吃減肥」的訣竅。如果

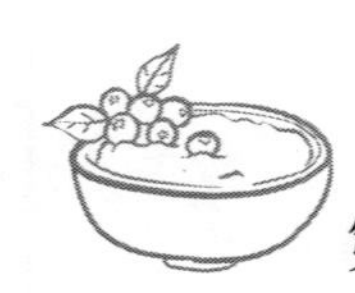

體內的基礎代謝功能活躍，就比較容易讓脂肪的燃燒，這對減肥的人來說是好事。

但怎樣知道自己是屬於哪一種體質呢？

即使是冬天也喜歡喝冷飲，甚至是冷開水的就是陽性體質的人；他們舌頭的顏色呈深紅，上面往往有很厚的舌苔。說話很快聲音很大的人往往也是陽性體質的人；大便通常會有臭味，常常有流口水的人大多是陽性體質；手部長時間都保持溼熱狀態，兩頰的顏色常常呈現偏紅現象的人也常常是陽性體質的人；平時愛抱著大水壺，喝水每天要三四杯以上的常常是陽性體質的人。

知道了自己的體質，就可以知道應該吃什麼菜才能最有效減肥！

熱性人通常易流汗而排尿卻很少，所以一般都不會有水腫問題，但很容易因飲食過量，而出現便祕的情形，大量的宿便累積變成小腹凸出。

所以熱性體質的人要減肥就要先解決便祕的問題，把宿便清除，多吃屬涼性而纖維較多的蔬菜。平衡體質之餘，更可以做到清除宿便之效，但由於熱性體質的人普遍食慾不錯，所以要在食量方面多加節制。

寒性的人因為血液循環不好，所以容易手腳冰冷，但偏偏他們卻不愛運動，又怕冷，唯有常常攝取食物讓自己身體增加熱量。這樣的惡性循環成為寒性體質人致胖的主要原因。要改善這種狀況，就要先從食物入手，選擇屬熱性的食物，平衡體質，繼而配合適量的運動，才可以擁有美好的身段！

我們所吃的食物，按其性質大致上也可分為溫、熱、涼、平四種。

所謂的「溫」性食物，就是指蔥、韭菜、辣椒等能使身體溫暖的食物。

而「涼」性食物指的是，能使身體吸收熱量較少的食物，包括茄子、番茄、黃瓜、蘿蔔等食物。

如果食物的性質是介於「溫」和「涼」中間，就叫做「平」性食物。例如魚肉和蛋等就是「平」性食物。

一般來說，健康的人多吃一點屬於「平」性的食物，對身體很有好處。還有，在「溫」和「平」之間、「涼」和「平」之間，也大致上分為「微溫」和「微涼」兩大類。

所吃的食物最好能選擇適合身體狀況、疾病症狀以及符合季節性的食物。比如說有貧血的人，身體容易發冷的人，還有體質屬於陰性的人，最好是食用「溫」性和「熱」性的食物。

相反，經常頭昏以及血壓高的人，最好是吃「涼」性食物來解除體內的熱度。

減肥時，最好能積極攝取溫、涼、平性質的食物，避免食用熱性食物。這一點，是陰性體質和陽性體質的人要共同遵守的要點。

陽性的人基礎代謝功能較高，不必過於拘泥食物的性質而將食物的性質過於細分化。可以參照陰性體質人的吃法，再留意吃一點「溫」、「涼」食物，即可以提高減肥的效果。

陰性體質適合吃的蔬菜主要有：

- **蘑菇**：蘑菇雖然纖維量偏低，吃後卻可以帶來飽足感，從而有瘦身之效，而且含豐富的維他命 B 群，可以給妳帶來更健康亮澤的肌膚，做到真正的瘦身。
- **苦瓜**：對於上腹突出的女孩子，吃苦瓜是最奏效的。它有健脾去熱之功用，而且在營養學上因更含有比其他食品都強的降血糖作用，對於體胖且血糖過高的人來說正是最佳的減肥食品。

陽性體質適合吃的蔬菜主要有：

- **菠菜**：菠菜含鐵量高是它的特性，可以為妳帶來補血之效，這也正是陽性人在減肥期間最需要的。此外，它亦有輕微改善便祕的功用。對於肥胖的女士來說，應該是在經期節食時的最佳食品。
- **洋蔥**：洋蔥對於因便祕而苦惱並且下腹有脂肪積聚的人來說，吃洋蔥將是可以大大改善現狀的好食品，它蘊涵著豐富的槲皮素，有抑制脂肪生成及增加脂肪分解的功能，在節食期間多吃洋蔥可以令妳精神抖擻，不會因吃少了而失去平日的神采。

減肥的三個「最佳」

減肥中的最佳飲料

減肥中的最佳飲料是水。水不含熱量，同時會產生飽脹的感覺，所以進食量就會減少。當飲用涼開水時，還可以因為往腸胃內加涼水，而幫助燃燒體內多餘的熱量。

通常，每人每天應喝 1.5 ～ 2.0 公升左右的水，但是並不是每天一定要強迫自己喝下這麼多水，而是盡量補充到差不多就可以了。因為人體也可以從其他的食物當中攝取到部分的水分，喝白開水的用意在於補充不足的水分。如果有運動，那當然還得再多喝些。

人體內如果缺水 2%，體力就會下降 20%。在減肥期間，多喝水有助於人體排出更多的廢物。水沒辦法讓人直接減肥，但可以在排除毒素的同時，消除人體的疲勞及防止腎結石。

減肥時要特別注意，減肥禁忌的飲料是酒類。啤酒和烈酒都是糧食釀成，含熱量都不低。許多人喝酒時，還會習慣搭配下酒菜，若是大魚大肉就更不得了。

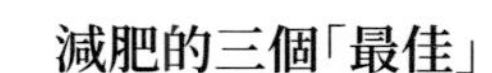
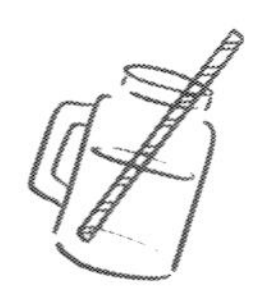

不要忽視酒中所含的熱量，1 杯白酒＝ 6 塊糖。酒除了酒精對內臟造成損害外，還會使高血脂患者形成脂肪肝，最終導致肝硬化。

減肥中的最佳食品

減肥中的最佳食品是豆類和漿果類。

豆製品確實含有較高的脂肪，但這類脂肪多是不飽和脂肪，不會像飽和脂肪那樣給健康帶來潛在的威脅。用豆製品替代肉類，無論從哪方面看，都是個不錯的選擇。

燕麥片、大麥仁、芹菜和南瓜都是高纖維的食品，營養學家認為，纖維不僅可以幫助減重，同時也可以防止便祕，使腹部不至顯得過大。每天膳食纖維理想的攝取量是 25 ～ 35 克。

但要注意的是，如果妳還不習慣攝取高纖維的食品，可慢慢增加攝取量，並在一整天內將分量平分，食用過多或過快都會導致腹脹和不舒服。減肥過程中，錯誤的方法是飲食過量。食入太多的熱量，無論是脂肪、澱粉質食物還是蛋白質，都會增加腰圍。

減肥中的最佳習慣

制定飲食計畫。您需要為自己訂定一個飲食計畫，例如這週可以先訂個計畫減少甜味品中的糖攝取，下週減少肉類食品中的脂肪攝取。不要期望所有好習慣都能在短時間養成，但每週都有新方法控制脂肪和糖攝取，形成習慣，效果將是顯著的。

突破菜單限制。當您在餐廳用餐時，不必被菜單所局限。您可以告訴廚師想要的低脂含量的菜式和做法，絕大多數廚師是會做出您訂的菜式。比如，妳在叫了水果沙拉後，不願在沙拉中拌有富含奶油的沙拉醬，或者，您不願某道菜炸得過透，不妨將要求提出來。

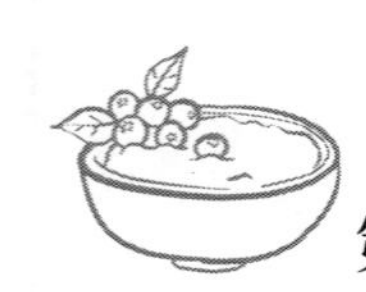

選對食物吃不胖

身為女性，十有八九都會有這樣美妙的幻想：愛吃什麼就吃什麼，吃多少也不會發胖。然而生活中卻不敢真的這樣去做。因為一不留神沒有控制好進食量，腰圍就會變得粗起來。那麼有沒有辦法實現這個幻想呢？應該說是有的，只要妳選對了食物就可以多吃而不胖。

實際上，當食物中所含卡路里的多少與妳每天在工作和生活中消耗掉的熱量差不多，妳就不會發胖。若是妳天生就喜愛高熱量食品，如巧克力、漢堡、炸雞等，並且從不控制妳應該控制的熱量攝取，那就免不了發胖。這都怨那些多餘的熱量，一旦消耗不掉，就會變成使人肥胖的脂肪。

某些食物能自然控制體重，原因是它本身含熱量（卡路里）較低，如果妳的胃口不是很大，選擇這類食物就能保妳能擁有苗條的身姿，這是中西方美女流行的減肥食品，也是營養專家介紹的瘦身食物。

- **菠菜**：每半杯（量杯）只有 26 大卡，但維他命 A 及鐵質豐富。菠菜以涼拌吃更有益，即使烹調也不宜過久，以免損耗營養。
- **豆類**：豆類以其營養成分區分，可以分別歸類在豆魚蛋肉類（蛋白質）、蔬菜類與全穀雜糧類（澱粉），黃豆及其製品屬於蛋白質含量較高的豆類；菜豆、扁豆、四季豆等屬於蔬菜類，100g 菜豆約為 25 大卡，可利用低熱量的蔬菜來增加飽足感；紅豆、綠豆、皇帝豆等屬於澱粉類，如有攝取到歸屬在澱粉的豆類，飯或是其他澱粉食物要減量，或是用其他食物替代。
- **瓜類**：每 100 克平均含熱量約 30 大卡，瓜類大多含豐富的維他命 A 與維他命 C 和其他營養。
- **辣椒**：日本京都大學研究小組發現，辣椒素具有防止肥胖的作用。用

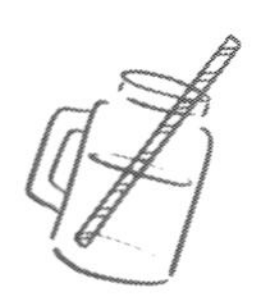

辣椒素調味能促進脂肪的新陳代謝，防止體內脂肪的累積。

辣椒無論辣或甜味，營養價值均高，尤其含纖維質。一個青椒只有 35 大卡，卻供應了各類維他命及礦物質。

- **番茄**：飯後吃一個中型番茄，有益維持體型卻不會增胖。
- **生菜**：由於含水分及大量膳食纖維使生菜成為苗條食物，生菜以其外面的綠葉的營養最為豐富。
- **全麥麵包**：全麥麵包比普通白麵包少了 9% 的熱量，蛋白質卻多了 20%，維他命 B 多兩倍。膳食纖維多於番茄，但熱量卻只有 35 大卡。
- **火雞**：每 100 克去皮淨肉只有 150 大卡，肉質瘦，雖然肉纖維較粗，但卻是十分理想的瘦身食物。
- **黑木耳**：味甘性寒，也是高蛋白、低脂肪、多纖維、多礦物質的有名素食品。近年發現它含有多醣成份，能降低血清是膽固醇，並能減肥和抗癌。
- **草莓**：每 100 克只有 57 大卡，並含豐富的維他命。
- **深海魚**：這類深海魚每 100 克只含 20 大卡，如果一餐吃 100 ～ 150 克魚類菜餚，絕對不會發胖。

垂手可得的 10 種健康食物

妳的朋友中，總有那麼幾個熱衷於減肥的人，她們會拒吃一些營養豐富的食物，比如蘋果、香蕉、紅蘿蔔與麵包等。而且她們還會提出一大堆「科學論據」來證實這些東西也會令人發胖。

營養學家對此的看法則是，一些健康食物之所以被扣上增肥的帽子，是因為人們以為只要把醣類的熱量限制住，總熱量也就減少了一半，那體重自然會減下來。而事實上，合理的飲食中醣類應提供總熱量的 50% 以上。

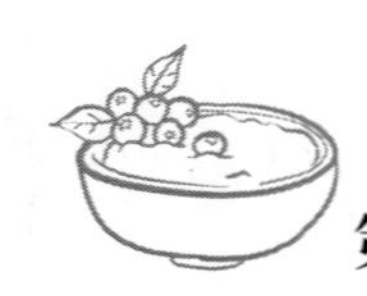

但是這種減肥經常只是短暫的，而且，其結果會給尋求全面健康的女性帶來沉重的代價。原因之一是拒食含醣食物會大大降低人體肌肉中的肝醣儲存量，使其無法維持體育鍛鍊時身體對熱量的需求，從而使得透過運動減肥的正確途徑變得更困難了。

事實上，下面所提及的這幾種食物不但不會令人發胖，相反，它們正是有助於減肥的東西。

蘿蔔

蘿蔔，又名菜頭。味甘性涼，盛產於秋冬時令。有消膩、破氣、化痰、止咳等功效。近年人們發現蘿蔔含膽鹼物質，能降血脂、降血壓，有利於減肥。上市季節宜常煮食，或涼拌吃，也可製成蘿蔔乾，長年佐膳用。

現代研究發現，蘿蔔所含的維他命比梨和蘋果高數倍之多，還含有澱粉酶和微量的鈣、磷、鐵等。蘿蔔能促進膽汁分泌，有利於脂肪的消化；能消除亞硝胺的致癌作用。

所以，常吃蘿蔔，不但有利保持身材，還可防癌益壽。

紅蘿蔔是營養最全面的天然食物之一，含有大量維他命，因此，它有一個別稱 —— 人蔘。另外它還是一個能防止高血脂的膳食纖維來源。

花粉

用花粉來美容健身已風靡全球。這是流傳在美國的減肥方式，服用花粉製劑不僅能使疲勞的身體恢復氣力和精力，還可以使肥胖的體重減輕。它的優點還在於，它對於人體基本無任何毒副作用。

花粉含有大量人類不可缺少的微量元素，大量的蛋白質、醣、維他命、胡蘿蔔素、游離胺基酸及其他活性成分，其營養價值甚至是牛奶、蛋的 7 ～ 8 倍。

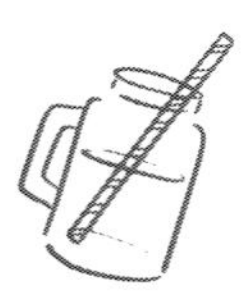

花粉還含有高效的生物活性物質，能改善人體組織器官的新陳代謝，增加心血管功能和性慾。

全麥麵包與玉米麵餅

麵包類穀物食品確實含熱量很集中。但是任何食物吃得過量都會轉化為脂肪在體內儲存起來。問題在於人們經常吃得過量，而且與麵食一起吃的東西，比如奶油，奶酪、甜果醬等，更增加了熱量的攝取。

大家都說麵包和麵包圈是高熱量碳水化合物食品。事實上不論妳吃什麼，只要吃過量了，都會增加體重。這就是為什麼這類健康食品不被列入節食者們的食物清單中。

體重增加並不都是糧食惹的禍，而是我們吃的食物多於我們所需要的熱量。人們通常會任性在一頓飯中就把一天所需的糧食吃完了！

我們吃糧食製品會和其他一些食物一起食用，像奶油，奶酪，甜果醬，它們脂肪和糖含量是很高的，產生多餘的熱量，它們對長肉有不可推卸的責任。所以，麵包要吃，但要吃得精，吃的少，否則就適得其反。

如果在飲食中排除糧食製品，尤其是雜糧，維他命 B 與鐵元素就可能攝取不足，況且雜糧中的食物纖維會令人產生飽足感。

全麥製成的麵包提供又快、又方便的維他命 B 和鐵元素的來源，全麥麵包可以使妳有飽的感覺，而且提供大量的食物纖維。玉米製成各類食物，如玉米餅、棒渣粥，甚至是窩窩頭，現在看來的確是健康食品。經常吃一些，對身體的好處遠遠大於它那不怎麼樣的口感。

竹筍

竹筍涼性食品，是含蛋白質和膳食纖維多、脂肪含量極少的著名素菜。春、夏、冬季上市時，宜常做菜佐膳，有減肥、預防心血管疾患等作用。

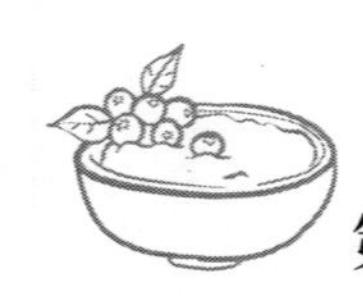

紅豆

紅豆切忌與綠豆相混。紅豆含有蛋白質、維他命 B_1、維他命 B_2、菸鹼酸、鈣、鐵等營養成分，有消脂減肥的功能。著名的藥膳紅豆鯉魚湯，就使人們在品嘗美味佳餚中收到利尿消腫、減肥健美的效果。

在豆類食品中，紅豆也是最常用的藥用食物，它具有利水除溼，和血排膿，消腫解毒之功效。

《名醫別錄》說：「性逐津液，久食令人枯燥。」

《本草綱目》載：「久服則降令太過，津血滲洩，所以令人質瘦身重也。」

紅豆與薏仁合煮粥，是良好的減肥佳食，兩者均能健脾除溼，相互搭配，既可消脂減肥，又可享受口福，利溼而不傷正，食性緩和，故可常吃。

茶葉

茶葉是消除脂肪，提神醒腦的最佳飲品。醫學研究表明，茶葉中含有茶多酚、咖啡鹼等能加強毛細血管韌性，促進甲狀腺功能，降低血清膽固醇濃度，調整膽固醇與磷脂比值。因此對防治動脈硬化，增強心室收縮，加快心率，改善心肌機能和削減脂肪均有效果。

如果肥胖者飲用適量濃茶，會消脂減肥，正如《名醫別錄》所載：「苦寒，久食令人瘦，去人脂。」但不是每種茶葉都有明顯的減肥去脂功能，本書推薦了八種藥茶，見本章後半部分。

山藥

說不清它算藥還是屬於菜，菜市場、藥店都賣它。透過實驗發現，山藥內含澱粉酶消化素，能分解蛋白質和醣，所以有減肥輕身的作用，更有補氣健身的藥用價值，因此對於體瘦者來講，因山藥含有豐富的蛋白質以

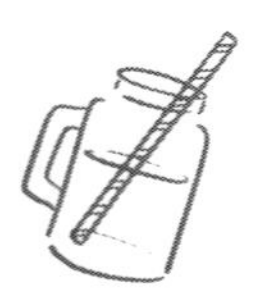

及澱粉等營養，又可「增胖」。這種具有雙重調節的功能，使得山藥獲得「身材保護使者」之美稱。

海帶

海帶味鹹、性涼，且具有軟堅散結，清熱利水，袪脂降壓作用。其所含多種礦物質及維他命等，能減少人體攝取的膽固醇在心臟、血管、膽內的沉積。因此，對肥胖者有預防心血管系統疾病之功效。海帶所含澱粉硫酸脂系多醣類物質，具有清除血脂及減輕動脈硬化等作用，所以海帶是消脂減肥之品，符合古人「下氣，久服瘦人」的說法。

薏仁

薏仁味甘性涼，素來是祛溼消腫的佳食良藥，一年四季可煲湯、煮粥食用，也是常見的中藥。

這裡介紹薏仁食譜。

【原料】炒薏仁10克、鮮荷葉5克、山楂5克。

【製作方法】熱水煮開，就可以飲用了。

【功效】瘦身、清熱、利溼、治療水腫。

大蒜

奈及利亞的學者用油膩的飼料餵養小鼠，經過一段時間後，發現其血液、肝臟和腎臟裡的膽固醇含量明顯增加。但當在飼料裡加入一些蒜泥後，它們的膽固醇含量便不再增多。這些學者認為，酶參與脂肪酸和膽固醇的合成，而大蒜剛好阻止酶的形成。因此，大蒜可治肥胖症。

實際上，減肥效果顯著的食物絕不止這裡介紹的十種。粗略統計一下，本書提倡常吃的減肥食品接近七八十種，希望讀者根據自己的條件和愛好，各取所需。

慈菇可消除腹部贅肉及體內脂肪

人之所以會肥胖，就是體內累積了太多的脂肪的緣故；而中年女性最大的特色「中厚」，也就是腹部脂肪累積過多而產生贅肉的緣故。

慈菇又稱茨菰，是南方水田中生長的多年生草本植物的球莖，它是人們餐桌的美味菜餚，如果要消除體內脂肪以及腹部贅肉，最好的方法就是吃慈菇。

慈菇不僅能去除體內的脂肪，而且在與肉類一起烹調時還能增加肉的美味，可謂一箭雙鵰。因為慈菇能使肉變軟，並且有分解肉類脂肪的作用，所以可以減少造成肥胖的機率。

慈菇不但可以用來減肥，而且可以作為中藥來治療淋巴腺腫，頗具功效。

當脂肪在人體內累積過量時，人類就容易罹患死亡率較高的成人病，如高血壓、心臟病、心肌梗塞等。所以，喜歡吃肉類和脂油性食物的人，最好能將肉類、油脂食物與慈菇一起食用，就可以預防以上所提到的可怕成人病了。

食用香菇可使身材苗條

愛美是女人的天性，每個女人都希望自己能擁有苗條美麗的身材。想要保持身材的苗條美麗並不困難，這裡就提供妳一個有效的方法，那便是油炸香菇。

香菇具有較強的解毒作用，能夠促進內分泌，也具有安神的作用，而且，其最大的好處，就是吃再多也不會發胖。

古時，香菇即是極名貴的食品，除了它的產量少的因素之外，它神奇的美容效果也是造成其名貴的主要原因。現在市面上基本上見不到野生香

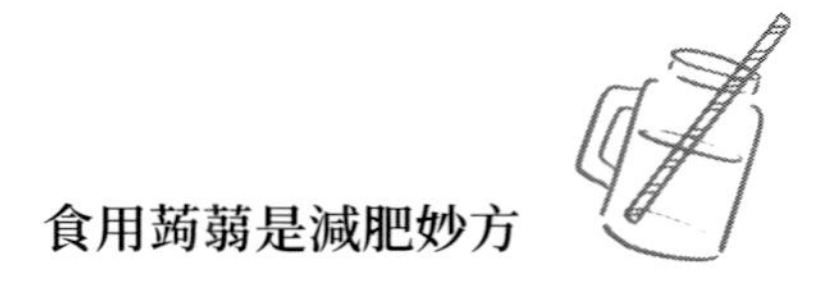

菇了。大規模的人工種植雖然令香菇的品質不如從前，但也有一個好處，那就是一般人也買得起香菇。要保持身材的苗條美麗，妳不妨試試這個方法。

油炸香菇的方法很簡單，只要在鍋內倒入少許的純植物油，待油熱後，將洗好的香菇放入，慢慢炸一陣子，盛起，再依個人的喜好，加上少許鹽、胡椒粉等調味料，或是蘸取檸檬汁食用。

油炸的香菇風味絕佳，保證妳吃了還想再吃。

食用蒟蒻是減肥妙方

每個人每天要攝取的熱量有一定的分量，如果攝取過多，它便會累積在人體中。如果不想辦法將這些多餘的熱量消耗掉，一旦它在人體內累積太多，便會造成肥胖的現象。

蒟蒻是超低熱量的食品，所以食用蒟蒻，根本不必擔心會有熱量過剩的現象。因此，吃蒟蒻可以達到減肥的目的。

但是，如果為了減肥而常吃蒟蒻，便會營養不足。要減肥，平時也應注意其他營養成分的攝取，才能補充身體機能所需的養分。

值得一提的是，蒟蒻不但具有減肥的效用，而且可以清除體內的廢物，保持身體的健康。

市面上所售的蒟蒻味道較差，買來吃的時候，可以在蒟蒻上加上胡桃、杏仁、芝麻或辣椒粉，將會使它更加美味可口的。

目前市面上所售的蒟蒻制食品，大多是以石膏來凝固的，如果每日食用，口部就會腫大。所以，儘管蒟蒻具有神奇的減肥效用，也是不能時常食用的，一週只要食用 1 ～ 2 回即可。

吃砂囊不易發胖

砂囊即雞鴨的胃，又稱雞胗或肫，為低熱量、營養價值高的食物，對胃弱而想變瘦的女性，以及貧血者最合適。

自古以來，砂囊即被視為高級的食物，常用來做冷盤，深受老饕的喜愛。

砂囊是美味可口的食物，只要烹調料得當，一定會讓妳讚不絕口。下面就為妳介紹幾種作法。

首先，將砂囊裡面的沙子除去，再用鹽仔細地搓揉擦洗。清洗乾淨後，將砂囊切成薄片，放入沸水中煮燙片刻，撈起，再浸泡在冷開水中，最後除去水分，加上醋、砂糖、麻油、醬油、味精與蔥花等佐料一起食用。這是預防夏天中暑的最佳食品，若是配上冰啤酒，更是別具風味。

另外，將除去沙子的砂囊切成小四方塊，加入砂糖、醋、酒、醬油、水、花椒以及八角五六粒，用小火慢慢燉，直到湯煮乾了為止。這樣料理的砂囊非常好吃。

除了以上兩種烹調方法外，還有一種比較簡便的方法。首先，在洗過的砂囊上刻上縱橫的花紋，然後起鍋、熱油，待油熟後，將砂囊放入，用小火炸至酥脆，撈起即可。這是一道招待賓客的佳餚。

中藥中有「雞內金」的藥，能治消化不良、食慾不振，尤其對胃病患者，有極佳的治療效果。這種中藥其實就是將除去砂質的砂囊內皮晒乾而成的。

吃砂囊除了不易發胖之外，對身體及美容方面也頗有助益。在夏天，它更是一道風味絕佳的下酒菜。

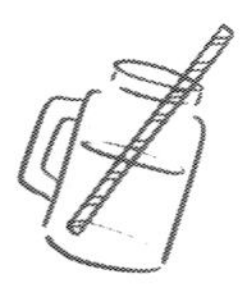

運動前喝點紅茶或咖啡可減肥

在鍛鍊前，喝點紅茶或咖啡減肥效果會更佳。

眾所周知，減肥運動是為了消耗脂肪。人體的運動，首先消耗的是肝醣。而皮下脂肪卻在肝醣耗盡之後，才開始逐漸減少。一時的運動量再大，脂肪也不會出乎意料地一下消減下去。

但若運動前攝取了咖啡因，情況就不同了。由於咖啡因對大腦的刺激作用，導致了體內肝醣與脂肪消耗順序的轉換。

根據科學測定，茶葉含有蛋白質、脂肪、十餘種維他命，還有茶多酚、咖啡鹼和脂多醣等近 400 多種成分，具有營養、調節生理功能多方保健作用。茶葉中的咖啡鹼，具有強心利尿，消食除膩、減輕疲勞等功效。茶多酚能增強毛細血管的活性，降低毛細血管的通透性，還能分解脂肪、降低三酸甘油酯和膽固醇，也就是人們常說的「降血脂」、「化油」等功效。

日本築波大學鈴木正成教授的實驗證明：倘若攝取咖啡因後立即運動，熱量首先來自脂肪的消耗，而肝醣卻被肝臟儲存起來。

另外，富山大學山地啟司教授做了這樣的實驗：倘若在攝取了咖啡因之後再進行賽跑的話，賽跑中所需熱量約有 40% 來自脂肪消耗，而在無咖啡因的情況下賽跑，所需全部熱量約有 20% 來自脂肪消耗。

豆漿優格能減肥

肥胖是青春美麗的大敵，更是中年以上女性的危險訊號。

其實要減肥，並不一定要控制食物的攝取量，只要平時多攝取低熱量的食物，少吃高熱量的食品，就能擁有苗條迷人的身材。

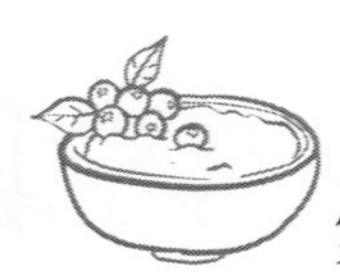

在食物當中，有不少是營養豐富而且熱量低的食物，需要減肥的人，不妨多多利用這些食品。這裡就為妳介紹只要花 3 分鐘時間即可做成的豆漿優格。

先將半個至一個檸檬擠汁，慢慢加入 150 毫升的豆漿中，充分攪拌均勻，再加上蜂蜜即可，待其凝固後即可食用。這道食品之所以會凝固，乃是因為混合液中的檸檬汁的作用。味道酸甜，清爽可口，而蜂蜜對美容有助益，並且吃多了也不會發胖。

若妳喜歡吃蛋，可以在豆漿內加上兩顆蛋的蛋白，然後用弱火慢慢煮（若用強火，蛋白會結成硬塊，就不好吃了），並用湯匙慢慢攪拌均勻，再加入蜂蜜即可。

消化機能較弱的女性，或是不喜歡喝豆漿的女性，可以在製作過程中加入一點點的薑汁，即可去除豆漿的特殊氣味。除此之外，薑汁還可以幫助消化，促進食物、養分的吸收，並能增進食慾。

早上沒有食慾，而吃不下早餐的女性，不妨試試這道營養豐富的豆漿優格。

三日見效的蘋果減肥餐

蘋果減肥，只需三日即可見效，許多人尤其是那些採取多種方法仍未取得效果的人們可能會認為是天方夜譚。當妳了解了我們所講述的內容後，一定會堅定自己的信心。

所謂蘋果減肥，指的是三天內大量吃蘋果，僅吃少量其他食品，從而改善體態的減肥方法。蘋果中含有豐富的人體必需的營養物質，能滿足人體的正常需求。同時現代醫學證明，蘋果可以緩解便祕，對便祕有良好的治療效果，減肥期間，蘋果中所含有的營養物質會使體內的毒素順暢排

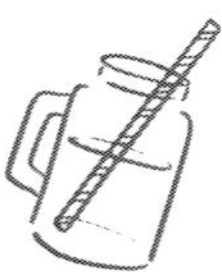

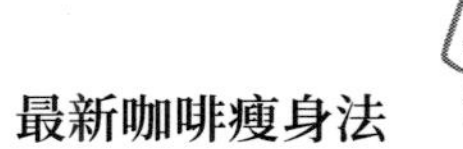

出，因而能迅速減輕體重，使人的體質得到改善。

雖然蘋果味道很甜，但它的糖分是果糖而非蔗糖。因此它在腸胃中吸收緩慢，不會引起胰島素的突然上升。蘋果富含食物纖維和果膠，具有降低人體低密度脂蛋白膽固醇（可引起心肌梗塞的膽固醇）的功效。

根據美國某減肥聯盟的實驗：三天的減肥期間，凡是按照正確方法去實施的人，大部分都減少了 3 ～ 4 公斤體重，效果最好的達 5 公斤。當然這也是因人而異，有些人並不適合這種方式，而另外有些人不僅體態得以改善，某些疾病也得到了不同程度的減輕。蘋果減肥見到效果後，最好改掉不良的飲食習慣和嗜好，一般情況下，每 1 ～ 2 個月後進行一次蘋果減肥，就可以維持已獲得的效果。

應該注意的是，減肥成功在於持之以恆鞏固效果，必須合理分配進食的種類和數量，適當加強鍛鍊，更能增進減肥後的成就感，可能使妳的外在氣質有新的突破。

最新咖啡瘦身法

歐美一帶盛行喝咖啡飲品並以此來瘦身減肥，透過「誘導生熱」原理來減低食慾的方法，既安全又不會令體重反彈。如果妳已試過無數減肥法都未能減到理想體重，不妨嘗試這種方便快捷的喝咖啡瘦身法。

「生熱」指在體內自行燃燒脂肪，是自然又安全的減肥方法。歐美一些國家已經生產出瘦身咖啡，這些產品利用藤黃果精華、柑橘果實精華、低甜分活性果糖，配合優質即溶咖啡，配製成按適當比率調和的咖啡，從而產生「誘導生熱」的作用，達到減肥瘦身效果。

想透過飲咖啡來瘦身，並非單靠一般咖啡那麼簡單，還要配合 3 種特別成分。

- **藤黃果精華瘦身特性**：藤黃果含有天然成分 HCA，能阻止糖分轉化為脂肪，有效促進體內脂肪燃燒，並調節食量。
- **柑橘果實精華瘦身特性**：柑橘果實精華從柑橘植物提煉而成，生物專家發現其具有「誘導生熱」效果，能加速脂肪燃燒，有助舒緩消化系統，幫助新陳代謝循環。
- **低甜分活性果糖瘦身特性**：能誘發人體自身燃燒多餘脂肪，產生「生熱」作用。但要另外注意的是，每餐前半小時沖泡一杯咖啡飲用，便有助加速新陳代謝，減低食慾及誘發「生熱作用」。

還有，下午茶時間感到肚餓時沖飲一杯咖啡以代替零食。

辦公室咖啡瘦身要注意幾點：

- **咖啡瘦身的最佳時間**：咖啡瘦身的最佳時間是午飯後 30 分鐘至 1 個小時內，品嘗一杯濃郁的不加糖的咖啡，有助於飯後消化，並促進脂肪燃燒。下班前，再喝一杯咖啡，並配合步行。
- **飲咖啡時不要加糖**：如果妳不習慣咖啡的苦味，可以加少許的奶，但千萬不能加糖，因為糖會妨礙脂肪的分解。
- **咖啡瘦身的最佳效果**：熱咖啡比冰咖啡有效。熱咖啡可以幫助妳更快地消耗體內的熱量。淺焙的咖啡最有效。烘焙溫度高的咖啡，味道雖然濃郁，但咖啡因含量比較少，不利於減肥，而味道比較淡的美式咖啡則比較有利減肥。
- **最佳的健康咖啡**：最佳的健康咖啡是黑咖啡。黑咖啡是有效的減肥飲品，是非常健康的飲料，一杯 100 克的黑咖啡只有 2.55 大卡的熱量。所以餐後喝杯黑咖啡，就能有效地分解脂肪。

此外，黑咖啡更有利尿作用。黑咖啡還可以促進心血管的循環。對女

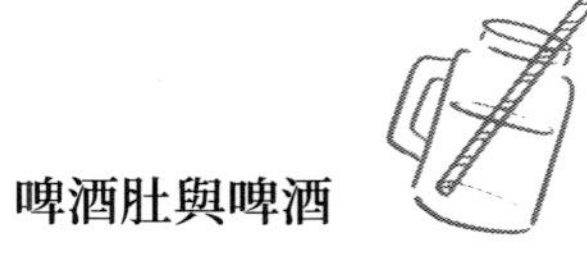

性來說，黑咖啡還有美容的作用，經常飲用，能使妳容光煥發，光彩照人。

低血壓患者每天喝杯黑咖啡，可以使自己精神更佳。

在高溫煮咖啡的過程中，還會產生抗氧化的化合物，它有助於抗癌、抗衰老、甚至有防止心血管疾病的作用，可以與水果和蔬菜媲美。

啤酒肚與啤酒

啤酒肚是因為過多喝啤酒的緣故——很多人都是這麼看待這個問題，而且非常肯定。女性通常將男人的「啤酒肚」與啤酒聯想在一起，認為啤酒會使人發胖。於是有些人為保持體型或體重，甚至將啤酒列為禁飲品。

但事實上並非如此。英國科學家的最新研究報告指出，啤酒不僅與身體肥胖無關，與腹部肥胖無關，而且還有助於減肥健身。

英國威爾士大學的威廉斯教授對啤酒和人體效應進行長期觀察後得出一個結論：每天喝少量啤酒，有助於減輕體重；經常喝適量啤酒的人，平均壽命比不喝啤酒的人要長。

威廉斯最近發表的一項研究報告說，啤酒的酒精含量較低，水分占93%，含有促進消化的碳水化合物以及蛋白質和維他命等，不含脂肪和糖分。生產啤酒離不開啤酒花，這種多年生草本植物的果穗能夠使啤酒具有苦味和香味，同時也具有健胃和利尿作用。經常適量飲用啤酒不僅不會使人發胖，而且有利於減輕身體重量。

威廉斯的報告指出，啤酒是很好的「開胃酒」。人體腦神經在啤酒酒精的刺激下，會不斷發出「進食」指令。至於很多人認為喝啤酒會發胖，很可能與此有關。人們被啤酒激起了食慾，因此多吃了其他食物而發胖。

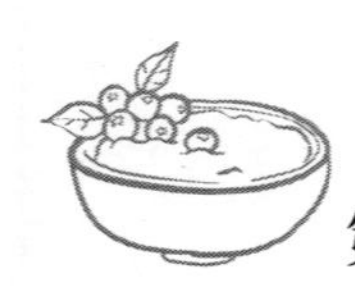

此外，經常飲用啤酒不僅能夠刺激食慾，確保人體攝取充足的熱量，增強體質，啤酒還具有舒緩神經緊張的功效。啤酒與諸如汽水之類的飲料相比，啤酒對人體更有好處，因為汽水含大量糖分，除不利減肥外，還會對牙齒造成不良影響。

當然，做任何事情都應該適可而止，暴飲啤酒一方面會對身體造成傷害，另一方面也有可能對社會產生不良影響。

瘦身水果全掃描

以短期減肥來說，想要快速達到效果，適當地以水果代替主食可減輕體重，目前已成為愛美人士們的共識，但長期來說，如果以水果替代主食，可能會引起一些健康問題，切記不可長期替代。

下面我們列出一張風雲榜來，誰是水果中的瘦身之王讓妳一目瞭然，當然我們還會告訴妳其中的原因，這樣妳會越來越苗條，越來越美麗。

蘋果

早在幾年前，就有人為蘋果量身定做出一套瘦身水果餐來，還曾經引起一陣轟動。蘋果是瘦身減肥熱潮中的寵兒呢！

事實上蘋果的確是瘦身的風雲水果，它含有豐富的果膠，可以幫助腸道與毒素的結合，加速排毒功效並降低熱量吸收，此外蘋果所含的鉀質也多，可以防止腿部水腫。慢慢地咀嚼有點硬度的蘋果，將成分釋放出來，不僅有飽足感，而且它的熱量也不高。

柑、橘、柚類

柑、橘、柚類水果的酸性物質可以幫助消化液的增加，借此促進消化功能，而且營養也更容易被吸收。

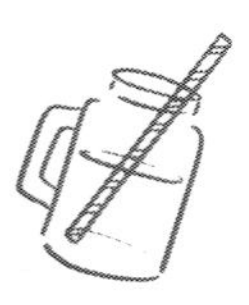
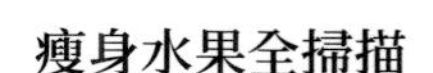

柑、橘、柚被列為減肥時必食的風雲水果，原因是它們含有豐富的維他命 C，大約 50 克這類水果就有 100 毫克，不僅可以消除疲勞，還可以美化肌膚呢！

在眾多的水果中，它含糖量較少，減肥時被用來補充維他命 C 最適合不過了。

但這類水果酸味較重，很多女孩們不喜歡吃它。其實，妳可以想其他的辦法來彌補這一點不足，比如可以滴一點點蜂蜜在這類水果的鮮榨汁中，酸味馬上被減弱，變成酸甜適口，不可多得的美味喲，千萬不可錯過！

番茄類

根據行政院農委會指出，在臺灣番茄被歸類於蔬菜類，所以在食譜中常看到它，因為番茄口感好、汁液多，但依消費習慣而言，大眾普遍將大番茄認定為蔬菜，小番茄認定為水果。番茄屬於生吃的蔬菜，且含有茄紅素，膳食纖維及果膠成分可以降低熱量攝取，促進腸胃蠕動。而且獨特的酸味可以刺激胃液分泌，甚至提升食物的口感，是很好的料理健康的專用食品呢！

在這裡為貪嘴的大家介紹兩種番茄類的減肥吃法：

- **方法一**：將若干番茄用開水燙一下，剝去外皮，放入食物料理機（若沒有，就放在碗內用勺搗醉），再加上兩勺奶粉，拌勻。晚飯時就用它，再加上兩三片餅乾，妳不僅吃得飽，熱量還不高。
- **方法二**：將小番茄切成小塊，加上生的紫高麗菜絲或碎片，再用低脂沙拉醬（市場上有現成調製好的）拌起來，代替晚飯，不僅熱量低，口感還很好，哪一個年齡段的人都喜歡。更奇特的是，第二天早晨起來會感到神清氣爽，妳不妨試一試。

鳳梨

要記住的是鳳梨一定要在飯後吃，這樣才不會傷胃。這說法可是有科學根據的呦！因為鳳梨的蛋白分解酵素力相當強，雖然可以幫助肉類的蛋白質消化，但是如果在餐前吃的話，很容易造成胃黏膜受傷，因此利用吃鳳梨來瘦身一定要注意食用的時間問題。

香蕉

通常排便不順的人都會被建議，吃香蕉試試看吧！因為香蕉含有豐富的食物纖維，維他命 A，鉀等微量元素，所以有很棒的清腸、強化肌肉、利尿軟便的功能。

對於經常便祕、肌膚乾燥的族群來說，這可是又可口又保健的水果。因此凡是看望老年人，都得帶上一大把香蕉，這是最容易被接受的水果。

平日不正常的生活習慣是癌症、高血壓、糖尿病等疾病形成的原因。為了防止這些疾病的發生，適度的運動和均衡攝取營養的飲食，就是相當重要的。而營養均衡良好，且能預防癌症的首選食品，引起大家注意的就是「香蕉」。

在去年日本癌症學會發表了香蕉具有提高免疫力、預防癌症效果的報告中，一天吃 2 根香蕉，就能有效地改善體質。

此外，香蕉價廉、易食、幾乎沒有什麼人不喜歡食用它，是維持健康的營養素，真可說是人類「神奇的水果」。

香蕉對減肥相當有效，是因為它熱量低，並且膳食纖維含量豐富。

香蕉非常甜，因此會被人們認為熱量一定很高。其實不然，一根香蕉（淨重約 100 克左右）的熱量，只有 87 大卡而已，與一餐的白飯量［150 克 220 大卡］比起來，只有不到一半的低熱量。

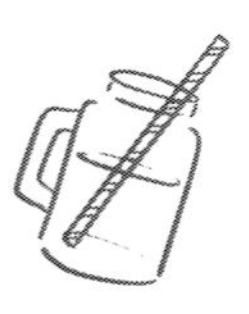
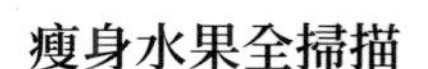

在繁忙的生活中，利用健康食品或補充劑，來補充飲食不均衡的人越來越多了。而香蕉幾乎含有所有的維他命和礦物質，因此食用香蕉可以很容易地攝取各式各樣的營養。香蕉還含有相當多的鉀和鎂。鉀能防止血壓上升及肌肉痙攣；而鎂則具有消除疲勞的效果。

由於香蕉對消化、吸收相當良好，因此從小孩到老年人，都可放心地食用，並可補給均衡的營養。

奇異果

維他命 C 超多的奇異果，被稱作水果之王。一直是減肥人士最喜愛的水果。

在水果中，它位居各種水果的膳食纖維和豐富的微量元素前列，的確可以讓它列入瘦身水果的風雲榜內！

和鳳梨一樣，奇異果也有大量的蛋白分解酵素。所以和肉類菜餚搭配是最好不過的。帶點酸甜味的奇異果，有防止便祕、幫助消化、美化肌膚的奇異效果，而且，它是一年四季都有的水果，又酸又甜，口感還不錯！

檸檬

檸檬的酸味是以檸檬酸為主，檸檬酸是促進熱量代謝過程中的必參與物質，而且也有消除疲勞的功能。檸檬的維他命 C 含量也是眾所皆知的多，女士們通常將它拿來美白肌膚，它促進腸道蠕動的功能也常被減肥中的人作為輔助飲食用呢！

芒果

芒果是極佳的熱帶水果，具有養顏、明目、滋潤皮膚等多種功效。芒果所含維他命 A 十分豐富，能有效預防眼疲勞，防止視力衰退。還含有很高的維他命 C 和維他命 E，對滋潤肌膚十分有效。

山竹

亞熱帶水果山竹，可防止貧血堪稱「果后」。山竹所含營養並不算高，只有其中的葉酸含量是水果之最，對孕婦尤其有益。

榴槤

榴槤是熱帶水果中膳食纖維最高的，吃 3 粒槤的膳食纖維量比一個柳橙還要高。榴槤是高纖維水果，具有通便的功效。

營養學家建議每人每天攝取 20 ～ 40 毫克膳食纖維，否則會引發肥胖或心血管疾病等問題。

減肥蔬菜挑著吃

蔬菜所含的膳食纖維、特殊物質和水分對減輕人類體重，減少脂肪的堆積都極有好處。蔬菜中的膳食纖維在腸道中停留時間短於其他食品，可以干擾營養物質的過分吸收，減少脂肪堆積。同時膳食纖維本身的產熱能力極低，可以降低熱量的儲存。此外蔬菜中含有的許多物質都能促進脂肪的分解，使體內的脂肪消耗。

有利於減肥的蔬菜包括：芹菜、白菜、菠菜、韭菜、白蘿蔔、黃瓜、大蔥、南瓜、冬瓜、豆芽菜等。

肥胖人宜多吃一些蔬菜 —— 許多人有這樣一個誤解。認為吃蔬菜、水果不會發胖，因而大吃特吃，尤其是那些身體偏胖或擔心發胖的人，不敢吃葷食，只好猛吃果蔬，結果身體不但不瘦，反而越來越胖。為什麼呢？

這是因為這些人沒有經過選擇，過多地食用果蔬，果蔬中大量的碳水化合物被身體吸收後，無法被身體正常消化，就會堆積在體內。我們在本

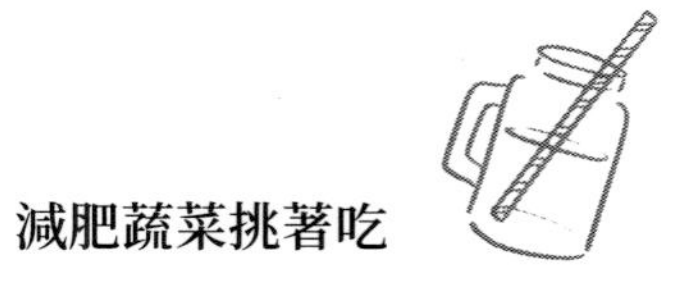

書前面講過，碳水化合物分為單醣、雙醣和多醣三種，像葡萄糖、蔗糖、澱粉都是它們的存在形式，它們是人體內產生熱量的主要物質。有些菜和水果含糖量較高，吃多了就和多吃肉、多吃米飯一樣，必定有大量碳水化合物消耗不掉，這些多餘的或過剩的碳水化合物會轉化成為脂肪，所以人也就變胖了。

因此，吃什麼樣的蔬菜很有講究。一般來說，有利於減肥的蔬菜包括：綠豆芽、芹菜、白菜、菠菜、韭菜、白蘿蔔、黃瓜、大蔥、南瓜、冬瓜、豆芽菜、洋蔥、番茄、紅蘿蔔等。

下面介紹幾種最具代表性的蔬菜。

- **綠豆芽**：味甘性涼，含植物蛋白、維他命較多，常烹炒、涼拌、煎湯食用，有助於消膩、利尿、降脂。
  綠豆芽含水分較多，被身體吸收產生熱量較少，且不容易形成脂肪堆積在皮下。
- **韭菜**：韭菜含豐富的維他命，因富含植物纖維，有通便作用，能排除腸道中過多的宿便。它不僅本身脂肪成分極少，而且營養物質被腸道吸收少，同時它還能減少別的食物在腸道停留的時間，減少腸道對脂肪等的吸收，利於減肥。
- **黃瓜**：黃瓜含有丙醇二酸，能夠抑制食物中的碳水化合物在體內轉化成脂肪。
- **白蘿蔔**：白蘿蔔中含有辛辣成分芥子油等揮發物質，能促進脂肪類物質更好地進行新陳代謝，防治其在皮下堆積，以減少發胖。
- **芥菜、洋蔥、蒜苗**：這些蔬菜也都含有揮發物質，有助於去掉人體內的脂肪，有利於保持苗條的身材。

- **冬瓜**：冬瓜含的營養成分較少，但能去掉體內過剩的脂肪，具有較強的通便效果，不妨經常食用。冬瓜味甘淡而性微寒，具有利水消腫，清熱解毒之功效。冬瓜減肥功能在利水化溼。「補虛勞損，產後血結，腹內冷痛。治症瘕，腰痛，潤毛髮，崩中帶下。燒一頓令飽，大效。又名殼菜，常時頻燒食即苦，不宜人。與少米先煮熟後，除肉內兩邊及毛了，再入蘿蔔，或紫蘇、或冬瓜皮同煮，即更妙。」

  由此可見，冬瓜是減肥佳品，作羹做菜時若能留存其皮，效果則更佳。

盲目節食要不得

很多年紀輕輕的女孩子，整天只吃一點點東西，有不少人得了厭食症，一天頭昏腦漲，工作、讀書無力應付，真不知如何是好。

採用節食的方法減肥，如能在嚴格的醫護監理下，循序漸進地進行並能持之以恆，當然可以收到明顯的效果。但如果節食不當，減肥的過程中或減肥之後也會出現許多不良反應。調查表明，過度節食減肥容易引起膽結石，並節食越久膽結石的危害越大。

片面追求苗條，過度節食，體重大幅度下降後，卻容易誘發骨質疏鬆症等早期病變的不良後果。尤其是對於女性來說，年輕時過於瘦弱，更年期過後就有可能出現骨質疏鬆的症狀。

有的人雖經治療恢復了體重，但是丟失了的骨質卻再也難以恢復。

女性應該有正確的健身方法和觀念。對於青少年女性，只要不過分，只要不是病態的，不必動不動就減肥。在今天，不可能人人都去追求模特兒的骨感美。更何況，瘦雖有瘦的魅力，但胖也有胖的風采呢。我們應該在外形的氣質上尋找女性體態的魅力。

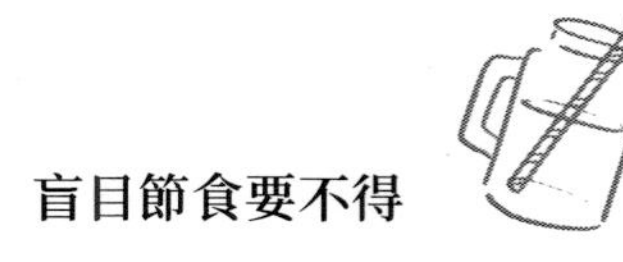

有些人無論怎麼吃也不胖，或者稍微少吃點，或者運動多一點就能瘦下來，因為她們的基礎代謝較快。比如我們安靜地躺在床上一天，也許只消耗 1,500 大卡，而她們卻能消耗 3,000 大卡。所以即使大家作同樣運動量的運動，她們就能比我們更迅速消瘦下來。

安靜地坐著或躺著的時候，測測自己的心跳，如果妳的心跳在 60 ～ 70 次 / 分之間，而且妳又不是運動員的話，妳的基礎代謝就偏慢。基礎代謝慢的人長期單純節食並不是減肥的好方法。

因為我們的身體是具有自身調節功能的，長期節食使身體默認攝取量的減少，它就會自然降低基礎代謝率，以維持適當的儲備，而基礎代謝的緩慢又使我們的減肥更加困難，以此形成惡性循環。

在減肥的問題上，我們應該做到吃飽了飯再減肥。

吃飽飯才能有力氣支撐自己的形體各就各位，才能不給多餘脂肪提供堆積的條件和土壤，這才是減肥的根本之計。「形體訓練」是減肥的必由之路，而「形體梳理法」是立足於改善形體的功能上。

人外部形體的不良狀況，如肥胖、頸部錯位、臀部下墜、肌肉彈性減弱、行走拖沓等等，這些都與人的惰性和內分泌系統有關。

減肥應遵循人的生理自然法則，透過對內部氣息和外部肢體的同步調整，充分調動起人的自身潛能，依靠自己的力量達到改善形體、健美形體的目的。

「形體梳理」就是疏通人體的內部氣息，就是運用中醫經絡的原理，調動任脈和督脈以及相關穴位的功能，刺激經絡穴位，使內分泌系統有序化，促成機體正常活動。

梳理人體的外部肢體，如同梳頭一樣，對人體的各個部位從頭到腳進行梳理，採取的是局部分割和整體綜合相結合的梳理方法，使身體的各個

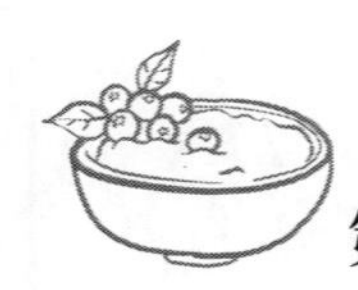

部位各司其職，歸於自然、正確而優美的狀態。實際上就是找回上天賜予我們人體的最佳狀態。

此外，保持一個良好的心態，是擁有好的體態的重要條件。要有好形體須有好身體，要有好身體須有好心態。

用蔬果代替正餐不科學

目前，蔬果餐在都市白領中非常流行。這些都市白領以蔬菜、水果為主食，完全不吃或基本不吃穀類和肉類食品，以此降低膳食的總熱量與脂肪攝取量。

吃蔬菜水果的確是較好的減肥方法。常言道：要想瘦，多吃果蔬少吃肉。肉類食品很容易轉化成脂肪，在體內儲藏起來使人發胖。而蔬菜水果中則含有豐富的維他命、礦物質和膳食纖維，其中的植物蛋白或碳水化合物也都不易轉化為脂肪。

不太甜的深色（如紅綠黃）蔬菜和水果，對減肥尤其有效，因為它們所含的營養素更多，所含熱量卻與淺色蔬果不相上下。

一般人每週要吃一天「水果餐」。在這一天三餐主要是蘋果、番茄、香蕉等各類水果蔬菜，澱粉類主食和肉類一概不吃。由於水果富含多種營養成分，而脂肪和澱粉含量相對較低，一直被譽為健康養顏佳品。調查顯示，一半以上的都市人把水果納入每日健康的必備食品。

但是，營養學專家提醒，靠吃水果餐達到減肥的目的是不科學的。因為水果中的主要營養是碳水化合物和一些維他命，而人體的正常運轉還需要蛋白質等其他物質，平時多吃水果對攝取礦物質確有益處，但水果中缺乏鐵、鈣等成分。所以長期以水果作正餐勢必會造成體內這些物質的缺乏，引起貧血，時間久了可能還會引起其他的疾病。

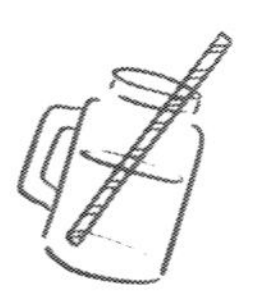

正確的方法是透過限制飲食中的脂肪類、肉類的攝取來控制體重增加，同時多吃些未經過精緻加工的全穀類、牛奶、魚類，確保人體所需的營養物質。

比如說西瓜就是過度食用很容易發胖的瓜果。毫無疑問西瓜是最消暑生津食物，尤其是在夏天，人們大都拿它當作消暑保健的最佳食品，甚至拿它當正餐。

一般水果大約含 80% 水分，西瓜卻超過了 90%。這對於體寒人士是極為不利的，不宜多吃，否則會小便頻密。但是西瓜所含糖分絕對不少，營養師建議每次不宜吃超過 3 片（300 克）。

水果雖有這樣多的好處，但生果宜少量多餐。營養師建議成年人每天至少吃 2 ～ 4 份水果，但最好是分餐進食，因為一下子攝取大量糖分容易轉化成脂肪而積聚體內。

過去，我們國家的傳統飲食習慣，吃飯一向以糧食為主食，強調副食的多樣化，而且主食、副食都選用新鮮的天然食品，不作精細的加工，食糖用量極少，以植物油烹調。這種飲食方式一直被國外醫學家譽為預防「富貴病」的最佳膳食食譜。現在，隨著人們生活水準的提高，很多人開始覺得過去吃雜糧是因為條件所限，現在多吃「好」的就對身體有益；大家一起吃飯的時候，誰要是提出吃「飯」，往往會被笑話的。況且愛美的女孩子也很怕糧食中的澱粉成分讓自己長胖，所以女孩子的餐盤裡總是只見菜餚，不見米飯。但是，「富貴病」還是來了，原因是我們改變了傳統飲食習慣。

對於現在的人來說，蛋白質是構成人體組織不可缺少的物質，它是生成體內各種酶、抗體、某些激素及其他調節生理機能物質的原料，但並非多多益善，長期攝取過多照樣對健康不利。

健康的 18 ～ 40 歲男子（體重 60 公斤左右），每日蛋白質的攝取量應該在 48 ～ 72 克；18 ～ 40 歲女子（體重 53 公斤左右）應為 40 ～ 60 克。

如果食入過量蛋白質，人體就會把過量的部分透過腎臟隨尿排出，這不僅加重腎臟的負擔，而且會帶走體內的鈣質．給人體帶來不必要的損失。

不要以為水果代替正餐就能達到減輕體重、降低體內脂肪的效果，水果中所含的果糖也會轉化成脂肪造成體內脂肪的堆積。

米飯、麵食一類的「飯」攝入人體後，給人飽滿感，食慾中樞很快受到抑制，不會攝取過多；而且多醣類食物在腸道中被緩慢分解，逐漸被人體消化、吸收，有一部分在肝臟中轉化為糖苷元，對肝臟形成保護作用（尤其是在喝酒後吃上一些飯的益處就更為顯著）。所以，吃飯時一定要吃「飯」，水果等食物只能當作多樣化的副食調配。

進食前先喝湯有益瘦身

湯在中華飲食文化中具有悠久歷史，俗話說「無湯不成席」，尤其是南方非常崇尚湯。湯具有健身作用。因為它是取用新鮮優質的葷素原料煨煮而成，因煨煮原料不經過煎、炒等方法處理，直接入鍋中煨的食物營養成分損失較少，還可保持原汁原味。

進食前先喝湯，使胃內食物充分貼近胃壁，胃壁受到刺激後，胃神經會自動向中樞神經發出「已飽」的訊號。因此進食前先喝湯，會使人產生飽脹的感覺，從而減少進食量或不再進食，以達到減肥目的。

進食前先喝少量湯，既能保證必需的營養，又能達到減肥目的。飯前吃水果可防止體內脂肪累積，水果的熱量高於蔬菜，可以代替部分主食。每日 200 ～ 250 克水果所提供的熱量約相當於 25 克主食。因此。如果經

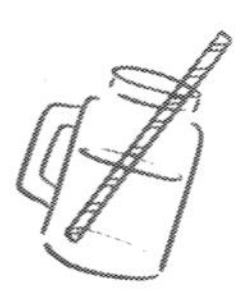

常過量食用水果，同樣會因熱量過剩而使身體發胖。因此可將每日食用的水果量代替部分主食來計算熱量。

據報導，國外研究顯示，在飯前30分鐘左右吃一些水果或喝一些果汁，水果內所含的果糖使體內需要的熱量得到滿足，對食物的需求減少，尤其是對脂肪的需求量大大降低，有抑制食慾的作用。這樣可有效地防止體內脂肪的累積，從而減輕體重。

實驗還表明，餐前飲用果汁的人在用餐後，所吸收的熱量比平時減少20%～40%，這也有利於減肥。

利用用餐時間差來控制體重

雖然食物的熱量值是固定不變的，但它轉化為身體的脂肪卻可隨著一日中不同用餐時間而異。有人對此做的大量實驗顯示：早上吃食物轉化為脂肪的量，要比晚上吃食物轉化成脂肪的量少得多。對於相同熱量值的食物如早上吃2,000大卡熱量的食物並不影響人的體重，而晚上則會增加體重。由此可見，肥胖症與進食時間有關。

這是因為，人的各種生理活動在一天的各個時間段並不相同，通常情況下，早晨和上午8～12點是新陳代謝的高峰期，下午次之，晚上最低。而傍晚人體內胰島素值達到最大限度，容易把糖轉化成脂肪，此時進食過多，食物消化後就會以脂肪的形式，儲存於腹部脂肪組織使體重增加。

專家建議，晚餐要少吃，以不超過一天食量的30%為好；而早晨則至少應達到全日總量的35%～40%；由此看來，人們在實踐生活中總結出來的經驗「早吃好，午吃飽，晚吃少」是有科學根據的，是良好的飲食習慣，它有利於人們的身體健康，也有利於防治肥胖。

國外學者認為，吃飯時間的選擇，對體重的增加或減少來說，要比人體攝取熱量數量顯得更重要。

減肥者，只需把吃飯時間提前，就可以達到減肥目的。國外營養學家把這種利用進食「時間差」來控制體重的方法，稱為「用餐時間差」減肥法，又叫「控時法」。

細嚼慢嚥有助於減肥

養成細嚼慢嚥的飲食習慣也有助於減肥。最近科學家研究發現，飢餓感並不完全取決於胃內食物多少，還與食物經過消化吸收、營養成分進入血液後的濃度高低有關；同時還與食物進入口腔後對口腔黏膜刺激有關。

就餐時狼吞虎嚥，食物來不及充分刺激口腔黏膜，中樞神經收不到訊號，位於人的丘腦上的「飢餓」中樞就得不到相應的控制，人就會感覺還餓，就要繼續吃下去。一般用餐後 20 分鐘，大腦才能反映出妳是否真的吃進食物了。同時，胃裡雖然累積大量食物，但血液中營養成分濃度卻來不及升高，人還有飢餓感，還想食，結果造成攝取量過多，營養過剩，體重增加。

多咀嚼，多品味，讓口腔黏膜受到長時間刺激，中樞神經便能收到足夠的訊號，從而使人不再想繼續進食，有助飢餓感的緩解。

另外，吃得慢一點，咀嚼得細一點，食物容易消化吸收，而較快地進入血液，使血液中營養成分的濃度相對較高，因此，只要攝取比較少食物，便會產生比較飽的感覺，控制飲食也就比較容易做到。

同時，人們在細嚼食物過程中，還需消耗一些熱量。因此，對節食或限食者來說，細嚼慢嚥既有助於消化吸收，又能消耗一定數字的熱量，還能增加飽足感，有利於減肥。

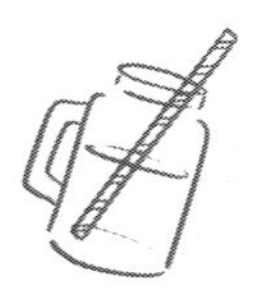

靠不吃主食解決不了體重問題

減肥風暴如火如荼，而肥胖依然故我，甚至「越減越肥」，這正是許多減肥者陷入的怪圈。

到底是什麼原因導致許多肥胖者減肥失敗呢？正是錯誤的減肥觀念導致了減肥不成反增肥。

大家都在探討著有效的減肥方法，並形成了許多理論。其中，人們普遍接受的理論是：要減肥應該少吃或不吃主食，而以蛋白質食品和蔬菜水果為主。於是，眾多減肥者對主食更加敬而遠之，能不吃則不吃。

其實，影響熱量攝取的因素也不少。吃飯的飯量是人人看得見的，但是身體真正吸收的營養和數量就不是那麼容易看見了。食物和食物的熱量值差得很遠，比如說，一小碗粥的熱量不多，而同樣一碗炒花生的熱量是它的 10 倍以上。

有的女孩飯沒有吃多少，可總是甜食不離口，實際上吃進體內的總熱量相當可觀，當然不會瘦。許多男人主食不吃，而大量喝啤酒、白酒和飲料，比正常吃飯還容易胖。

此外，每個人對食物的消化吸收程度不同，有的人吸收好；有的人胃腸功能不好，吸收效率低得多。此外，用餐時的環境、心情都會影響消化吸收效率。

人在不同時間的生理狀態不同，因此吃東西的時間和頻率對飲食的效果也有著極大影響。因為上午的工作量大，早上吃較多的飯沒有關係；晚飯後往往是坐著看電視和其他相對靜止的活動，然後上床休息，因此若是吃進和早上同樣多的食品就容易發胖。

可見，人們的體重與所吃主食的數量並沒有絕對一致的關係，關鍵是

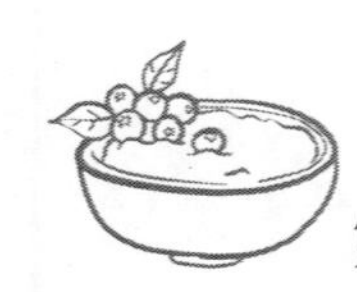

保持熱量的均衡。即使再少吃主食，如果我們不增加活動量，不停止吃零食、喝酒、喝飲料，不改變餐後長時間坐或臥的壞習慣，飲食沒有節律，還是很難減肥成功的。

為什麼那些靠「減肥藥」、「減肥食品」來減肥的努力大多會失敗呢？

因為不良的生活習慣不改變，使人肥胖的根本原因就不會改變，減肥自然不會持久。

需要格外注意，米飯和饅頭並非是含熱量最高的食品。豬肉、甜食、奶油、花生、巧克力、冰淇淋等是比糧食更嚴重的高熱量食品。即使是瘦豬肉中，也含有 20% 以上的脂肪，同樣體積的熱量比米飯高得多。除甜食是減肥者的大忌之外，花生、瓜子等均為高熱量食品。煎炸食品更不可多吃，因為它們的含油量很高，油的熱量是澱粉的 2.25 倍。

如果我們不敢吃飯，卻對這些食品來者不拒，如何能夠獲得好的效果？

事實上，因為主食的體積比較大，人們反而不容易多吃。它們在胃中占據了較大的體積，對於減少總熱量攝取還是有一定幫助的。

不吃主食時，因為澱粉攝取量下降，含大量蛋白質和脂肪的動物性食品攝取量自然上升。有些食品的熱量很可能更高，而且會造成營養不均衡。

所以最好是適當限制主食，同時更加嚴格地限制那些高熱量的食品，並增加體力活動量。如果能夠形成這樣的生活習慣，自然會擺脫肥胖的煩惱。

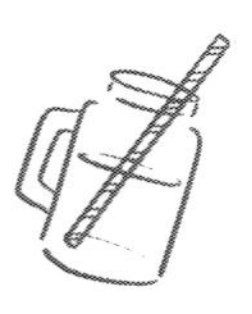
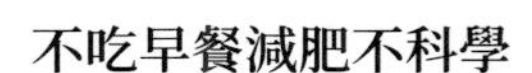

不吃早餐減肥不科學

許多女性採取「飢餓減肥法」，企圖透過少吃甚至不吃早餐的方法來達到減肥的目的，結果卻事與願違，甚至適得其反。豐富多樣的早餐不可少。

不吃早餐會導致體內新陳代謝速率大幅降低，使得身體所消耗的脂肪量也大為減少，因此，任何人都不應該省略早餐。

美國營養協會的專家指出，一份完整早餐的熱量約在 200 大卡～ 300 大卡，必須包括碳水化合物、水果和蛋白質，最好在起床後 1-2 小時內進食完畢。吃完這樣一份標準早餐，體內新陳代謝會被再度喚醒，燃脂速率自然大為提高。

理想的早餐應該由一份補充水分的飲料、一份補充蛋白質和鈣的奶製品、一些補充碳水化合物的穀類或麵包以及一份補充維他命和礦物質的水果組成。這樣的早餐可以使人在一夜的休眠後重新振作起來。

當然，假如妳不餓，不一定一起床就用早餐。但最好在起床 3 小時內喝點水並吃點點心（優格、水果），這樣可以避免在接近中午時發生低血糖。相反，為節食而不用早餐則是愚蠢的，結果是上午零食不斷或午餐時因飢餓而食用熱量更高、更油膩的食物。 有的人因為不吃早餐會使午飯時的空腹感增強，從而促進食物更有效吸收。據調查，不吃早餐的年輕人當中，14% 的人上午 9 點以後開始有飢餓感；72.5% 的人 10 點以後飢餓感強烈。此時大腦熱量消耗最大，無法集中精力。

由於整個上午空腹時體內儲存的熱量的保護機能增強，豐盛的午飯會被很快吸收，形成脂肪，久而久之導致肥胖。

主動出擊，狙擊脂肪

很多人面對眾多喜愛的食品不知如何是好，看著好吃的洋芋片、甜點、冰淇淋、巧克力，想吃又不敢吃。但即使這樣，還是腰身越來越粗，小肚子越來越鼓。

如何解決這道難題呢？

營養學家告訴我們一個吃不胖的祕訣，這其中所有的關鍵都在於妳吃的時間。

如果妳在正確的時間吃正確的東西的話，那麼吃不但能幫妳重新獲得精力、保持良好的心情，還能使妳保持美麗的身材！營養學家告訴我們，這樣的食物可以分成兩類：抑制脂肪吸收的食物和幫助脂肪燃燒的食物。如果妳知道在正確的時間吃正確的東西，那妳就能改變身體的機能，加速脂肪燃燒，由此就能減肥！

抑制脂肪吸收的食物，比如高纖維的碳水化合物，在脂肪被身體儲存之前，幫助其進入消化系統直接排出。而幫助脂肪燃燒的食物，比如高蛋白的食物，則能產生更多的熱量，燃燒更多的熱量。那麼，如何利用並將這兩種減肥好幫手的作用發揮到最大？

營養學家說，應該在早上吃抑制脂肪吸收的食物，而在下午吃幫助脂肪燃燒的食物。這樣，妳就能將身體燃燒脂肪的能力發揮到最大，並能平衡血糖，不會感覺到飢餓、保持良好的情緒。

讓我們來制定一個飲食燃脂計畫吧！在這個計畫中，妳需要一天進食大約 7 ～ 8 次，一半的次數吃抑制脂肪吸收的食物，一半的次數吃幫助脂肪燃燒的事物。

上午：主要吃抑制脂肪吸收的食物。早餐前和早餐都應吃抑制脂肪吸收的食物。

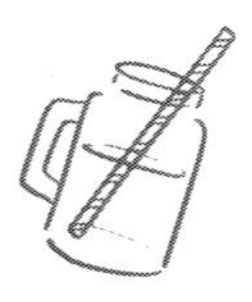

午餐：兩類食物都可以吃。

下午：主要吃幫助脂肪燃燒的食物。下午的零食、晚餐、晚上的零食都要吃脂肪燃燒的食物。

抑制脂肪吸收的食物通常有：

- **水果類有**：蘋果、杏桃、奇異果、香蕉、梨、鳳梨等；
- **乾果蔬菜類有**：蘆筍、黃豆、生菜、綠豆、小扁豆、蕃薯等；
- **主食類有**：燕麥粥、米飯（白米或糙米）、麵包（最好全麥麵包）、蕎麥、玉米等；
- **零食類有**：薄烤餅、未調味的爆米花、餅乾等。

幫助脂肪燃燒的食物通常有：蛋或蛋製品、小羊肉、瘦肉、植物奶油、脫脂牛奶、去皮雞肉或火雞、去脂或低脂奶酪、豆腐或豆製品。

青春期的女孩塑身法

對於女孩子來說，一定要把青春期的正常發育與肥胖嚴格區分開來。人的體重增加與諸多因素有關，其中脂肪組織的堆積過多是一個重要的面向。除此之外，組織或體腔中水分過分的滯留以及肌肉的發達等，都會使體重增加，一般來說超過標準體重 20% 的為肥胖，但健美運動員，相撲運動員，即使超過標準體重的 20%，也不應為肥胖。一般女孩 13 ～ 18 歲是青春發育期。這個時期身體會迅速抽高。身高平均每年均增高 6 ～ 8 公分，發育優良可增高 10 ～ 13 公分。體重也應接增加，每年增加 5、6 公斤，多者達10公斤。在這個生理階段中，性的發育是最具有特徵的改變。尤其女子的第二特徵的發育也非常迅速，如胸部豐滿，骨盆變寬，皮下脂肪增多，尤其是背部、乳房、腹部（臍周）、腰部、臀部、大腿部等處脂肪堆積較多。

俗話說，女大十八變，指的就是這一時期的發育變化，這種正常的豐滿與肥胖是根本不同的。只要體重（一般不超過標準體重的 20%）和皮下脂肪厚度（一般不超過 2.5 公分）沒有達到肥胖的指標，就不應視為肥胖。這一點之所以重要，是因為有些女孩子不了解這種正常的生理變化，把自己排到肥胖之列，從而憂心忡忡，盲目採取「節食」措施，以求所謂「苗條」。這是違背正常生理發育規律的，對身體健康和發育十分有害。

青春發育期間，人體新陳代謝旺盛，性激素分泌逐漸增多，人體需要的營養也增多，以滿足身體發育的需求。如果進食過多，尤其是高熱量的飲食進食過多，活動又少，就可能入大於出，過剩的熱量就會轉化為脂肪，造成肥胖。尤其是少女進入青春期後，由於內分泌激素的作用，女孩子一下子會變文靜、賢淑，各種較劇烈的運動也少參加了，再加上不少女孩子喜食零食，就勢必導致營養過剩而發胖。因此，要避免青春期發胖。青春期少年應加強鍛鍊，促進體內激素的分泌，以促進身體的迅速發育成長。在飲食上要注意多種營養素的搭配，多攝取含蛋白質，維他命，礦物質豐富的食物，少吃含脂肪及糖類食物，既要有利於身體發育，又要防止發胖。

少女不宜節食減肥

少女處在生長發育期，要保證合理膳食營養，在飲食上要做到平衡，即保證攝取足夠的各種營養素以滿足身體需求。均衡飲食是保持人體健康和健美的基礎。

但盲目節食、挑食、偏食，就會造成營養的不平衡，除了會造成貧血、甲狀腺亢進等營養性疾病外，還會引起內分泌失調，使身體功能發生紊亂，腦細胞早衰，機體抵抗力下降，甚至可能引起精神壓抑等，嚴重影響身心健康。

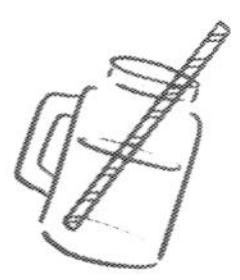

少女過於節制進食脂肪，會影響第二性徵的發育。據研究測定，少女體內脂肪約占體重的17%時，才會出現月經；當全身脂肪占體重的23%，月經才能維持正常。凡是低於這個水準，就容易造成原發性閉經。一定的體脂比例對機體的健美也是不可少的，健美的體型就需要脂肪來襯托。皮下脂肪可使身體展現出柔和的曲線，豐腴的體態。當然脂肪的過度會對機體的健美構成危害。但當女性體脂超過30%就會稱為肥胖。

青春少女千萬不可為了「苗條」而盲目減肥，以自己健康和生命作代價，實在不可取。如果確實是超過標準體重的少女，減肥也要在專業指導下進行。絕對不能採取「飢餓療法」。

在均衡飲食的基礎上，控制好進食量和體力活動消耗量；改變進食習慣，做到細嚼慢嚥，延長進食時間；飯前吃水果，喝湯；改變吃零食的習慣；加強鍛鍊等，要成為充滿活力的健康少女是不難的。

孕婦如何預防發胖

女性懷孕後，除了孕吐時期外，大多數的進食量是增加的。為保證孕婦的健康和胎兒的正常生長，主要對飲食的品質和需求有一定要求，但又不能盲目地增加營養，以防由於熱量過分積聚而形成肥胖。尤其是在妊娠後期，進食量顯著增加，而活動量減少，如不意飲食，更易造成肥胖。

那麼，怎樣才能避免孕期發生肥胖呢？

- **限制脂肪攝取**：尤其是在產前三個月更應注意。因為脂肪含熱量高（比蛋白質、碳水化合物高一倍以上），在孕期和產後要少吃肥肉、油炸食品、奶油等。
- **限制糖類食品攝取**：含糖食品攝取過多，人體無法全部利用時，也會轉化為脂肪儲存在體內。因此孕婦在妊娠末期要適當控制甜食、點心。

・ **增加蛋白質食物**：孕婦可適量增加瘦豬肉、魚類、豆及豆製品以防營養不良。

・ **多吃蔬菜和水果**：因為蔬菜和水果可供給人體所必需的礦物質和維他命，同時還能增加飽足感，而且很少增加熱量。

一般情況下，孕婦體重在懷孕的前三個月增加 1.1 ～ 1.5 公斤。如果孕期發現已超過某一時期的標準，就要按照上述原則適當控制飲食。當然，如果孕婦增重不足，則應適當增加營養，以確保孕婦和胎兒的健康。

婦女產後易胖的防治

有些身材苗條的婦女，經過妊娠、分娩，當了媽媽之後，身體逐漸肥胖起來，失去了昔日迷人的風韻。究其原因，主要是妊娠引起下視丘功能紊亂，尤其是脂肪代謝失去平衡的緣故，醫學上稱為產後肥胖。

要預防產後肥胖，保持窈窕的體態，產後應該注意什麼呢？

・ **合理膳食**：為了哺乳需要，產後應適當增加營養，但不要偏食，尤其是雞鴨魚肉類和過多的含醣類食品，不要以為多吃動物性食品才是營養好，而應葷素搭配得當。瘦肉、豆製品、魚、蛋、牛奶及新鮮蔬菜、水果等都要吃，少吃動物油、肥肉、蛋黃、動物內臟、甜食。這樣既能滿足身體對蛋白質、礦物質、維他命的需求，又可預防發胖。

・ **早期活動**：產後身體健康，無會陰破裂的產婦，24 小時後即可下床活動，一週後可嘗試比較緩和的運動。因為適度運動可以增強神經內分泌系統的功能，促進新陳代謝的調節，還可以促進脂肪分解、消耗糖分，使體內多餘熱量得以消耗，一致使多餘的營養物質轉化為脂肪在體內堆積。

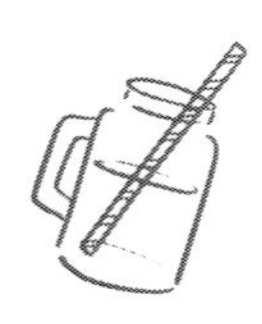

- **親自哺乳**：產後親自哺乳除了可以加速乳汁分泌，保證嬰兒的健康成長外，還可促進母體的新陳代謝和營養循環，並可以將身體組織中多餘的營養成分送出來，減少脂肪在體內的堆積。
- **做產後操**：分娩一週後，可以在床上做仰臥位的腹肌運動和側臥俯臥位的腰肌運動，如雙腿上舉、單腿側舉、仰臥起坐等運動，這對減少腹部、腰部、臀部脂肪有明顯的效果。

低脂、無脂一定好嗎

每日三餐中，不少女性總是計算著各式各樣的數據，吃進營養的同時，又吃進了多少熱量，這些熱量又需要多少運動才能消耗掉。妳無時無刻地不在瞄著妳的飲食營養成分表，一邊掐指盤算著：「如果我吃下兩個包子，就等於吃進了 10 克的脂肪。」

減重是每個人的健康大事，大家都學習著計算每一口食物所含有的脂肪量，除了試圖活得更健康，更希望把身上的贅肉計算掉。

但是這並不是專業方式，妳每天所斤斤計較食物中的脂肪含量，可能只是白忙一場！專家表示想要甩掉贅肉的關鍵，是妳究竟吃進去哪類的脂肪。

妳的減肥迷思：低脂、無脂一定好。

低脂、無脂並不是在任何時候都有益處。人體日常脂肪攝取量應該維持在攝取總熱量的 20% ～ 30% 間，因為，有適量的脂肪才能使身體機能健康運作。脂肪能幫助人體製造荷爾蒙，填充在體內來保護器官。更重要的是，人體需要脂肪來吸收脂溶性維他命（如維他命 A、D），這些能幫助皮膚成長、骨骼健壯，並讓妳的髮質更加閃亮動人。

一個正常人一定得攝取適量的脂肪，但是並不是漫無選擇的，有些種類的脂肪妳還是需要避免。妳的正確觀念是遠離飽和脂肪、反式脂肪。

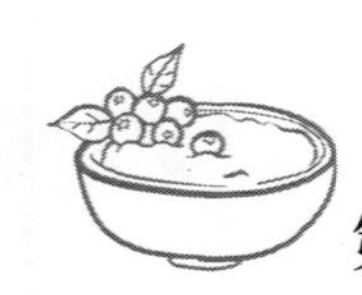

其中，最麻煩的是「飽和脂肪」，蘊藏在紅肉（牛肉、豬肉……）、全脂奶製品和椰子油（人造奶油的原料）中。這類脂肪會增加體內的膽固醇並影響血管暢通度。當然，不能完全地把它從飲食中剔除，畢竟，這類食物在我們的營養攝取中助益良多。紅色肉類富含高熱量的鐵質，而乳製品則是最佳鈣的來源。

妳可以把脂肪量控制至比平日熱量再少 10%，或是找一些飽和脂肪較低的替代品，像是低脂乳，低脂乾酪及瘦肉，並使自己在每天進食時，酌量食用肉類至 60 ～ 80 克。

在很多時候，這些飽和脂肪是藏匿在所謂的健康食物中，這些食物可能號稱是低飽和脂肪或零膽固醇。

飽和脂肪正以另一種形式高量存在，也有阻塞動脈的潛在危機，那就是「反式脂肪」。

有很多食品生產商為了製造零膽固醇的零食和糕點，使用「不飽和脂肪」；但在製造過程中，藉由部分氫化使植物油轉換為半固態的形式，竟然製造出人工「反式脂肪」。這種「反式脂肪」和「飽和脂肪」一樣，仍然會增加體內膽固醇的含量，導致血小板栓塞在動脈中。

那些標榜著「低脂」、「零膽固醇」的健康食品，並不如外界所想像的那麼健康。

目前計算「反式脂肪」含量的食物並不普遍，但從成分中的氫化油倒可以指出「反式脂肪」的存在，一大匙的人工奶油雖然只有 2 克的「飽和脂肪」，但也不為人知地隱藏了 2 克「反式脂肪」。

當然有上千種的加工食品中含有氫化油的成分，想要完全避免是不太可能的。美國公共健康科學中心建議，選購加工食品時應注意成分表上是否標有「不含飽和脂肪」，它們的「反式脂肪」含量較低。

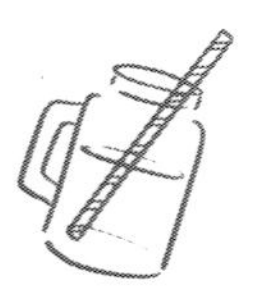

不用受苦的減肥方法

有沒有不用受苦的減肥方法？其回答當然是肯定的。那就是利用嬰兒吃的奶粉，實行「奶粉減肥法」。簡單地說，就是利用奶粉代替主食，使妳的身體合理、輕鬆地瘦下來，這是很好的減肥方法。

有很多人曾嘗試過很多方法，但都失敗了，那麼不妨試一試這種方法吧。

奶粉減肥法指利用低熱量的奶粉來代替日常飲食，基本上是一天吃一頓奶粉。早飯、中飯、晚飯皆可，可依自身的生活規律而定。

如早晨喝奶粉，中飯、晚飯吃一些低熱量、低脂肪的食品，使腸胃逐漸習慣。米飯可減少至平時的一半，菜量減少為平時的 1/3。但是，平時不吃早餐的人如果在早晨空腹喝奶粉，反而會產生其他的作用。比如牛奶的安神作用，使妳一上午都會有些想睡覺的感覺，如果妳是運動員，很可能發揮不了自己的實力。

最有效的減肥方法，還是以奶粉來代替晚飯，防止熱量攝取過多。減肥用的奶粉，應該市面上賣的嬰兒奶粉或成人用的脫脂奶粉。要記住，妳所使用的是奶粉，一定要脫脂的，因為牛奶中的熱量固然很低，但脂肪含量卻較高，所以不要用全脂奶粉，要挑選低脂奶粉。一次 60 ～ 70 克（咖哩飯匙 4 大匙）。放入大一點的杯中，用溫水沖開。

每天吃一頓奶粉為什麼有減肥功效呢？

這是因為奶粉在肚子裡停留的時間長，熱量低而且營養價值高。60 克奶粉（一次用量）中約有 331 大卡的熱量，而其中一半都是奶粉中所含的叫做乳糖的醣分。這種乳糖，人體在嬰兒時期能夠消化、吸收，但長大後就不易消化了。

因此，我們喝了奶粉後，一般只能攝取奶粉中所含熱量的一半，如果我們以奶粉為主要食物，就能把一頓飯的熱量限制到 166 大卡。從營養結構這一點上來說，奶粉是富含維他命、礦物質等嬰兒成長所必需的營養元素的完全食品，所以不用擔心營養不良。從空腹感這一點上來說由於奶粉的特殊成分，能在肚子裡停留很長時間，即使人喝了以後，也能像吃過一頓飯一樣飽。

喝水其實大有學問

水是生命之源。合理飲水，可以助妳保持苗條的身材。但是「水能載舟，亦能覆舟」，如飲用不當，則適得其反，以下是一些常見飲水方法的辨析。

水能助人減肥嗎？

既對也不對。雖然，水無法消耗更多的熱量，但是水可以幫助人們更好地節食。在飯店或家裡，用餐前喝上一兩杯水，可以使人們不至於飢不擇食地享用主食。這裡，水的真正作用是充飢，但切不可過量飲用。用餐時適量地喝水胃會膨脹，很快人便不再感到飢餓，從而減少進食量。

節食期間，是否不要等口渴了再喝水？是的，每天一公升液體（包括各種飲料）絕對是不夠的。當人們實施節食時，必須加大飲水量。因為要清除人體器官釋放的垃圾，每天必須要消耗 1.5 ～ 2 升的水。如果人們喝水不足，機體的細胞就會遭受缺水之苦。於是它們就會不正常地動作，而人就會精神不佳，懶得動。當人體缺水 2% 時，人的精力就會下降 20%。

如果人得了蜂窩組織炎，水就不能驅逐脂肪。疏鬆結締組織炎是由脂肪質的細胞引起的，水是無法將它溶解的。

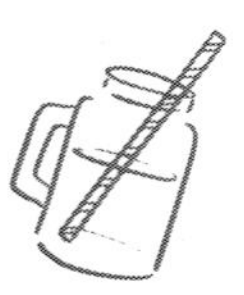

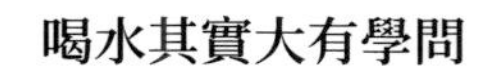

妳知道怎樣喝水嗎？

並不是水喝得越多，人就越顯腫脹。

身體出現水腫往往與疏鬆結締組織炎有關，與水的攝取量無任何關係。水腫可能是由於靜脈壁脆弱及有時食物太鹹而造成的。食物太鹹時，靜脈壁就讓來自機體的水流向脂細胞。對付的方法：少吃鹽（尤其要注意礦泉水的含鈉量），如果需要可以服用一些靜脈擴張的藥物。

不同品牌的礦泉水交替喝，是最理想的嗎？

不對。倘若有人偏愛某種水，又不偏食，就可以一直喝同一種水，可以是礦泉水，也可以是飲用自來水。如果妳想知道其中的成分，只需向相關方面打聽一下，並與某種礦泉水裡的成分相比較即可弄明白。

喝什麼樣的水最好？

如果不喜歡或忌食乳製品，可以用含鈣豐富的水來代替。 在挑選水的種類之前，必須認真地看一下水的標籤，每升含鈣量至少 200 毫克的水才符合要求。要知道青少年每天需要鈣 900 毫克，青年婦女如希望預防骨質疏鬆則每天需要 1,200 毫克。

當人們控制飲食時，含鎂豐富的水是最好的補償品。含鎂的水比其他水更利尿。它優於含鎂最豐富的固體食品，因為後者往往是高熱量的（巧克力、杏仁及乾果），而且，水中的鎂似乎更容易被小腸吸收。如果飲食中有足夠的乾菜、米飯、麵條、麩皮麵包，那麼鎂的攝取量應該是足夠的。但要注意，不能過量，物極必反，過量攝取鎂會導致滑腸腹瀉。

飲水的最佳時機是什麼？

如果控制飲食，是否最好在兩餐之間喝水？

並不一定是這樣的。

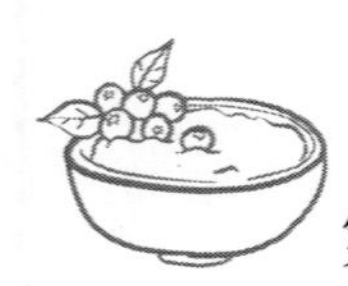

重要的是，白天需要喝足水。在兩餐之間喝水是避免吃零食的好方法。且不說，每四個小時補充水分對腎臟是極有利的。但是消化的時間（餐末或餐後）是唯一應避免大量飲水的時間。事實上，此時過多的水分會加速胃的排空，使人感到吃飽飯或引起消化紊亂。

減肥時還要注意不要喝過多的水，要知道水喝過多也會變胖。因為，人體的調節機能會將過多的水儲存起來，甚至是儲藏進體內脂細胞中。那時，再想讓水從脂細胞中出來，就不容易了。

許多醫學界人士宣稱，水是獲得美麗肌膚的最佳物質，因為水本身具有排出體內毒素的作用，因此，醫學界都建議成年人每天要補充足夠的水分，尤其是長期在冷氣房內的上班族，水分的補充更是不可或缺的每日功課。

水可以想喝多少就喝多少嗎？

多喝水雖然對人體有好處，但是喝得太多也是有害身體的，尤其對想要減肥的女性來說，過量喝水可能就有害無益。由於東方女人多屬多水型肥胖，喝了太多的水反而會變成負擔，有很多人曾經聽過喝水過多的女人會肥胖的問題，卻一直不了解到底水是怎麼讓她胖起來的。

說到底，因為水分太多。而肥胖的真正禍害還是脂肪啦！

當脂肪細胞儲存過量的油脂，卻無法借此轉化為熱量時，循環組織就會被破壞，進而影響水分的代謝，而大量囤積於組織內，這些多餘的水分會被脂肪細胞吸收，甚至造成脂肪細胞腫脹成原來體的 50 倍大，變成的脂肪團，這就是橘皮組織。

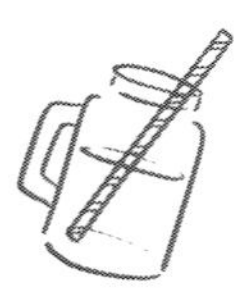

國際模特兒學校的飲食原則

無論各國從事模特兒的男女們總是十分顯眼，而模特兒界的競爭也十分激烈。作為一名優秀的模特兒，必須有纖細而苗條的身材，若外表看上去肥胖臃腫則無異於事業上的自殺。

國際頂尖模特兒對自己的飲食都格外注意，因為保持苗條而迷人的身材在某種程度上，就意味著成功。

美國著名的「約翰．羅伯特動力」國際模特兒學校的模特兒食譜值得正在減肥的俊男美女們很好地借鑑。「約翰．羅伯特動力」國際模特兒學校推薦的食譜每天保證食物總熱量為1,200大卡，深受廣大名模們的歡迎。

這個「名模食譜」的要點如下。

- 1 **學會細嚼慢嚥**：該學校要求模特兒們要慢食。進食時細細地咀嚼，徐徐吞下食物的進食方法容易讓胃較快產生飽的感覺，不會導致一次進食過量。
- **用餐前大量飲水**：該學校要求模特兒們每次就餐前，先喝一大杯水。喝過水後，容易產生飽腹的感覺，有助於壓抑過旺的食慾。
- **每次吃飯時，不多裝食物**：控制進食的熱量。
- **不餓不食**：不餓的時候，不要吃東西。有飽的感覺時要馬上停止吃東西，因為正常人都有正常的保護功能，即一旦吃飽，再吃就「味同嚼蠟」。而一旦發胖，這個功能就會被破壞，即使吃飽了，也仍然會「吃什麼都香」，並且是越胖的人，這個功能越低。
- **正餐之外不要加餐**：不到吃飯時間，即使餓得難受，最多也只能吃一個蘋果或少量含礦物質、蛋白質的低熱量食物。
- **吃飯時盡量用小碗盤裝食物**：這樣可以讓一次取用的食物量不致過多。

- **盡量少吃鹽**：因為鹽分令身體裡的細胞水分滯留過久。
- **堅持減少攝取熱量**：若每天平均減少攝取 50 大卡熱量，一年就能減少 18,250 大卡，相當於減少 15.9 公斤肉。
- **節食只限一餐**：節食儘管能夠減肥，但過多對人體無益，放寬心情，好好享受每份食物，讓節食合理有度。這才是節食者必須注意的。

什麼都吃的世界名模

德國女孩克勞蒂亞·雪佛（Claudia Schiffer）有著一頭漂亮的金髮和豐美苗條的身材，她曾當選為世界六大美女之一。這位曾扮演過芭比娃娃的世界名模，有著魔鬼般的身材，讓多少女孩又羨慕又嫉妒。

她保持誘人身材的祕方是什麼都吃，但每樣只吃一點。此外，她滴酒不沾，但每天卻要喝大量的水，大約在 1.5 公升左右，還不喝咖啡。

她曾經對外界談到她的減肥祕方，她認為在用餐前後運動，比一天的任何其他時間運動消耗的熱量都多，有時可高達兩倍。

克勞蒂亞認為早餐前運動是消耗脂肪最有效的時間，因為經過一夜的睡眠，體內的碳水化合物已被消化殆盡，若在這段時間運動肌肉，體內保存的脂肪將被充分燃燒利用。

據調查顯示，在早餐之前慢跑，所消耗的熱量有 2/3 來自脂肪，若是在午後或傍晚跑步，所消耗來自脂肪的熱量則可能不到 1/2。在用餐前後散步 5 ～ 20 分鐘，可以加速體內新陳代謝，令體內消耗熱量的速度加倍，如此可減少脂肪在體內的囤積。

晚上進食不宜過晚，晚餐後的 15 ～ 30 分鐘內最好散步 10 分鐘。晚餐後稍微運動，可以避免肥胖，並令妳睡得更香甜。跑步機是室內運動中幫妳消耗熱量最多的器材，慢跑半小時就可消耗 1,000 大卡的熱量，而騎自

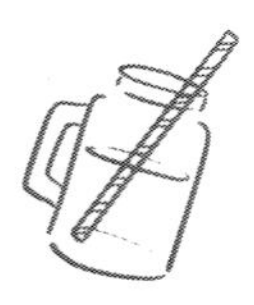

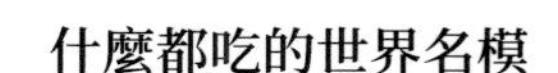

行車則會輕鬆點，半小時可消耗 250 大卡～ 500 大卡的熱量。

水果，蔬菜，堅果是很好的減肥食品。豆類中含有大量的膳食纖維，膳食纖維卻可以讓人的血液中膽固醇和三酸甘油酯維持在標準值，並有平衡血糖的功用。一般人 1 天攝取的膳食纖維量大約僅有 11 克，這個攝取量至少需加倍才行，按照衛福部建議，國人每日應攝取 25 ～ 35 克的膳食纖維

對此，克勞蒂亞的做法是：

在生菜沙拉里加入花椰菜的莖及紅蘿蔔，在番茄醬或沙拉醬內加入已剝皮的綠色豆類，如：菜豆、扁豆、毛豆等。此外多吃水果，少喝果汁。濃湯內多加些蔬菜。烤東西時，以蘋果醬，梅子醬及搗碎的南瓜糊代替油淋在食物上面。蔬菜可選擇高麗菜，綠色豆類及甜馬鈴薯，水果可選擇木瓜、草莓、桃子等。

蘋果是可溶性膳食纖維的最好來源，可以降低膽固醇，穩定血糖並控制食量；另外，蘋果中含有豐富的礦物質，可預防骨質疏鬆症及老年痴呆症。1 個蘋果的熱量僅約 70 大卡，多吃也不會發胖，是節食者的最佳點心。

克勞蒂亞製作蘋果酥片的方法：

6 個紅的熟蘋果，削皮去核，切成薄片，另備半杯蘋果醬，兩杯葡萄乾，將烤箱先加熱到 176℃，將蘋果與蘋果醬攪拌均勻，平鋪在烤盤上，再將葡萄乾均勻地灑在上面，烤 1 小時後，取出熱食。

油炸食物不宜食，通常每 50 克的油炸食物熱量是 150 大卡，內含脂肪約 7 克，如果妳確實酷愛油炸食物。克勞蒂亞建議妳改吃烤的食物，因為烤過的食物較之油炸食品，飽和脂肪酸和膽固醇的含量更少。

建立良好的生活方式和飲食習慣是減肥的有效方法，且必須養成持之以恆的習慣。

克勞蒂亞還有一種非常智慧的方法，那就是透過想像力令身材苗條。她的靈感來自於一張幸運籤，上面寫有：「讓自己過得更好的第一步驟，就是先想像讓自己過得更好。」面對鏡中的自己時，必須給自己一些讚賞和鼓勵，建立充分的自信。久而久之，就會形成一套健康的生活模式和均衡的飲食習慣。

好萊塢影星的美體食譜

好萊塢娛樂圈常用「eat like a bird（食量像鳥一樣少）」這句話揶揄女明星，因為她們為了維持窈窕身段，縱然是美食當前，也只能拚命忍住口水。著名影星黛咪．摩爾就是其中的代表人物，讓我們來看一下她的三日美體食譜。

- **第一天：**早餐吃不足 30 克的低脂乳酪、兩片烤麵包。午餐吃沙拉和 113 克的雞肉。晚餐吃 170 克的鮭魚排、半碗米飯、1 杯水煮青豆。甜點是 1 杯優格和 10 顆杏仁。
- **第二天：**早餐 2 個煎蛋（僅蛋白部分）、1 片全麥麵包。午餐 113 克乳酪漢堡（麵包部分只能吃一半）、一小根紅蘿蔔。晚餐 170 克的烤雞胸肉、1 杯水煮高麗菜、一點沙拉（沙拉醬要用低脂的）。甜點是 1 杯原味爆米花和 28 克的低脂乳酪。
- **第三天：**早餐 1 杯牛奶燕麥粥（要配脫脂牛奶）、半根香蕉。午餐海鮮沙拉、1 杯蘆筍汁、4 片蘇打餅。晚餐 170 克牛排搭配水煮的香菇和洋蔥、萵苣沙拉（用低脂沙拉醬調拌）。甜點是 10 顆葡萄和 28 克的鹹乳酪。

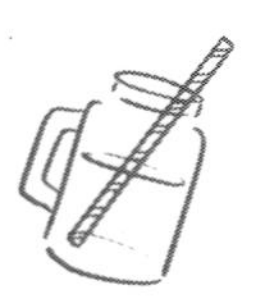
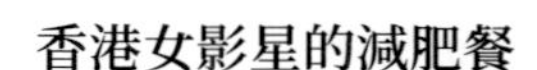

香港女影星的減肥餐

香港著名影星鄭秀文、吳君如、蔡少芬都曾經是圓圓的臉和豐滿身材，但現在呢？三人苗條無比，充滿了骨感。吳君如利用食肉減肥外加「Fit for Life 餐」，輕而易舉地減了 10 多公斤；鄭秀文減肥有方，從軍人那裡獲得了靈感，靠「3 日軍人餐」減了 5 公斤多；蔡少芬則用「食肉減肥法」減了 6 公斤多。他們三人的減肥餐到底如何呢？

鄭秀文所實施的「3 日軍人餐」讓自己減了 5 公斤多，雖然效果不錯，但她認為吃「軍人餐」實在進食量太少，太容易餓了。那「3 日軍人餐」究竟是什麼呢？

在鄭秀文的菜單中，每天的早餐、午餐都必須先喝黑咖啡、清茶或水，三者選一。食物配餐如下：

> 第一天早餐半個葡萄柚、花生醬 2 湯匙、烤麵包 1 片，午餐是鮪魚罐頭半份、烤麵包 1 片，晚餐雞肉、豬肉、牛肉三選一，吃 100 克，外加香蕉半條、蘋果 1 個、香草冰淇淋 2 匙。
> 第二天早餐香蕉半條、烤麵包 1 片、蛋 1 顆，午餐茅屋起司一杯、蘇打餅乾 5 片、水煮蛋 1 顆，晚餐吃雞肉腸 2 條、花椰菜 100 克、紅蘿蔔 50 克、香蕉半條、香草冰淇淋 2 湯匙。
> 第三天切達起司 1 片、蘇打餅乾 5 片、蘋果 1 小個。午餐蛋 1 顆、外加烤麵包 1 片，晚餐鮪魚罐頭 100 克、香蕉半條、香草冰淇淋 2 湯匙。

和鄭秀文忍飢挨餓減肥有所不同，吳君如用的「Fit for Life 餐」就好受多了。吳君如曾經試過多種減肥方法，包括蔡少芬用的「食肉減肥法」，吳君如不斷忌口才減輕了 1 公斤，直到用了「Fit for Life 餐」減肥法，才真正讓她去掉了贅肉，迅速瘦了下來。「Fit for Life 餐」其實就是飲食理論，食用時有幾個依循的重點：

1. 每天必須吃夠三餐，分量及烹調方法不限，但每餐要相隔 4 小時以上，餐與餐之間不能吃任何食物。
2. 早餐要吃，而且最好吃水果。
3. 飯與肉不可同時食用，吃澱粉類食品時只能配蔬菜，吃肉類也只能配菜吃。

以上三項原則必須堅守，否則的話就會前功盡棄。

讓我們最後看一看蔡少芬的「食肉減肥法」吧！

「食肉減肥法」曾幫助蔡少芬減掉 6 公斤多的重量，這種減肥法要求在減肥期間必須要忌口，尤其是澱粉和糖，連水果也一點不能吃。

在實施「食肉減肥法」時必須掌握幾個重點：

- 每天三餐都要吃，分量與烹調方式都不受限制。
- 最好以肉類配大量蔬菜或肉類配蛋。
- 要徹底戒糖和澱粉，就算喝咖啡、奶茶，也不能加糖。
- 減肥期間要喝大量的開水。

當然，減肥效果因人而異。就以上三種減肥方法，有營養師認為，「食肉減肥法」和「3 日軍人餐」都容易導致營養不均衡，「Fit for Life 餐」比較均衡。但任何一種減肥法都不能實施太久，以免造成身體嚴重的負擔。

都市靚女的八個減肥祕訣

飲食與健康已是現今女性生活中的重要一環，怎樣吃得健康有營養又能保持身材才是最高學問。讓我們來告訴妳幾點小建議，就可以讓妳輕鬆減肥，試一試吧，不會錯的！

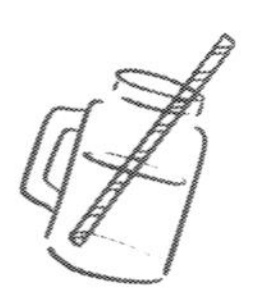

- **祕訣 1：每早空腹喝一大杯溫水**

  每早空腹喝一大杯溫水，可排走腸內毒素令血液循環更好。無論是否進行減肥，早餐不可不吃。早餐只吃高纖維的麥片，低脂鮮奶，這樣既可以幫助排便，同時也非常健康。至於肉類、海鮮則留待中餐再大快朵頤。

- **祕訣 2：吃飽飯後至少要活動半小時**

  吃飽飯後至少要活動半小時，才可以坐下。這其中如果怕無聊，甚至可以站著讀報、打電話等來消磨時間。每日安排晚餐後走路。報告指出，每人每日如能步行 2 公里（快慢隨意），便可以提高高密度脂蛋白膽固醇達 6%，這樣可以減少心臟病的機會達 18%。若能維持一段時間，更能有效地控制體重。

- **祕訣 3：選擇低脂肪的食物**

  如湯麵、豆飯、全麥麵包、沒有餡的麵包等。漢堡包為高熱量食品，減肥期間不宜多吃。

- **祕訣 4：限制含高糖分的食物**

  限制含高糖分的食物，如糖果、甜點心、手搖杯等。高糖分飲品如汽水、可樂等，一罐有 200 大卡熱量，要減肥應由戒可樂開始，每天不可喝超過三杯的可樂，而最後一杯更不應在睡前數小時內喝。

- **祕訣 5：每天至少吃兩份水果**

  如柳橙、蘋果、梨子。

- **祕訣 6：經常食用大豆及豆製品**

  大豆及豆製品是理想的減肥食品。大豆味甘性平，《千金食治》說，大豆「主久風濕痹筋攣，膝痛；除五臟，胃氣結積，益氣，止毒。煮汁冷服之，殺鬼毒， 逐水脹、除胃中熱，卻風痹，傷中，淋露，下瘀

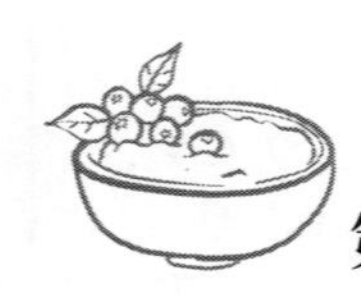

血，散五臟結積內寒，主胃中熱，去身腫，除痹；消谷、止腹脹。」。

豆製品確實含有較多的植物脂肪，但這類脂肪大多是不飽和脂肪，不會像動物脂肪那類飽和脂肪給健康帶來潛在的威脅。

用豆製品替代奶製品，無論從哪方面看，都是個不錯的選擇。大豆含優質蛋白質 40% 左右，含碳水化合物雖高達 25.3%，但大豆中所含的皂素、大豆異黃酮等成分，可以抑制脂質與醣類的吸收。有實驗證明，每日少吃 100 克主食，增加 100 克豆製品，減肥效果良好。

豆漿含有防治成人肥胖的有效成分（如亞油酸，皂素，豆固醇等），可防止過氧化脂質的生成，降低血清膽固醇。豆腐渣所含熱量很低，蛋白質卻較高，所含的膳食纖維可減少人體對醣分的吸收，還能減輕空腹感，是減肥佳品。

醋豆含有豐富的不飽和脂肪酸，能分解體內的膽固醇，促進脂肪代謝，使皮下脂肪不易堆積。尤其是醋豆裡的皂素，能排除黏附在血管壁上的膽固醇，有軟化血管的作用。

醋豆的製法是：將黑豆洗淨，瀝乾水，炒三四分鐘，待冷卻後，裝瓶，倒入食醋中醃泡，加蓋封好，一週後即可食用。每天早晚各吃數粒，即有減肥效果。

- **祕訣 7：晚餐多吃蔬菜**

晚餐多吃蔬菜，每星期最少吃素一天。減少動物脂肪的攝取量，如選脫脂或低脂奶、低脂乳酪、避免煎炸及油膩食物，只用少量油烹調食物。盡量選用全素類或燕麥片作零食。

- **祕訣 8：少量多餐**

少量多餐，將同樣分量的食物分成多次食用，不只對減肥，對身體也有好處。

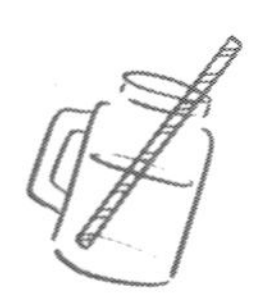

身材性感漂亮的年輕朋友們都有切身體會，只要能長期遵守這八項原則，身材自然會保持苗條美麗，同時又能享受美食。

不當的減肥會「走火入魔」

若蘭是一位愛美的現代女性，為了減肥，她付出了沉重的代價。年輕的她，好像走到了人生的盡頭。她曾經因減肥而厭食，因厭食而厭世。後來她總算從長達一年的神經性厭食症中康復過來。

她以過來人的經驗告訴現代女性，盲目的節食瘦身可能對妳的健康造成嚴重傷害，甚至令妳悔不當初。若蘭小姐曾經有著令人羨慕的身材，身高 164 公分，體重 51 公斤，堪稱標準身材。然而，受到時尚媒體大肆渲染的那些纖瘦模特兒形象影響，她開始認為自己過胖。

為了達到明星們所謂的骨感，她開始減肥，她拒吃一切可能令人發胖的東西：麵包、全脂牛奶、乳酪、蛋，甚至所有肉類。這些食物均被若蘭小姐認為是「催肥劑」，絕對不沾口。

極力避免「催肥」的若蘭小姐一日三餐完全以豆腐、糙米與水煮蔬菜為主食。到後來她完全無法接受其他食物，甚至只要聞到烹調的氣味，就會忍不住噁心想吐。

「我再也無法到外面就餐，因為我害怕餐廳使用過多的食用油或調料，那會使我發胖。」若蘭小姐說道。

若蘭小姐自以為所堅持的節食計畫極其安全，殊不知這麼做使她逐漸走上神經性厭食症這條可怕的減肥之路。

所謂神經性厭食症是神經性症狀，患者因為長時間強迫性拒食某一類特定食物或所有食物，導致體內消化系統產生排斥，以致患者甚至完全無法進食，只要吃進一點東西就忍不住噁心想吐，直到最後因營養不良、體力衰竭而死。

歷史上有許多知名女性都曾因厭食症而受害：黛安娜王妃（Diana, Princess of Wales）、「木匠兄妹」的妹妹卡本特（Karen Anne Carpenter），都曾為飲食障礙付出慘痛的代價。

常見的飲食障礙有神經性厭食症、神經性暴食症，以及暴食症三種，其中前兩者為食量失調，後者則是進食品質減退，而這些都可能為妳帶來致命危機，尤其是神經性厭食症，更是目前多數女人的公敵。在美國每年有數千人因飲食障礙受害，其中以神經性厭食症為最多。

極度偏食將導致人體營養嚴重不良，並因而罹患多種疾病。輕則抵抗力減退，不時感冒與傷風，貧血，重則甚至有導致癌症發生的危險。

此外因偏食而產生的維他命與礦物質缺乏更使體力減退，大大提高罹患高血壓、癌症、骨質疏鬆及血管硬化症的機率。

由於厭度厭食症患者通常不自知，還以為其嚴守的節食策略是幫助自己瘦身健美的靈丹妙藥。在重度厭食患者中，女性患者又比男性多上好幾倍，原因是女性對於肥胖的敏感度較高，自然容易掉進厭食症的陷阱中。

下面另外提出三種最常見的偏食症狀，如果妳在這些案例中看到自己的影子，別忘了盡快尋求專業醫師的幫助·以免因小失大，損害健康。

神經性過敏症

神經性過敏症的主要症狀是，因為某種原因抗拒特定形狀、氣味或顏色的食物。大部分患有此類症狀的患者，所抗拒的食物都恰好是主食的一部分，例如米飯。

這些患者對某類食物剛開始是因為某種原因主動抗拒，一段時間下來其體質就再也不能適應。由於一接觸就產生不適，這些人自以為對該類食物過敏，如此惡性循環，終於成為神經性厭食症的一員。

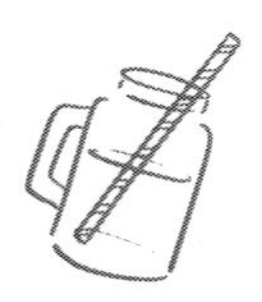

在精神上對某種食物格外過敏，通常都和患者曾經有過的不愉快記憶有關。根據美國過敏、氣喘與免疫學院的資料顯示，全美國約有 1/3 人口自認為對特定食物過敏，但真正出現病理反應者還不到 1%。

一般而言，生理性食物過敏是指人體內免疫系統過度反應。它誤認食物分子為外來病菌，因此產生化學物質以保護體內組織，使人體隨之產生過敏症狀。蕁麻疹、嘔吐、嘴唇或舌頭腫脹均是常見的食物過敏反應，狀況嚴重時甚至會令患者因氣管腫脹窒息而亡。

因為節食或不愉快記憶，長期抗拒某種食物，體內會逐漸停止分泌可消化該種食物的酵素，以致弄假成真，身體再也不能接納該種食物。其惡果是極度偏食使得體內缺乏所需的維他命或礦物質。

以若蘭小姐為例。長期拒吃蛋白質與澱粉類食物，致使體內缺乏鐵質和維他命 B_{12}，而引起貧血，並產生頭痛、疲倦、注意力不集中、易怒等症狀。

酵母過敏症

某女士從不吃麵包、乳酪或任何含有酵母菌的食物，以及大量糖分或蜂蜜醃漬的蜜餞也被拒於千里之外，因為她相信太多酵母菌對身體有害。

「兩年前有一位中醫師為我檢查身體，他認為我吃進太多酵母菌，導致體內陰陽嚴重失調。」

中醫師為這位女士開出一份完全不含酵母菌的菜單。從此，她的飲食處於不平衡之中。這對健康的危害是自然而然的。

該女士按照這個菜單用餐一年後，患上嚴重的營養不良症，並不由自主地對許多食物都產生了類似的過敏反應。現在的她體重由原先的 52 公斤掉至 40 公斤，還不時產生暈厥症狀，體力也在持續衰退中。

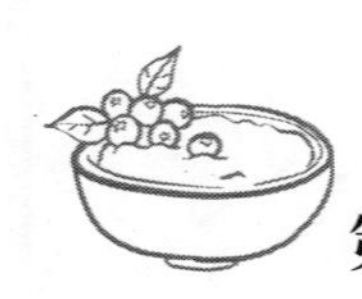

專家指出，目前沒有任何醫學研究證明酵母菌會影響健康，使人體產生疲倦、嘔吐、暈眩等症狀，因此為了健康理由而拒絕攝食酵母菌是完全不必要的做法。

專家認為拒吃水果是最危險的做法，因為水果內不僅有大量β-胡蘿蔔素具有抗氧化效果，更富含維他命C、E，可幫助人體免受心血管疾病及癌症的侵襲。

過於迷戀生鮮食品

在當今的減肥女士中，有人認為生鮮食品營養極為豐富，作為注重健康飲食的現代女性，應該只吃新鮮水果、蔬菜與豆類。這些女性有著一套獨特的生鮮飲食理論。她們對於所有動物類食品則概不沾唇。不僅如此，五穀類食物因無法生吃，也被列入不受歡迎的名單中。

營養學家告訴我們：

沒有任何理論證實食物所有營養素會因烹調而被破壞。專家表示，不含肉類的完全生鮮飲食是人類健康的大敵，它剝奪了人體動物性蛋白質的主要來源。而蛋白質極度缺乏會使人體重急遽下降，腹部積水腫脹，嚴重時甚至因此身亡。

另外，只吃水果與蔬菜的飲食計畫，也會使鋅與維他命B_{12}的供應非常缺乏：

鋅元素對健全人體免疫系統功不可沒，而維他命B_{12}可強化肌肉和神經，都是維持健康身體不可或缺的元素。

還有，完全生食計畫難以被消化，因此會摧殘胃腸道，使妳的消化系統提早報廢。

國內外大量的資料顯示，奉行完全生食計畫的女性容易走極端。某些

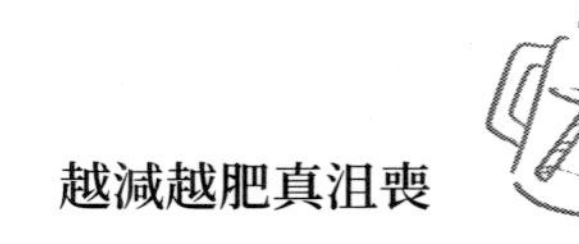

「水果論者」只以吃水果維持生命，「果汁主義者」非果汁不食，「豆芽菜派」成天食用青豆芽，這都是減肥中的迷思，如果妳也屬於其中一分子，建議妳盡快回到正常飲食的行列來。

越減越肥眞沮喪

不知從何日開始，我們的身邊多了許多胖子。不僅中年發福成為「正常」，連肥胖的孩子都比比皆是。

市場上減肥藥的暢銷，從另一個側面說明了這個問題。據統計，每年減肥食品市場銷售額已達數百億元；各種減肥培訓班、減肥夏令營、減肥用品……都借此東風應運而生，形成一個興旺發達的大產業。

減肥現在已成為流行。女性見面時，甚至用交流探討減肥方法，代替了以往的見面問候。有的減肥者往往喜歡透過禁食減肥，殊不知如此極易導致減肥不成反增肥。

當身體被強行停止攝取食物後，身體的平衡系統就會受到壓力，訊號會直接傳遞給身體的脂肪儲存系統。為了應付這種緊急情況，身體會產生條件反射而及時採取行動，一方面調用身體儲存的脂肪，一方面做好準備，增加體內脂肪的儲存量。一旦恢復攝食，身體則會「瘋狂」地儲存脂肪，以備不測，這就是身體的自我保衛系統所採取的行動。

因此，禁食後，會使吃進體內的物質變成脂肪的百分率升高，反而會促進脂肪的積蓄，加大肥胖度。這種不當的減肥迷思是：只減體重不減脂肪。

大部分減肥者在評價產品的減肥效果時，往往只看體重減輕了多少，而不在乎減肥品質。大多數減肥品採取抑制營養攝取（厭食）或瀉掉體內水分（腹瀉）這兩種方法來達到減重目的。這些產品看似減肥成功，實際上只減去了體內水分，並未觸及脂肪，一旦水分補充回體內，體重馬上反

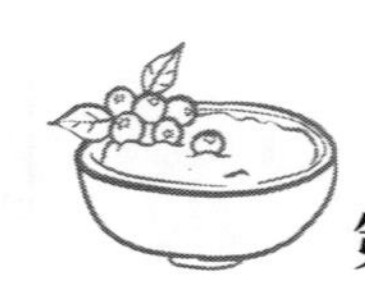

彈，導致減肥失敗。

科學的減肥觀念是看體內儲存的脂肪減去了多少，由於脂肪密度遠小於肌肉蛋白和水，所以減掉 1 公斤脂肪所減去的體積遠遠大於由脫水而減去的體積。因此，消除體內脂肪才是真正安全高效的減肥方法。

減肥有沒有特效藥

目前減肥藥物市場很興盛，各種信誓旦旦的廣告滿天飛。那麼，減肥到底有無靈丹妙藥呢？醫藥學家的回答是：沒有。儘管減肥沒有特效藥，人們還是可選用下列藥物作為減肥輔助藥。對於肥胖，女性一般不需要使用藥物。除非已是重度肥胖，並且有許多併發症時，方可考慮在醫生指導下用藥。

常用減肥輔助藥物包括抑制食慾藥、利尿藥、瀉藥以及促進代謝的藥物。

抑制食慾藥物包括氟苯丙胺、安非拉酮、阿米雷斯等，服用這類藥物常常會出現頭暈、頭痛、口乾、噁心、腹瀉等不良反應。這些反應會隨著用藥時間的延長而逐漸減輕或消失。副作用嚴重者應立即停藥，癲癇、憂鬱症、青光眼患者禁用，嚴重心律失常者慎用。

利尿藥和瀉藥可使肥胖女性體重減輕，但其減掉的都是人體的水分，還包括大量的礦物質，所以長期應用這類藥物可導致體內水和電解質紊亂，危害健康。

有的醫生讓肥胖女性服用促進代謝藥物如甲狀腺素製劑，透過促進代謝，增加基礎代謝率來減肥，但這樣做會導致體重下降，主要是蛋白質的下降，其次才是脂肪。所以，除非有甲狀腺功能低下，否則不要用甲狀腺素減肥。

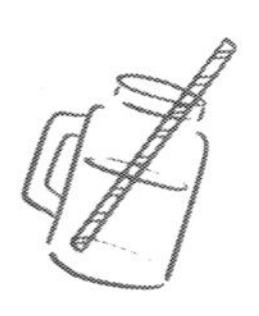

上述藥物的減肥效果大多難以鞏固，在服藥期間雖然體重可明顯減輕，但停藥以後體重又增加。由此可見，時尚減肥藥物並不理想，長期服用還可以出現不良反應或抗藥性，故服用減肥藥物應在醫生指導下合理使用，切勿隨意濫服，以防減肥不成，反受其害。

醫學專家主張，對於生長發育階段的少女一般不宜用減肥藥，因為少女正處於身體發育期，藥物對她們的發育和健康不利。必須使用減肥藥時，可在醫生指導下應用苯丙胺暫時控制食慾，但長期服用副作用較大，減肥效果也不怎麼明顯。

月經期間不要服用減肥藥品

月經是女性特有的生理現象。月經的正常與否是女性身體健康的「晴雨表」，觀察月經的變化，可以窺測肥胖對內分泌功能的影響。

一般來說，輕度肥胖人會對月經產生一定的影響，中重度肥胖會對月經產生很大的影響。治療某些疾病，如肥胖生殖無能症候群等，本身就會產生對月經的改變，有時還會透過調整月經以達到減肥的目的。

服用減肥藥物應該避開月經期，如果因服減肥藥物產生月經異常，就應停止使用減肥藥物。

如何選擇減肥保健品

市場銷售的減肥保健品名目繁多，種類各異。但絕大多數減肥保健品都是利用某些具有延遲消化的食物或海產構成，個別廠家為了達到減肥的效果，甚至在減肥保健品中加入減肥藥物，以致使食用者產生副作用，減肥目的沒達到，反而影響了健康。

怎樣選擇減肥保健品呢？我們建議肥胖者應從以下幾方面加以考慮：

1. 首先應認準有字號的減肥保健品標誌，而不是某些廠家擅自生產的所謂減肥保健品。
2. 可以利用減肥保健品的宣傳廣告資料，向相關專業人員進行諮詢。
3. 可以透過電話、信函，對生產廠商進行調查，確認產品無誤再服用。
4. 透過他人服用的親身經歷，考慮是否選用減肥保健品。
5. 開始可少量服用一定的減肥保健品，如果有一定的效果，可繼續服用，如果出現不良反應，則應立即停止。

安全宵夜食譜薈萃

和點油燈時代相比，現代人的睡覺時間越來越晚，一般都有夜生活的習慣，如果吃晚飯與睡覺的間隔時間太長，餓了怎麼辦？

為了保持苗條的體型，敢不敢吃宵夜？

有些人認為晚上吃得比中午清淡可以防止發胖，尤其絕不能碰宵夜。

當然，下午人們每小時熱量的消耗量要比夜間的高，但夜間比白天的用餐間隔時間長。即使在睡眠中，我們的身體也在消耗熱量以維持呼吸和心臟的跳動及胃腸的消化活動……

因此，只要不是用完餐後立即就寢，妳大可不必擔心晚上加餐，或者宵夜太豐盛會導致發胖。事實上，人體會在一天甚至一週內自行調節以求平衡。

我們大可不必擔心吃宵夜會發胖，只要吃晚飯與睡覺的時間相隔超過四小時，可以在上床前一小時左右吃點宵夜，因為有至少一小時讓食物消化，減少積聚脂肪的機會。

此外，宵夜食物宜選擇含醣食物或膳食纖維豐富的食物，因為含醣食物可以令妳容易入睡，而且高纖維食物容易飽肚又不增肥！

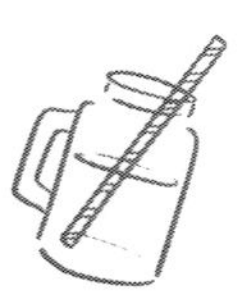

以下三款是我們為妳提供的宵夜最佳「安全」餐譜。

- **清淡魚片粥**：宵夜食品建議吃魚片粥。魚片粥多數是鯇魚或大魚，這兩種魚都是低脂魚，而且含不飽和脂肪，低膽固醇，對心臟有益。而且 4 片魚片只是 80 大卡，比起 4 片肥牛肉 200 大卡熱量低很多。
  五穀類含醣，醣對腦部有安定作用，所以吃一些粥可令人放鬆，可幫助入睡。
- **麥片牛奶**：一次食用三湯匙麥片 + 半杯脫脂奶。市場上出售的成品速溶麥片粥含糖分高，所以選擇時要小心。選用燕麥片，除有營養外，其中的膳食纖維含量較高，容易飽肚，不用再去吃其他食物。再加上奶內含有胺基酸，可令腦部呈休息、放鬆狀態，令妳產生睡意。
- **香蕉一根**：一般人誤以為吃香蕉會增肥，其實一根香蕉含的熱量比同等主食少一半，而香蕉內的膳食纖維則比主食多一至兩倍。營養師建議夜宵吃一根香蕉為好，兼且香蕉內含有鉀質；鉀質乃礦物質，沒熱量，可以維持神經運轉正常，令心跳正常，心境平和。

減脂瘦身食譜薈萃

涼拌小黃瓜

【原料】小黃瓜 500 克，蒜末 10 克，香油 10 克，醬油 15 克，鹽適量，醋 15 克，花椒油 5 克，味精適量。

【製作方法】

1. 將小黃瓜洗淨，用擀麵棍將其逐段輕拍，使小黃瓜裡面拍爛，再用刀將小黃瓜先縱切成條，再橫切成段，最後將小黃瓜段裝盤備用。
2. 將蒜加鹽搗成末，加醋、花椒油、醬油混勻，再和黃瓜段拌勻，最後撒上味精、淋上香油即可上桌。

【特點】香鮮酸辣，美味適口。

【營養參考】

常吃小黃瓜，具有減肥瘦身、潤膚美容、清熱消暑之功。這是因為小黃瓜和冬瓜一樣，不僅本身含熱量很少，而且含有豐富的丙醇二酸，這是具有抑制醣類轉變成脂肪的物質。黃瓜中所含的纖維素可以促進腸道中代謝毒素的排除，因而具有滑潤肌膚、降低膽固醇、減肥作用。加上本菜加入了醋、香油，更加強了減肥、美容效果。

本菜加入的大蒜，因其性溫，凡陰虛火旺、肺胃有熱、血虛目疾、狐臭者不宜食用。

黃瓜粳米粥

【原料】黃瓜 60 克，粳米 100 克。

【製作方法】

1. 將黃瓜洗淨切成圓片。
2. 將粳米淘淨放入鍋中，加水適量，大火煮沸，小火繼續熬成粥。
3. 粥熟後加入黃瓜稍煮片刻即成。

【特點】本粥清香軟糯。

【營養參考】

本粥具有減肥瘦身、潤膚美容、清腸消暑之功。黃瓜中所含的丙醇二酸具有抑制醣類轉變成脂肪的功能，黃瓜中所含的纖維素可以促進腸道中代謝毒素的排除，有降低膽固醇的作用，黃瓜本身含熱量很低，這些都有助於發揮其減肥、美容的作用。

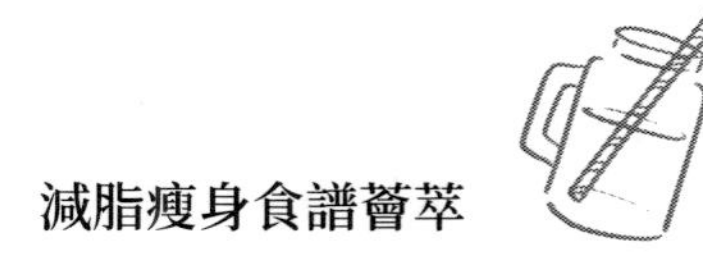

蝦米炒芹菜

【原料】乾蝦米 10 克，芹菜 200 克，植物油 10 克，醬油 10 克，鹽適量。

【製作方法】

1. 用溫水將乾蝦米泡軟備用，將洗淨的芹菜切成 3 公分左右的段，用開水燙一下備用。
2. 在鍋裡放入植物油，倒入芹菜快速翻炒片刻，放入浸泡好的蝦米、鹽、醬油，再翻炒幾下即可出鍋。

【特點】觀之綠白相映，菜色幽雅，食之鮮脆可口，聞之香氣濃郁，令胃口大開。

【營養參考】

蝦米炒芹菜，適於肥胖者、高血壓者常吃。因為芹菜有減肥、降壓、美容效果。配合蝦米所含豐富的優質蛋白的補養，使人體減肥而不體虛。對蝦過敏者、慢性皮膚病者不宜食用，以免引起過敏反應。

涼拌海帶蝦米

【原料】蝦米 30 克，海帶芽 200 克，薑末 5 克，蒜末 8 克，醋 5 克，醬油 5 克，香油 10 克。

【製作方法】

1. 將蝦米在溫水中泡軟，撈出瀝於後用滾開水燙一下撈出，瀝水、放涼備用。
2. 海帶洗淨，放入鍋裡煮開，水滾後撈出，切細絲備用。
3. 將放涼的蝦米和海帶絲放在盤裡，加入備好的調料拌勻，即可食用。

【特點】鮮香美味，開胃，祛脂減肥。

【營養參考】

常吃本菜不僅可以有效補充優質蛋白和鈣質，而且具有可靠的減肥、降血脂效果。減肥效果主要是海帶所含的含不飽和脂肪酸和食物纖維，能清除附著在血管壁上的膽固醇，促進膽固醇的分解。蝦米是營養補品，因此常吃本菜可使人苗條而具有活力。

基於海帶的多種保健作用，已被一些國家開發出藥品或保健品。由於海帶含碘很多，孕婦和乳母不宜過多食用，以免影響小孩甲狀腺功能。

冬瓜餡水餃

【原料】冬瓜 800 克，瘦豬肉 400 克，蔥花 5 克，薑末 5 克，味精適量，鹽適量，醬油 10 克，香油 10 克，麵粉 500 克。

【製作方法】

1. 先將麵粉加水和成稍硬的麵糰，放在有蓋的容器內靜置。
2. 將冬瓜洗淨、去皮，刨成細絲，撒少許鹽擠水。瘦豬肉剁成絞肉。
3. 將蔥花、薑末、味精、鹽、醬油和絞肉拌勻，直至黏稠為止，加入香油、冬瓜絲拌勻，即成水餃餡。
4. 將事先已和好的麵糰再揉一下，分成小麵團，擀成餃子皮，包成水餃。
5. 鍋中放水燒沸，將包好的水餃下鍋，大火煮熟，即可食用。

【特點】這種水餃清香鮮美、營養豐富，並有減肥、美容、消暑之功效。

【營養參考】

本水餃以瘦豬肉和冬瓜為主作餡，常吃這種水餃，不僅具有減肥效果，而且還使人保持旺盛的精力。因為瘦豬肉含有的脂肪很少，人體需要

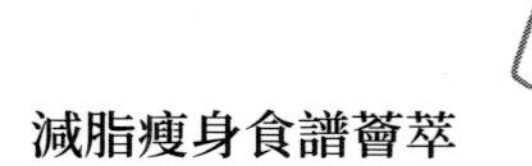

的優質蛋白卻很豐富。冬瓜不僅是唯一不含脂肪的蔬菜，而且含有的丙醇二酸，可以抑制醣類轉化成脂肪，因此，對於願意減肥的人士很有幫助。

軟炸冬瓜

【原料】冬瓜 400 克，蛋 2 顆，麵粉 200 克，韭菜 50 克，薑 10 克，鹽適量，植物油 100 克。

【製作方法】

1. 將韭菜擇洗乾淨，切碎，薑切碎、剁成末。麵粉放入碗內，打入蛋，另加少許清水、鹽，將切碎的韭菜末、薑茸與麵粉混合拌勻，調成蛋麵糊。
2. 冬瓜削皮，洗淨，切成片，放入蛋麵糊中拌勻，放入六分熟油鍋中炸透，撈出即可。

【特點】外酥香，內軟嫩。

【營養參考】

本菜以冬瓜、蛋、麵粉、韭菜搭配做菜，常吃本菜，具有減肥、通便作用，而且有利於苗條健康。這是因為蛋和麵粉提供了豐富的蛋白質、醣類供人體生長發育、冬瓜在體內加強脂肪代謝、韭菜促進腸蠕動和促進腸道毒素的排除，共同發揮減肥、美容、滋補的作用。

涼拌黃豆芽

【原料】黃豆芽 400 克，黃瓜 100 克，辣椒油 10 克，醬油 30 克，香油適量，醋 10 克，鹽適量，薑汁適量，蔥絲適量，味精適量，花椒油 10 克。

【製作方法】

1. 將買來的黃豆芽洗淨，用冷水浸泡 1 小時後撈出。放沸水中煮 1 分鐘，撈出、瀝乾、放涼備用。

2. 將黃瓜刷洗乾淨，切成絲備用。
3. 將黃豆芽、黃瓜絲放盆裡，加入鹽拌勻，淋上醬油、辣椒油、香油、味精、薑汁、醋、花椒油，撒上蔥絲，拌勻，裝盤上桌即可。

【特點】黃綠相映，色澤美觀，菜味麻辣，鮮香脆嫩，與炒黃豆芽相比，更宜夏季食用。

【營養參考】

本菜主料黃豆芽、黃瓜，重用食醋。常吃本菜有減肥、降脂、通便、抗疲勞、抗癌作用。黃豆在發芽過程中，使人脹氣的物質被分解，有些營養素也更容易被人體吸收了。近年來，發現黃豆芽中有硝基磷酸酶，可以減少癲癇發作。中醫認為，黃豆芽性寒。有清熱利溼，消腫除痺之功。對脾胃溼熱、大便祕結、尋常疣、高血脂有食療作用。

蒜泥馬齒莧

【原料】馬齒莧 250 克，大蒜 20 克，香油 2 克，精鹽、味精各少許。

【製作方法】馬齒莧切段，放沸水中汆燙，撈出後瀝乾水分。大蒜拍成泥。用鹽將馬齒莧拌勻，放蒜泥、味精拌勻，淋上香油即成。

【功效】消脂減肥。

【用法】佐餐食，每日 1 ～ 2 次。可常食。

【應用】適用於保持正常體重，或肥胖者。

綠豆芽拌冬粉

【原料】綠豆芽 200 克，冬粉 10 克，香油 2 克，精鹽、醋各少許。

【製作方法】鍋內放水燒沸，下冬粉，煮軟，撈出；綠豆芽倒入煮冬粉的鍋中，水沸立即撈出，瀝乾水，放入冬粉中，加入香油、精鹽、醋拌勻即成。

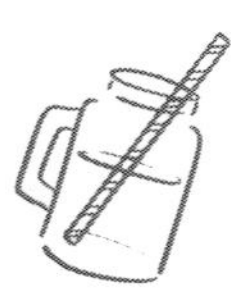

【功效】健美減肥。

【用法】佐餐食，每日 1 ～ 2 次。可常食。

【應用】適用於保持正常體重，或肥胖者。

多味茄泥

【原料】茄子 250 克，大蒜泥 25 克，香菜末 5 克，香油 2 克，醬油、醋、精鹽、味精各少許。

【製作方法】茄子切條，大火蒸熟，取出放涼。將醬油、醋、香菜末、蒜泥、精鹽、味精、香油混合，淋在茄子上面拌勻即成。

【功效】健美減肥。

【用法】佐餐食，每日 1 ～ 2 次。可常食。

【應用】適用於保持正常體重或肥胖者。

涼拌蘿蔔纓

【原料】蘿蔔纓 200 克，花椒油 3 克，精鹽、味精各少許。

【製作方法】蘿蔔纓入開水鍋焯燙，撈出瀝去水，切成寸段，入盤，放精鹽、味精、花椒油拌勻。

【功效】消脂減肥。

【用法】佐餐食，每日 1 ～ 2 次。可常食。

【應用】適用於保持正常體重，或肥胖者。

酸辣蘿蔔絲

【原料】白蘿蔔 250 克，紅辣椒油 5 克，薑、青蒜、香菜、醬油、精鹽、醋、味精各少許。

【製作方法】蘿蔔切粗絲，加鹽少許醃 5 分鐘；青蒜、薑切絲；香菜切段。上述材料入盆，加醬油、醋、紅辣椒油、味精拌勻，裝盤。

【功效】消脂減肥。

【用法】佐餐食，每日 1 ～ 2 次。可常食。

【應用】適用於保持正常體重或肥胖者。

香辣馬鈴薯絲

【原料】馬鈴薯 100 克，雪裡紅 50 克，辣椒油 10 克，精鹽、味精各少許。

【製作方法】馬鈴薯切絲，焯熟；雪裡紅切末，放碗內加水泡去部分鹽分，瀝水。將馬鈴薯絲、雪裡紅、精鹽、味精、辣椒油拌勻即成。

【功效】健脾減肥。

【用法】佐餐食，每日 1 ～ 2 次。可常食。

【應用】適用於保持正常體重或肥胖者。

韓式辛奇

【原料】大白菜 250 克，白蘿蔔 so 克，辣椒粉 5 克，蔥、蒜各 25 克，精鹽、味精適量。

【製作方法】白菜、白蘿蔔切塊，用鹽醃 4 小時，然後控去水分。蔥、蒜剁成泥，與白菜、蘿蔔拌勻，放入辣椒粉，裝入壇內，用溫開水化少許味精倒入，1 週後食用。

【功效】消脂減肥。

【用法】佐餐食，每日 1 ～ 2 次。可常食。

【應用】適用於保持正常體重或肥胖者。

皮蛋豆腐

【原料】豆腐 150 克，皮蛋半個，香油、蔥花、醬油膏。

【製作方法】豆腐放開水中燙一下；皮蛋剝殼洗淨，和豆腐一起入

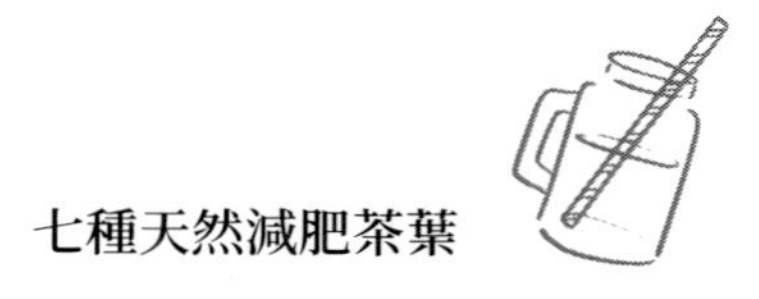

盤，淋上醬油膏、香油，放上蔥花點綴即可。

【功效】健美減肥。

【用法】佐餐食，每日 1 ～ 2 次。可常食。

【應用】適用於保持正常體重或肥胖者。

口蘑冬瓜

【原料】冬瓜 250 克，冬筍 35 克，洋菇 100 克，香油、蔥、薑、精鹽、味精、料酒各少許。

【製作方法】冬瓜切塊；洋菇對半切；冬筍切片；蔥、薑切成末。炒勺內加水燒開，下蔥、薑、加冬瓜、洋菇、冬筍、精鹽、味精、料酒，慢火煨熟，淋香油。

【功效】利水消肥，健美減肥。

【用法】佐餐食，每日 1 ～ 2 次。可常食。

【應用】適用於保持正常體重或肥胖者。

七種天然減肥茶葉

透過飲茶能減肥，這不是開玩笑吧？

對！這絕不是異想天開，也不是開玩笑。這真切的事實，飲茶的確能減肥。飲茶不是一件純粹休閒的事情，主要是看妳喝什麼樣的茶，才能一邊隨意聊天，一邊輕鬆減肥。

最近在日本的一系列實驗結果表明，有一些茶可有效防止肥胖。茶中含有一些特殊物質，不僅可以阻止攝取過多的脂肪，也就是「化解油膩」，更重要的是它還能燃燒脂肪，關鍵在兒茶素，能夠抗氧化，減少脂肪堆積，降低體脂肪。

普洱茶

普洱茶產於雲南，其中「陳舊普洱茶」是減肥茶中的上品。普洱茶健脾消食，去膩刮脂，效果十分明顯。很多以游牧為主的民族，儘管主食常常是吃肉，但他們必以普洱茶做飲料，所以他們身強體壯，很少生病，當然也就不用「減肥」了。

普洱茶飲用方法很簡單，取少量茶葉或用沸水沖泡 10 分鐘，或直接用清水煮 3 ～ 5 分鐘，然後裝入保溫杯中，可以加一些奶喝，也可以帶至辦公室，加入其他茶中同飲。

決明子茶

草決明在中藥裡有疏肝明目、降脂通便的作用。在藥店裡，將草決明、大麥芽、焦山楂、乾荷葉和茵陳蒿同等重量各一份買回，用微波爐小火焙乾，再粉碎成粉末（用食物料理機粉碎或擀麵棍、瓷碗壓碎）後，裝入茶葉罐，每日一小勺，用沸水泡 10 分鐘，當茶水飲用，一星期後便可見效。

荷葉茶

荷葉茶味甘、微苦，性平。不但是清熱解暑佳品，而且常飲能減輕體重。每日用鮮荷葉 50 ～ 100 克（乾品 25 克）煎湯代茶，連服 3 個月，體重可顯著降低。

古代減肥藥就是用荷花的花、葉及果實製成的飲料，不僅能令人神清氣爽，還有改善面色、減肥降脂的作用。

充分利用荷葉茶來減肥，需要一些小竅門。

首先必須是一杯一沏茶，第二泡的效果就不太好。其次是一天分 6 次喝，有便祕跡象的人一天可喝 4 包，分 4 次喝完，使大便暢通，對減肥更

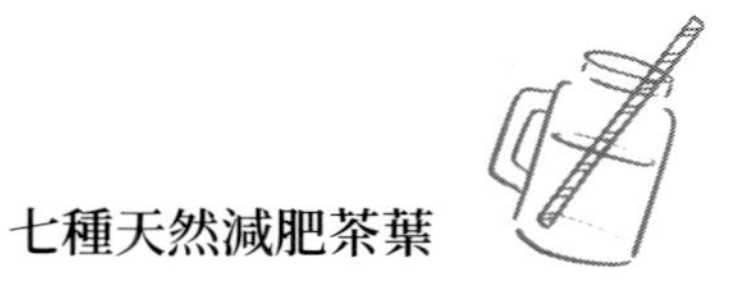

有利。第三最好是在空腹時飲用。其好處在於不必節食，荷葉茶飲用一段時間後，對食物的愛好就會自然發生變化，變得不愛吃油膩的食物了。

烏龍茶

可燃燒體內脂肪烏龍茶是半發酵茶，幾乎不含維他命 C，卻富含鐵、鈣等礦物質，尤其是它含有促進消化酶和分解脂肪的成分。飯前、飯後喝一杯烏龍茶，可促進脂肪的分解，使其不被身體吸收就直接排出體外，防止因脂肪攝取過多而引發的肥胖。

苦丁茶

苦丁茶的減肥效果是很明顯的。它還有對人體有益的多種功能。它是由野生茶樹嫩葉精製而成，是純天然的藥飲兩用茶，茶中含有大量人體所需的微量元素，維他命和芳香油，具有提神醒腦，解除疲勞、保肝護肺，解菸醒酒的作用，對於高血壓、高血脂、動脈硬化、肥胖症、眼疾都一定的預防和治療作用。

杜仲茶

可降低中性脂肪，因為杜仲所含成分可促進新陳代謝和熱量消耗，而使體重下降。除此之外還有預防衰老、強身健體的作用。

山楂茶

山楂味酸、甘，性微溫，富含鈣、維他命 C、檸檬酸等成分。有消食化積，降低血脂、防止動脈硬化等功用。常沖泡代茶飲，有助於減肥。

自己動手配製減肥茶

除了天然的減肥茶，妳不妨自己配製幾種簡單的減肥茶。

茉莉減肥茶

【原料】茉莉花、銀杏葉、荷葉、香附、番瀉葉、山楂、烏龍茶各適量。

【製作方法】將其洗淨，用沸水沖泡即成。

【功效】消脂減肥。

【用法】作茶飲用。

【應用】適用於肥胖者。

山楂荷葉茶

【原料】山楂 15 克，荷葉 12 克。

【製作方法】將山楂、荷葉兩味藥共同研製成粗末，加入清水煎 3 次，取濃汁即成。

【功效】駐顏、潤膚。

【用法】每日 1 次，代茶飲之。

【應用】適用於單純性肥胖症。

菊花決明子茶

【原料】茶葉 3 克，杭菊花、決明子各 15 克。

【製作方法】將以上三味放入蓋杯中，用滾開水沖泡，加蓋浸片刻即成。

【功效】消脂減肥。

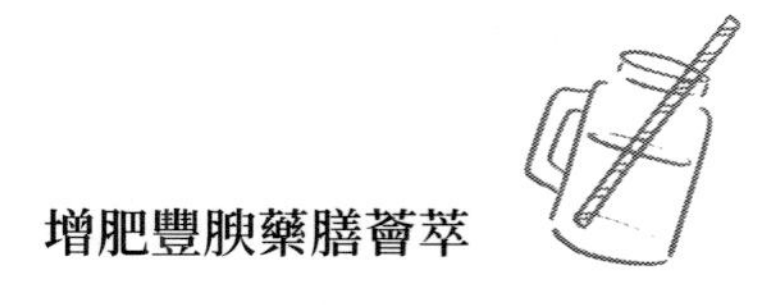

【用法】代茶飲，每日 1 劑。

【應用】適用於肥胖者。

槐角烏龍茶

【原料】烏龍茶 3 克，槐角 18 克，何首烏 30 克，冬瓜子 18 克，山楂肉 15 克。

【製作方法】將以上四味藥共煎去渣，用藥汁沖烏龍茶。

【功效】消脂減肥。

【用法】代茶飲，每日 1 劑。

【應用】適用於肥胖症。

橘皮荷葉茶

【原料】荷葉 100 張，生薏仁、生山楂各 1000 克，橘皮 500 克，綠茶 300 克。

【製作方法】新鮮荷葉洗淨，切成細條，晾乾，再與生薏仁、生山楂、橘皮、綠茶混合，分裝成 100 包備用。

【功效】健脾除溼，消脂減肥。

【用法】代茶飲，每日 1 包。

【應用】適用脾虛溼盛之肥胖症。

增肥豐腴藥膳薈萃

人太胖固然不美也不健康，人太瘦也同樣不美不健康。

低於標準體重 20% 的女性，不妨試試下面幾個藥膳，說不定妳依樣畫葫蘆後，會給妳帶來一個豐腴性感的全新自我。

增肥美白方

【原料】白松、乾地黃、乾漆、附子、桂心各等份。

【製作方法】搗末，蜜丸，丸重 1.5 克。

【功效】本方令人增肥美白，改善病態黃瘦。

【用法】每服 10 丸，1 日 3 次。

愛姬杏仁方

【原料】杏仁（湯浸去皮尖，熟搗研 210～240 克汁）90 克，羊脂（鐵釜置火上磨消）120 克。

【製作方法】相合為膏，色如金狀。

【功效】本方令人肥白、易容美顏。

【用法】每食 10 克，1 日 3 次。

瀉脾丸

【原料】黃芩、杏仁（去皮尖）、澤瀉、通草、川芎、桂心、白朮、乾薑各 2.5 克，茯苓、黃耆、乾地黃各 3 克，炮附子 1 克，麥門冬（去心）2 克。

【製作方法】搗篩，蜜和丸，如梧桐子大。

【功效】本方調中利食、長肌肉、令人光澤。

【用法】每服 2 丸，1 日 3 次。

開心肥健方

【原料】人蔘 250 克，豬油 2,500 克。

【製作方法】搗人蔘為散，豬油煎取凝。

【功效】本方澤潤身體、使人肥健。

【用法】每服人蔘 0.5 克，豬油 5 克，以酒 1.5 克和服。1 日 2 次。

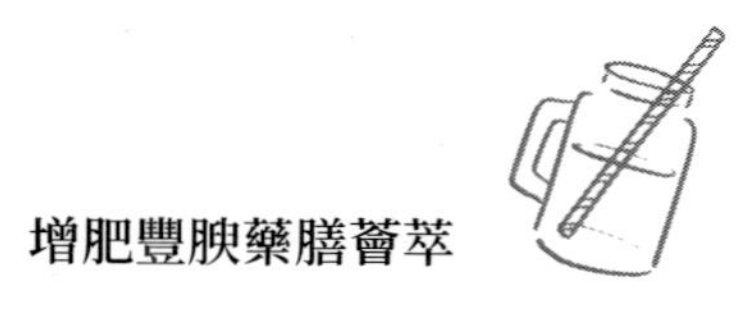

補肝蕪菁子散

【原料】蕪菁子（以清酒 180 毫升，煎煮，熟後曝乾）60 克。

【製作方法】搗篩，以深井水和服 6 克，稍加至 18 克。

【功效】本方增肥明目。

【用法】1 日 2 次。

經驗豬肚丸

【原料】白朮（麩炒）250 克，苦參 150 克，牡蠣（煅研）200 克，雄豬肚 1 個。

【製作方法】諸藥為末。將豬肚洗淨以瓷罐煮極爛，木石臼搗如泥，加胰汁及藥末搗丸，如小豆大。

【功效】本方促進飲食、健肢體、令人肥。

【用法】每服 40 ～ 50 丸，用米湯送下。1 日 3 次。

鐘乳酒

【原料】鐘乳粉 250 克。

【製作方法】以生絹袋盛，用米酒 300 毫升浸入白瓷器密封，放在加水湯鍋中隔火煎，待米酒剩 200 毫升左右時取出，密封 7 日後。

【功效】本方促肥健悅澤、益精明目等。

【用法】每服 18 毫升，1 日 1 次。

紫石英湯

【原料】紫石英、白石英各 500 克，白石脂、赤石脂、乾薑各 1,500 克，各分 100 次。

【製作方法】將以上諸藥水煎服。

【功效】本方令人肥健，治心虛驚悸。

【用法】1 日 2 次。

服地黃方（又名服地黃法）

【原料】地黃（取汁）25 公斤。

【製作方法】微火煎過半，入白蜜300毫升，棗脂60毫升，攪勻如丸。

【功效】本方令人肥白

【用法】每服 30 克，1 日 3 次。

鮮奶百蓮紅豆湯

【原料】紅豆 150 克，百合 25 克，蓮子肉 25 克，陳皮 1 角，鮮牛奶適量，冰糖適量。

【製作方法】百合、蓮子肉、陳皮、紅豆分別用清水洗淨。蓮子去心，保留紅棕色蓮子衣。煲內放適量清水，先用猛火堡至水滾，然後放入百合、蓮子肉、陳皮、紅豆，改用中火煲至紅豆豆衣分離，豆肉爛，加入冰糖。待冰糖完全溶化，盛碗，稍涼，注入鮮牛奶，即可食用。

【功效】本方男女老幼皆宜，補益增體重、長肌肉。

黃鱔薑汁飲

【原料】黃鱔 150 克，薑汁 10 毫升，米 200 克：

【製作方法】蒸飯法：先將黃鱔切好放碟，以薑汁、花生油拌勻，待飯煮至八成熟時，放入黃鱔於飯面，蒸 20 分鐘後食用。齊米法：洗淨黃鱔（活的），米下砂鍋加熱，即將黃鱔迅速放入煲內蓋好，飯好後，加薑汁、油、鹽調味食用。

【功效】本方適用於月子產婦或病後體弱消瘦者。

殭蠶炒核桃

【原料】核桃肉 150 克，殭蠶乾 15 克。

【製作方法】將核桃肉洗淨，殭蠶乾略炒，與核桃肉同置碟上，隔水燉服。

【功效】本方治肺結核消瘦、小兒疳積中氣不足之胃下垂。

【用法】1 日 2 次，每次 100 毫升。

做女人「挺」好

身為女性，最關心的話題之一，便是如何才能擁有堅挺豐滿的胸部。而螢幕上體態豐盈的女明星，總是引來女人的嫉妒與男人的注目。的確，胸部是女人最重要的女性特徵，為了自己性感和美麗，女性都願意在豐胸上多花心思。

豐滿美麗的胸部，需要先天與後天因素的配合，前者有一定的遺傳因素，後者則包括食物營養、運動等。食物的營養尤其重要，因為乳房發育和全身發育相同，都需要食物提供養分。我們可以發現，瘦弱的女性通常胸部較為平坦，而豐腴的女性則有較豐滿的胸部。因為豐腴者的脂肪豐富，而脂肪是乳房主要成分，如果乳房脂肪多，胸部自然豐滿有形。

所以，如果身體瘦弱，應多補充營養，有助於乳房豐滿。身體的胖瘦形態並不在進食量的多寡，而是在食物所含的熱量，如果攝取量低於身體所需就會變瘦，相反的情況則會發胖，而過剩的營養，也會儲存在乳房中。所以，均衡與正確的飲食是美麗胸部的基本要件。

發育成熟的乳房，成分多以脂肪為主，腺體只占三分之一，所以女性對脂肪的吸收，會決定乳房是否豐滿。女性一方面需要豐富的營養，以保持乳房的正常發育，使其豐挺，不過也要避免進食過多，尤其是高脂肪食

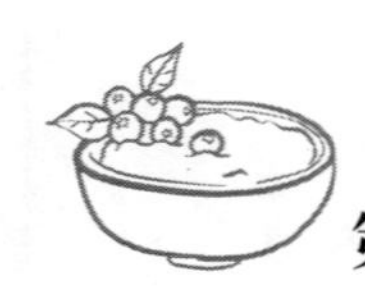

物與醣類、糕點食品，造成乳房的肥胖與下垂。因為乳房部位容易堆積脂肪，如果進食太多高熱量食品，會引起乳房的外擴與鬆弛。所以我們對掌握脂肪的適當進食量，要有明確的認知。而除了脂肪外，其他的營養素也是不可或缺。

脂肪占人體體重的 10% ～ 20%，是人體儲藏量最豐富的能源物質，而充足的胸部脂肪，可以塑造豐滿有彈性的乳房。女性每天進食的脂肪應占總熱量的 25% 左右。一天飲食的脂肪含量應控制在 45 克。如果想瘦身減胸，應減少 5 克，反之則應增加 5 克。脂肪的攝取量中，應提高植物脂肪的攝取，並降低動物脂肪的攝取。植物性脂肪的主要來源為植物油，含有人體必需的脂肪酸，可發揮滋潤皮膚的效果，又稱為肌膚的美容油。此外，花生、核桃、芝麻、豆類等也含有豐富的植物脂肪，也可食用。

乳房發育要完善，內分泌激素有不可或缺的作用，比如雌性激素可使乳腺管成長，黃體素能讓乳腺管不斷分枝，形成乳腺小管，豐厚乳房的體積。

而維他命 E、維他命 B 群、亞麻油酸、蛋白質等營養素，都有助於激素分泌，創造豐滿的胸部。

這些營養素何處尋呢？花椰菜、高麗菜、葵花子油、玉米油、菜籽油等含有維他命 E；魚類、蛋類、豆芽、水果含有豐富的維他命 B 群；富含亞麻油酸的食物像是芝麻油、菜籽油、花生油等；奶製品、豆製品、瘦肉、蛋類則是含蛋白質豐富的食品。

以下是許多專家推薦的豐胸食譜，只要依以下的做法烹調，交替吃兩個月，妳就會發現：做女人真的挺好！

- **牛奶麥片**：牛奶、麥片 500 克。將上述材料以小火拌煮，待麥片膨脹泡軟即可。

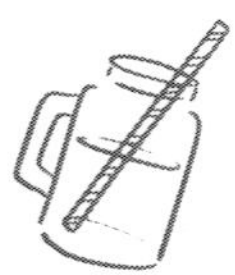

- **荔枝粥**：瘦肉 150 克、荔枝 30 顆、蓮子、淮山藥各 250 克、糯米 200 克、水。將糯米洗淨後，與上述材料煮熟，每週兩次。
- **海帶煮鯉魚**：鯉魚 500 克、海帶 200 克、水、蔥、薑、低鈉鹽少許。鯉魚洗淨後，與上述材料一起煮熟。
- **花生滷豬蹄**：花生 150 克、豬蹄一隻、水、低脂醬油。將花生洗淨、豬蹄切半，並將上述材料加水煮熟即可。
- **豬尾鳳爪香菇湯**：豬尾兩隻、鳳爪三隻、香菇十個、水、蔥、薑少許。將香菇泡軟、鳳爪對切、豬尾切塊，並將上述材料加水煮熟。
- **木瓜燉魚**：青木瓜半個、鮮魚一尾、水、蔥、薑、低鈉鹽各少許。將木瓜洗淨去籽切塊，再將魚切塊，與上述材料一起煮熟。
- **歸芪雞湯**：當歸 20 克、黃耆 10 克、雞一隻、水。將雞腿洗淨切塊，將所有材料加水煮熟即可。
- **豆漿燉羊肉**：豆漿、淮山藥 200 克、羊肉 100 克、薑粉少許。羊肉洗淨後，與上述材料一起煮熟，每週兩次。

讓乳癌走開

乳癌是女人的敵人。不少女性因為乳癌，必須切除乳房，而乳房可說是女性最重要的性徵，一旦豐滿堅挺的乳房不在，對女性造成的打擊是難以言喻的。

可怕的是，乳癌的發生率相當高，世界衛生組織曾估計全世界每年死於乳癌者高達 25 萬人。世界上乳癌的高發作地區是北歐、西歐和北美。而從日本移民至美國的人，乳癌發生率從第二代起就有明顯的增高，這種發病特色和環境因素息息相關，也暗示了飲食習慣是乳癌發病的因素之一。

醫學專家也發現，三分之一的癌症發病與飲食有關。由於近年飲食的習慣改變，尤其是高脂飲食，會改變體內的內分泌功能，加強雌激素對乳腺上皮細胞的刺激，也提高了乳癌發病的危險性。

預防乳癌最重要的是保持正確的飲食習慣，防患於未然。

- **少吃高脂肪食物**：醫學研究證實，常食用高脂肪食物的女性，患乳癌的機率比食用低脂肪食物者高出兩至三倍。許多國家的統計表明，每天平均脂肪攝取量與乳癌死亡率呈正比。如美國居民每人每日的脂肪攝取量，是亞洲國家的 2.5 倍，而乳癌發生率則是亞洲的四倍。脂肪攝取量也和停經後婦女乳癌的罹患率有關，所以中年以上的婦女，應注意控制脂肪的攝取量。
- **少吃肉食**：美國研究顯示，素食者攝取的脂肪比肉食者少 20%，而纖維素則多出了一倍。此外，素食者血液和尿液中的雌激素都比肉食者為低，而雌激素與脂肪的偏高，正是引起乳癌發生的重要因素。
- **少吃甜食**：英國與荷蘭，糖類在點心裡所占的比例高達 10%，愛爾蘭為 8%，德國、法國皆為 5%。這些國家對於糖類食用較多，而女性的乳癌發生率與死亡率也偏高。歐洲的研究資料也證實，乳癌高發地區和糖類的消費量成正比，所以女性在年輕時就該養成少吃甜食的習慣。
- **預防乳癌的食物**：婦女乳癌的發生，除了受到自身諸多因素的影響外，與飲食也有著很大的關係，以下的食物，可以明顯地降低乳癌的發生率。
    - **植物油**：其含有大量的不飽和脂肪酸，可保護停經前婦女，避免受到乳癌的侵襲。
    - **蔬菜**：番茄、冬瓜、小白菜、菜花、茴香、菠菜、紅蘿蔔等蔬菜，可降低停經前婦女乳癌的發生率，因為這些蔬菜中含有豐富的胡蘿蔔素，可抑制與殺死癌細胞。

- **小麥麩**：可抑制乳癌細胞的成長，每天吃用小麥麩做成的食物，相當多的患者可在半年後使癌變息肉縮小。
- **紅棗**：其含有大量的環磷酸腺苷和增強機體免疫功能的維他命，可抑制乳癌細胞的形成。
- **豆類**：美國的醫學報告指出，當食物中豆類蛋白在總蛋白攝取量中的比例增加，女性乳癌的發生率就會明顯降低。因為豆類食物中含有豐富的植物雌性激素，和人體雌性激素極為類似，其在腸道內會轉化為新的物質，可抑制體內的致癌物質對乳房造成的傷害。
- **大蒜**：它對乳癌細胞的形成，有明顯的抑制和殺滅作用，也能增強人體的免疫力，並促進正常細胞的生長，進而消滅癌細胞。

要苗條也要健康

減肥一向是女人的目標，不過減得太多，常會帶來許多副作用，對身體的傷害甚至不亞於肥胖帶來的疾病。我們就來認真地看看，到底減肥不當會帶來哪些副作用呢？

- **青春期過度減肥 —— 經期混亂**：女性值青春期時，並不適合減肥。青春期的女性需要累積相當的脂肪，約占總體重的15%，才能讓月經初潮如期到來，保持每月一次的規律。如果過度減肥、可能會產生初潮遲來的症狀，初潮已來者則會產生經期紊亂或閉經的問題。
- **懷孕前期減肥 —— 不孕**：女性如果要生兒育女，在懷孕期前更累積充足的脂肪，需占體重的 22% 才能受孕，超過 28% 以上才有足夠的熱量維持懷胎產前與產後哺乳的需求。

- **哺乳期減肥 —— 影響寶寶健康**：因為哺乳需要耗費媽媽大量的熱量，在哺乳期為了減肥節食的話，會導致營養不良，也會間接導致嬰兒無法攝取足夠的影養，影響寶寶的健康，一般會建議在產後 6 到 8 周再進行減肥，確保能修復身體及兼顧母乳品質。
- **減肥太快 —— 膽結石**：日本醫學界指出，快速減肥的人在一開始減肥的四個月內，有四分之一的人會出現膽結石，比手術減肥的發生率更高。為什麼會有這種後遺症呢？這是因為熱量供應急遽下降時，沉澱於組織中的脂肪會加速消耗，造成膽汁的含量激增，使得膽汁變得黏稠，最後析出結晶而沉澱。此外，膽囊收縮能力也會變弱，無法及時排出結晶，促成結石的出現。如果減緩減肥速度，每星期減重不超過 0.5 公斤，可防止膽結石的出現。
- **減肥過度 —— 記憶衰退**：美國的醫學界指出，體內的剩餘脂肪可刺激大腦、增快大腦處理資訊的能力，並增強記憶力，如果減肥幅度過大，對女性而言，會造成記憶力的損失，所以減肥的程度不要多於標準體重的 10%，才是適當的減肥幅度。
- **過分素食 —— 掉髮**：歐洲曾有統計顯示，熱衷減肥的女性，也常出現掉髮的症狀，其中 20% ～ 30% 是 20 ～ 30 歲的女性。因為頭髮的主要成分為蛋白質，如果鋅、鐵、銅等微量元素缺少，而蛋白質也攝取不足，就會出現掉髮的症狀。由於減肥的素食者如果只吃蔬菜、水果，就會造成頭髮營養不良，所以應多補充含蛋白質與礦物質的食品，如豆製品、奶製品、芝麻、紅棗、薏仁等。
- **攝取熱量過低 —— 猝死**：減少用餐、限制熱量攝取是常見的減肥

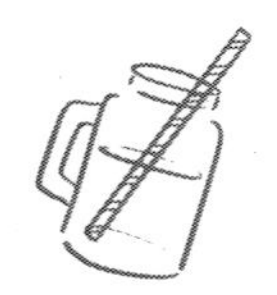

方法，只要能持續，效果都不錯。不過每天攝取的總熱量不能低於 1,200 大卡，美國的醫學報告指出，如果每天攝取的熱量低於 1,200 大卡，會危害心臟，輕微的會引起心率不整，嚴重的會產生心臟衰竭，導致突然死亡，也就是猝死。

- **體重反彈 —— 心臟病**：日本研究人員曾調查，在減肥失敗的族群中，常會引起體重反彈，導致心臟病，尤以 40 歲以上的男性減肥者為高好發群。此外，還會引起結核病、胃下垂、憂鬱症、肝炎等慢性疾病。所以減肥者要養成良好的節食與運動的習慣，保持體重的穩定，對健康才有最大的益處。

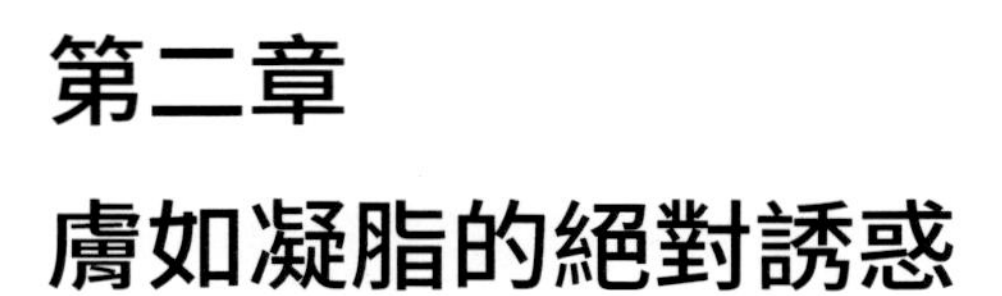

第二章
膚如凝脂的絕對誘惑

膚如凝脂，吹彈得破 —— 這樣的肌膚，誰不喜，誰不愛？

皮膚是人體最大的器官，總面積有 1.5 ～ 2 平方公尺。健康亮麗的皮膚就如同一件華美的外衣，讓女人時刻成為眾人矚目的「焦點」。皮膚也是人體最敏感的器官，反映我們身體的狀況，睡眠不足和不良的飲食、生活習慣等，都能改變皮膚的神采、光澤，把女人的祕密盡情地洩露出來。

膚色與飲食關係密切

〈詩經·鄭風〉曰：「有女同車，顏如舜華。」這句話說的是車上的女子膚色如木槿花一樣的美。一般來說，人類的膚色因地域環境、種族不同而表現不一。生活在熱帶和亞熱帶的人，他們的膚色為深黑色，印第安人的膚色由淡棕色到深咖啡色不等，東方人為黃皮膚，北歐人為白皮膚。人們通常喜歡與自己膚色相近的顏色，但希望自己皮膚光滑、細膩、潤澤、柔嫩而富有彈性，則是各民族對健美皮膚的共同標準。華人屬於黃種人，其正常的膚色是紅黃隱隱，瑩潤光澤，皮膚富有彈性。

人的膚色與飲食關係尤為密切。營養充足，皮膚細膩柔嫩，光潔而富有彈性；營養不良或偏食，就會影響皮膚的健美。現代醫學研究證明：

- **缺乏蛋白質和脂肪酸**：會導致面黃肌瘦，皮膚鬆弛、粗糙，易顯皺紋
- **缺乏維他命** A：皮膚會變得乾燥，容易脫皮
- **缺乏維他命** B_2：會出現口角炎，嘴唇裂開，下唇微腫，皮膚脫屑及色素沉著
- **缺乏菸鹼酸**：皮膚會對日光產生敏感，在日曬部位發生皮炎、乾燥脫落，嘴唇和舌也會發炎
- **缺乏維他命** C：皮膚的顏色往往較黝黑
- **缺乏維他命** E：皮膚膠原纖維和纖維母細胞的恢復作用受到影響，皮膚彈性減退，變得鬆弛，容易出現早衰。

此外，含微量元素如鐵質的食物進食過少，容易引起貧血，使面色變得蒼白或萎黃無華；飲水過少，體內水分不足，皮膚容易乾燥，皮脂分泌減少，彈性減弱，也容易出現皺紋。

中醫認為，心主血脈。其華在面。這句話說的是面部的血脈極其豐

富，為臟腑氣血之所榮，能反映人體血液運行和盛衰的狀況。臟腑的虛實、氣血的盛衰，都可以透過面部色澤的變化而反映於外。一個身體健康的人，其顏面色澤一定是光鮮潤澤；而面色蒼白、萎黃、晦暗、枯槁無華以及滿面通紅，一定是身體不健康或有疾病的信號。

追求健康的紅潤膚色正在成為現代審美意識的主流。例如許多年輕女性，想方設法地使自己面部呈現白裡透紅的色澤，她們有的透過科學的飲食調整內部營養，使面部顏色保持一定的紅潤；有的透過塗脂抹粉，修飾面部膚色。

塗脂抹粉，終非本色；況且卸妝之後真相大白，未免有美中不足之憾。還是透過科學的飲食補益身體的臟腑氣血，調整陰陽偏差，從而使顏面紅潤光澤、青春煥發，最為可取。

健康皮膚需要的營養素

每一個女人都希望自己的面色光澤滋潤而富有彈性，充滿青春活力，但光靠化妝品從皮膚表面進行護理，是很難如願以償的。因為皮膚所需要的營養素很大一部分是透過食物消化吸收而獲得的，各種營養素對皮膚的代謝、分泌和營養都有直接的作用，不論缺少哪一種營養素都可能影響面色健康。只要我們在日常膳食中注意攝取富含各種營養素的食物，對保持面容的青春，延緩衰老是大有益處的。

蛋白質

蛋白質是組成細胞的主要成分，是構成皮膚的基本物質，也是維持皮膚組織生長、修補和更新的主要原料。蛋白質不足會引起新陳代謝遲緩，使面色蒼白、早衰。

脂類

脂類包括脂肪和類脂。脂肪的主要功能是儲存和供給熱量；類脂是細胞結構的組成成分。適量的皮下脂肪使皮膚柔美，正常的皮脂分泌使皮膚有光澤。脂類攝取不足時，面部皮膚變薄、乾癟，甚至龜裂；若攝取過多，會引起皮脂分泌亢進，使皮膚過油，易生痤瘡、暗瘡。

碳水化合物

碳水化合物是人體進行各種生理活動所需熱量的最主要的來源，但過量的碳水化合物和脂肪一樣，也會引起皮脂分泌亢進。碳水化合物攝取不足，人體的各種生理活動不能正常進行，就會使面色失去潤澤。

維他命

維他命為人體必需的有機化合物，與皮膚健美關係密切。維他命可分為兩大類：維他命 A、D、E、K 等為脂溶性維他命；維他命 C 和維他命 B 群等為水溶性維他命。

- **維他命** C：它可清除毒素，促進膠原合成，具有較強的抗氧化作用，還可以降低黑色素生成與代謝，因而具有保持皮膚潔白細嫩、防止衰老的功效。多吃有益皮膚健美。

  維他命 C 對黑色素生成有干擾作用，能減少黑色素沉澱。而飲食的調整能減少黑色素的合成，有助於黑皮膚變白。在日常生活中，富含維他命 C 的食物有很多，這些食物對皮膚的白皙有直接作用。

  多攝取富含維他命 C 的食物可美白肌膚。當加入維他命 C 時，則可阻斷黑色素的形成。因此，要多吃富含維他命 C 的食物，如酸棗、鮮棗、番茄、刺梨、柑橘、新鮮綠葉蔬菜等。

- **維他命** E：注意攝取富含維他命 E 的食物。維他命 E 具有保持皮膚彈性、抗氧化物侵蝕和防止皮膚細胞早衰的作用。維他命 E 還可有效地抵制脂褐素在皮膚上的沉澱，使皮膚保持白皙。同時維他命 E 還具有抗衰老作用。

  富含維他命 E 的食物存在於麥胚、穀物、豌豆、芹菜、花粉、豆類、高麗菜、菜花、芝麻油、植物油、芝麻、葵花子、菜子油、葵花子油等。
- **維他命** A：亦稱美容維他命，可以使入的皮膚柔潤、眼睛明亮，並減少皮脂溢出而使皮膚有彈性。飲食中如缺少維他命 A，皮膚表現為粗糙、無光澤、易鬆弛老化。預防的辦法是多吃紅蘿蔔、番茄、橘子、菠菜、芹菜、大蒜、檸檬、馬鈴薯、麥胚、植物油、蛋黃以及奶類、動物肝臟等。
- **維他命** B **類**：如果膳食中缺少維他命 B_1，除人體易感疲勞、抵抗力降低外，皮膚也易乾燥並產生皺紋。維他命 B_2 缺乏，可發生口角炎和脂漏性皮膚炎、粉刺及色斑等。

  治療應多吃麥芽、蜂蜜、蘑菇、雜糧、豆類、蔬菜、水果。維他命 B_6 有益皮膚，還有美髮之效，可從香蕉、甜菜、蛋黃、蔬菜、穀物及豆類中攝取。

另外，少攝取富含酪胺酸的食物對皮膚的美白也有作用。因為酪胺酸是黑色素的基礎物質，所以應少吃富含酪胺酸的食物，如馬鈴薯、蕃薯等。

此外，脂肪攝取過少，皮膚可因缺少脂肪的充盈和滋潤而顯得乾澀無光澤。但脂肪攝取過多，易使皮下脂肪堆積，引起肥胖。又會造成皮膚脫屑、脂漏性皮膚炎、痤瘡等皮膚病，影響皮膚健美及美容。

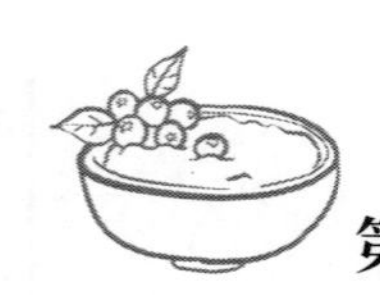

微量元素

微量元素具有與激素、維他命相協調的作用，參與生物酶激活及核酸代謝。微量元素缺少或過多時，都會影響皮膚健康。例如：缺鐵會造成貧血，使面色失去紅潤；血酮過高可引起皮膚黑色素沉著，而過低又與白斑病有關；人體缺鋅時，皮脂分泌增加，皮膚免疫力下降，易生暗瘡、痤瘡等。

健康肌膚源自水

「水嫩肌膚」，只憑這四個字就知道肌膚與水的關係何等密切！充足的水分不僅是好皮膚的象徵，更是好皮膚的前提條件！

皮膚表皮層的含水度在 60% 左右，但表面角質層的含水度則越往外下降得越快，下降的幅度和皮膚質感的粗糙度成正比。一旦缺乏水分，皮膚的老化就會加速，出現乾燥、脫屑，甚至細紋，就像放久了的蘋果，表皮皺皺巴巴的，這可是女人的大忌喲！

哪些因素會影響皮膚的水分平衡呢？

- **水分的攝取**：每天喝不少於 1,200 毫升的水，是維持整個人體水分平衡的基本條件，當然這也是供應肌膚充足水分的來源。要是水分的攝取不足，再怎麼塗塗抹抹，終究無法維持肌膚水嫩的狀態。
- **皮膚的血液循環**：皮膚之所以有源源不斷的水分供給，是依靠健康的血液循環。微循環不良，膚色就會變得蒼白，皮膚也會乾燥、敏感。指壓和按摩可以有效地促進皮膚的血液循環，舒緩緊張的肌肉，帶來紅潤、生動的好臉色。
- **自然保溼因子**：蛋白質，胺基酸、乳酸、礦物質等自然存於肌膚內的物質，可暫時與由皮膚微循環供應而來的水分結合，以延緩這些水分經表皮流失，達到「鎖水」的目的。而且這些物質多屬水溶性，對不需額外補充油脂的肌膚，尤其是外油內乾型的膚質，正好可提供「純保溼」的作用。

- **健康的角質**：在角質層的組成中，水分及蛋白質各占 40%，另外有 20% 為脂質。這些脂質就好像黏著劑，將角質緊密地連接著，阻止水分從「間隙」中流失。另外，由於角質的含水量自內而外迅速減少（從內層的 40% 降至外層的 15%），因此，過厚的角質不僅會使皮膚因缺少水分而喪失彈性，還會顯得晦暗沒有光澤。
- **充足的皮脂分泌**：皮脂是減少皮膚水分流失的重要屏障。很多人都會有這樣的經歷，一到冬天，皮膚就會變得非常乾燥，而且沒有光澤，這是皮脂分泌減少的緣故，因為溫度每下降 1℃，皮脂的分泌就會減少 10% ！因此對於皮脂分泌能力較差的人，塗抹面霜或乳液很重要，最好的方法是洗臉後不要用毛巾把水擦乾，趁皮膚角質水分尚未完全蒸發掉的時候擦乳液，否則角質的水分一旦蒸發掉，保溼的效果將大打折扣。
- **環境及氣候**：整天待在冷氣房中，或是冬季乾冷的氣候，都將造成皮膚水分流失增加及皮脂分泌減少，直接或間接地導致肌膚缺水乾燥，這也是影響皮膚水分平衡的外在因素。

讓妳的皮膚更滋潤

最普通的食物如木瓜、銀杏、牛奶、蔬果等，都是滋潤肌膚的好材料，不需複雜繁瑣的製作方法，就能使肌膚得到最貼心的呵護。不信，妳不妨試試這幾種，看看是否真的有效。

銀杏腐竹燉湯

想讓肌膚滋潤滑爽，飲用一些美膚原料燉制的湯水，就能達到不錯的效果。銀杏可清肺潤喉，加強肌膚的滋潤度，並且還有助於消除雀斑。而腐竹含有豐富的蛋白質，會讓乾燥的皮膚變得滋潤細膩。

【原料】腐竹 2 根，白木耳 25 克，薏仁 100 克，銀杏 100 克，冰糖 100 克。

【製作方法】

1. 先將銀杏去殼切開兩半。
2. 洗淨所有原料，待水滾開後所有原料放進鍋中燉煮 1 個小時。
3. 冰糖在飲用前再放進去。
4. 如果想讓燉湯更香滑一點，不妨在熄火前加一個蛋白。

木瓜鮮魚湯

木瓜是潤膚的好幫手。因為木瓜性溫，不寒不燥，其中的營養容易被皮膚直接吸收，尤其是可發揮潤肺的功能。而肺部得到適當的滋潤後，可行氣活血，使身體更易吸收充足的營養，從而讓皮膚變得嬌嫩柔滑。

【原料】木瓜 1 個（約 500 克重），鮮草魚約 600 克，乾百合 50 克，紅蘿蔔 1 個，黃杏 40 克，黨參 50 克，薑 2 片。

【製作方法】先將所有原料洗淨，木瓜去核切成塊，待水滾開後將所有原料放入鍋內，然後用小火燉兩個小時便可飲用。

生菜木瓜汁

生菜內含的萵苣素有促進消化、安定神經和潤澤皮膚的作用，不僅於此，生菜中含有抗癌的植化素消除活性氧抑制癌症，有清血及防止色素增生的功效。

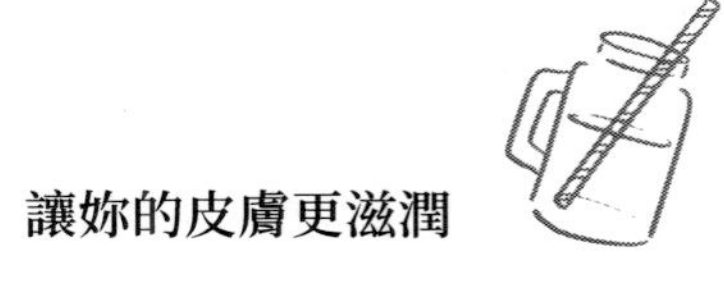

吃生菜最能達到滋養保健的效果，而生菜汁還是很好的美容產品呢，塗在臉上可以使皮膚白皙光滑，亦可消除粉刺。

光吃生菜或喝生菜汁會有菜腥的味道，口感不是太好，加入木瓜汁和桂花蜜就是一杯極品的餐前飲料，醒胃、清潤，一餐的享受從這裡開始。

鮮奶燉蛋

鮮奶含有大量維他命 A、維他命 B_2、蛋白質、鈣質等豐富營養，飲用後可加速排出積聚在體內的毒素，從而達到美容的功效。

而鮮奶更可美白肌膚，加強肌膚的彈性，蛋中也含有豐富的礦物鹽、維他命 B_2 及蛋白質，可消除皺紋，讓肌膚更有彈性。

【原料】蛋 1 顆，鮮奶 1 盒，砂糖 2 茶匙。

【製作方法】將全部原料放在容器內攪勻，然後用小火燉 10 分鐘即成。

百香菠菜汁

百香菠菜汁可以形成美指、美髮的作用。

【原料】帶梗菠菜 1 小把、百香果 1 個、蘋果 1/2 個。

【製作方法】

1. 百香果對切，挖出果肉備用。
2. 蘋果去核、切塊，菠菜切段，陸續放入果汁機中榨汁。
3. 加水 200 毫升、百香果肉，攪拌均勻後即刻飲用或冷藏後飲用。

葡萄柚果汁

葡萄柚果汁有撫平痘疤的效果。

【原料】葡萄柚 1 個、柳橙 2 個、百香果 1 個。

【製作方法】

1. 葡萄柚、柳橙果肉切塊，分別放入果汁機中打成汁。
2. 移至攪拌器，加水 200 毫升、百香果一起攪拌均勻。
3. 依喜好甜度加入適量蜂蜜，即刻飲用或冷藏後飲用。

奇異果汁

奇異果汁含豐富的維他命 C 能有效增白皮膚，消除雀斑和暗瘡，並可滋潤肌膚。

蜂蜜水

蜂蜜水有清熱、滋潤、抗老的功效，對治療頭皮屑也有效果。

蔬果面膜

用化妝棉蘸上番茄汁、檸檬汁或者是青菜汁、黃瓜汁、西瓜汁等，敷在洗淨的臉部、躺下休息 20 分鐘，然後用溫水洗掉。

這幾種蔬果汁都可以補救有疲勞感，缺少光澤的皮膚。番茄含有豐富的維他命 C，能使皮膚紅潤、潔白，更適合偏乾的皮膚，黃瓜有舒緩曬傷和消炎作用，西瓜能使皮膚柔軟光滑，過度曬傷的皮膚可採用優格面膜，塗抹後保留一夜，再用溫水洗淨。

需要注意的是，皮膚容易過敏的人不能使用鮮蔬果汁面膜。

氣候乾燥時如何潤膚

氣候乾燥時，往往是我們護膚的關鍵時刻。乾燥的氣候吸取我們體內的水分，讓我們渾身的肌膚變得枯萎。這時候，可要注意皮膚的美容和身體的調理。因此，滋養皮膚的美食必不可少。

食物與皮膚黏膜的生理代謝有密切關係，經常食用適合我們的食物，

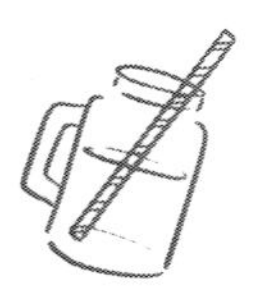

會使皮膚黏膜必需的蛋白質、胺基酸、維他命和微量元素得到補充和代謝。

氣候乾燥時，稍不注意，人們便會受燥邪侵襲，出現口乾舌燥、乾咳無痰等燥熱病症。適當食粥，則能和胃健脾，潤肺生津，養陰清燥。在煮粥時，適當加入梨、蘿蔔、芝麻等藥食俱佳的食物，更具有益肺潤燥之功效。

- **梨子粥**：梨子 2 個，洗淨後連皮帶核切碎，加粳米 100 克，和水煮粥。因梨具有良好的潤燥作用，用於煮粥，可作為秋令常食的保健食品。
- **栗子粥**：栗子 50 克、粳米 100 克，加水同煮成粥。因栗子具有良好的養胃健脾、補腎強筋、活血止血的作用，尤其適用於老年人腰腿痠痛、關節痛等。
- **芝麻粥**：芝麻 50 克、粳米 100 克，先將芝麻炒熟，研成細末，待粳米煮熟後，拌入芝麻同食。適於便祕、肺燥咳嗽、頭暈目眩者食用。
- **菊花粥**：菊花 60 克，粳米 100 克，先將菊花煎湯，再與米煮成粥。因其具有散風熱、清肝火、明目等功效，對秋季風熱型感冒、心煩氣燥、目赤腫痛等有較好的治療功效，同時對心血管疾病也有很好的防治作用。
- **紅燒魚翅**：魚翅含蛋白質高達 76.5%，內有豐富的膠原蛋白，有利於滋養皮膚黏膜，並使之柔嫩，是很好的美容食品，有養陰生津、益胃補血等作用。
- 魚翅與海膽香濃軟滑的美味在荷葉與野生竹筍的野味下，平添幾分清鮮的味道。
- **雙貝金銀瓜**：干貝味甘性平偏涼，有健脾補血養陰作用。含膠原蛋白豐富的蛋白質 63.7%，鈣、磷、鐵等無機物及微量元素豐富，不僅有美容作用，對關節、韌帶等也有益，平時製作炒蛋、煮湯、做羹均可。

以南瓜冬瓜環釀干貝和鮮貝，色澤可人，口感清爽，而南瓜和冬瓜都含有足夠的水分和維他命。

- **煎白帶魚餅**：白帶魚性溫味甘，含有的蛋白質細膩易於吸收，其中的不飽和脂肪酸有利血管疏通，對健美有利。暖胃、補虛、潤澤肌膚的功效是食家公認的。

  將白帶魚製鹹魚餅與時令蔬菜一起煎製，增加了人體所需的膳食纖維，味道更香鮮可口。

- **海帶奶酪**：海帶味鹹性寒，有補血、潤腸作用，其中的海藻膠、蛋白質、碘元素及較多的粗纖維對皮膚有滋潤作用。

  在燉海帶時加點糖加點奶，海帶也可以做成精緻的甜點！

- **沙田柚燉海蜇**：海蜇皮性涼味鹹，有清熱養陰潤肺作用，含水分達 88.2%，蛋白質 5.6%，鐵 12.3% 毫克，故對貧血有益。皮膚乾燥者常食有滋潤作用。

  用海蜇皮和青柚、無花果燉湯，清潤、鮮甜無比。

如何辨別皮膚的類型

就像每個人的容貌都不同一樣，女人的皮膚也有不同的類型。總體來說，皮膚大致分為四類：中性皮膚、油性皮膚、乾性皮膚和混合性皮膚。認清自己的皮膚的類型，然後有針對性地進行飲食，效果才會與眾不同！

下面兩個簡單的小測試，可以幫女人們輕鬆解決皮膚的屬性問題。

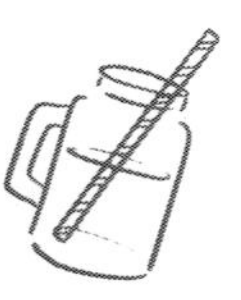
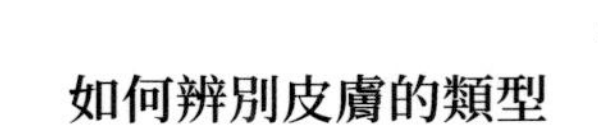

測試一

洗淨臉部，別抹乳液，1 個小時後，將一張透明的薄紙貼在額頭、鼻部、兩頰及太陽穴上，約過 3 ～ 5 分鐘後取下。

油性皮膚 —— 紙上有明顯油跡。

乾性皮膚 —— 紙上沒有油跡。

中性皮膚 —— 紙上的油跡很淡。

混合性皮膚 —— 紙上的油跡不均勻，在額頭、鼻部和 T 字部位明顯，兩頰部乾燥。

測試二

回答下面 20 個問題，「是」就打「√」，「不是」就畫「×」。

1. 皮膚細薄，連毛細血管也能隱約看見？
2. 每次洗臉後，覺得皮膚繃得很緊？
3. 臉上的彩妝可以維持很久？
4. 皮膚對陽光很敏感，晒久了會感到很不舒服？
5. 不能用香皂洗臉，因為越洗越乾？
6. 妳的皮膚比較粗糙？
7. 早晨起床後，臉上油膩膩的？
8. 化妝後需要不停地補妝？
9. 不怕晒？
10. 頭髮也很油，每隔 1 ～ 2 天就得洗？
11. 皮膚很細緻柔嫩？
12. 毛孔不明顯，要很仔細看才能看到？
13. 洗臉後，皮膚不覺得緊繃、乾燥？

14. 皮膚在夏天也不會嚴重出油？
15. 皮膚幾乎從不過敏？
16. 皮膚不太粗厚，也不太薄？
17. 洗臉後，兩頰會有輕微的緊繃，但一下就好了？
18. 常常需要在額頭、鼻翼及 T 字部位補妝？
19. 夏天偶爾不抹保養品也不會明顯覺得不適？
20. 臉上常常長痘痘，但肌膚卻很乾燥？

乾性皮膚：問題 1 ～ 5 打「√」，其餘畫「×」。

油性皮膚：問題 6 ～ 10 打「√」，其餘畫「×」。

中性皮膚：問題 11 ～ 15 打「√」，其餘畫「×」。

混合性皮膚：問題 16 ～ 20 打「√」，其餘畫「×」。

不過，人的膚質是會隨著氣候、生活環境，心情和年齡等很多因素的變化而變化的。在人的一生中皮膚有時會是油性的，有時又會變成混合性的。因此經常測定自己的皮膚類型，按照測定的結果呵護肌膚，才會更加有效。

特別的飲食給特別的皮膚

「只有不好的護理，沒有不好的皮膚。」不同類型的肌膚有不同的護理要求，只有按照肌膚的天然特性進行呵護，才會更加光彩照人！

油性皮膚

油性皮膚是最頭痛的一種肌膚，臉上經常油光光、黏膩膩的不說，還容易長痘痘。但是油性皮膚也有自己的好處，那就是不易產生皺紋。由於面部油脂形成的天然保護膜能很好地抵抗環境的刺激，因此油性皮膚不易

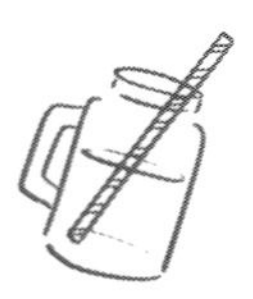

老化，也不易長雀斑和色素斑。

擁有該類型皮膚的女士們注意，要少吃辛辣和油膩的食物，多吃新鮮蔬菜、水果，保持排便通暢，也可以減少油光，防止冒痘痘。

乾性皮膚

乾性皮膚在年輕時看起來往往很細嫩，白裡透紅，也不易長痘痘。但隨著歲月的流逝，女人 20 歲以後，由於皮脂腺分泌減少，不能鎖住水分，皮膚會感到緊繃、乾燥，容易產生皺紋、色斑，而且對外界刺激敏感。很多敏感性皮膚的人都是乾性皮膚，所以乾性皮膚是最需要呵護的皮膚。

擁有該類型皮膚的女士們注意，要多吃新鮮水果及芝麻、核桃、松子等富含油脂的食物。另外，每週敷 2 ～ 3 次滋養面膜，為皮膚提供充足的水分，恢復皮膚彈性和光澤。

中性皮膚

中性皮膚是最理想、最健康、最完美的皮膚，細膩柔軟，紅潤有光澤。但中性皮膚容易隨季節變化而變化，夏季易變為油性皮膚，冬季易變為乾性皮膚。如果保養不當，到女人 30 歲以後，中性皮膚會變為乾性皮膚。

擁有該類型皮膚的女士們注意，當中性皮膚夏季變為油性或冬季變為乾性時，應該按相應的類型及時進行保養。其具體方法前面已談及。

混合性皮膚

大約 80% 女人的皮膚屬於混合性皮膚，而且油性皮膚的女人隨著年齡增加，皮脂分泌減少，也會變為混合性皮膚。臉上的 T 字區，即額頭、鼻子、下巴毛孔較粗大，油脂分泌多，易長痘痘；而其他部位，尤其是兩頰、眼周、嘴角則較乾燥，容易出現皺紋。

如果皮膚的乾性與油性區之間的情況接近平衡，這種混合性皮膚護理起來就沒什麼問題。但如果差別很大，就必須針對不同區域分別護理了。

怎樣吃才能令皮膚健康

時髦的女人都追求光滑細嫩如絲綢般的皮膚。很多人認為膚色是遺傳因素決定的，事實上，皮膚可以修護、保養，透過精心的呵護，柔嫩細膩又健康的肌膚讓妳看上去更水靈剔透。

皮膚的細膩和光潔程度，與真皮中透明質酸酶含量有密切關係，透明質酸酶又與雌激素分泌量有密切關係。

最近科學家發現，卵巢分泌雌激素增加時，雌激素在真皮內與某些特異受體相結合，從而促進透明質酸酶的形成。這種酶能促進皮膚對水、微量元素、維他命等的吸收，從而使皮膚中的水分、微量元素和維他命含量充足，使皮膚細膩光滑。

那麼在飲食上怎樣才能使皮膚健康呢？

- **從飲水中保證皮膚內的水分**：人體組織液裡含水量達 72%，成年人體內含水量為 58% ～ 67%。當人體水分減少時，會出現皮膚乾燥，皮脂腺分泌減少，從而使皮膚失去彈性，甚至出現皺紋。為了保證水分的攝取，每人每日飲水量應為 1,200 毫升左右。
- **常吃富含維他命的食物**：維他命對於防止皮膚衰老，保持皮膚細膩滋潤起著重要作用。日本學者發現，維他命 E 對於皮膚抗衰老有重要作用。因為維他命 E 能夠破壞氧自由基的化學活性，從而抑制衰老。維他命 E 還有防止脂褐素沉著於皮膚的作用。

科學家們發現，脂褐素的生成與過氧化脂類有關。含維他命 E 多的食物有高麗菜、葵花子油、菜籽油等。維他命 A、B_2 也是皮膚光滑細潤不可缺少的物質。當人體缺乏維他命 A 時，皮膚會變得乾燥、粗糙有鱗屑；若缺乏維他命 B_2 時，會出現口角炎、口唇皮膚開裂、脫屑及色素沉著。

富含維他命 A 的食物有動物肝臟、魚肝油、牛奶、奶油、禽蛋及橙紅色的蔬菜和水果。富含維他命 B_2 的食物有肝、腎、心、蛋、奶等。

- **多食含鐵質的食物**：皮膚光澤紅潤，需要供給充足的血液。鐵是構成血液中血紅素的主要成分之一，故應多食富含鐵質的食物。如動物肝臟、蛋黃、海帶、紫菜等。
- **增加富含膠原蛋白和彈性蛋白食物的攝取量**：膠原蛋白能使細胞變得豐滿，從而使肌膚充盈，皺紋減少；彈性蛋白可使人的皮膚彈性增強，從而使皮膚光滑而富有彈性。富含膠原蛋白和彈性蛋白多的食物有豬蹄、動物肌腱和豬皮等。
- **要注意鹼性食物的攝取**：日常生活中所吃的魚、肉、禽、蛋、穀物等均為生理酸性食物，食入大量酸性食物會使體液和血液中乳酸、尿酸含量增高，當有機酸不能及時排出體外時，就會侵蝕敏感的表皮細胞，使皮膚失去細膩和彈性。為了中和體內酸性成分，故應吃些鹼性食物，如蘋果、梨、柑橘和蔬菜等。

除此以外，皮膚還要避免外界的刺激。夏天的烈日，冬季的寒風，都會使皮膚變得粗糙，因而要根據季節的變化，適時採取防護措施。皮膚的清洗不要過於頻繁。

怎樣吃才會令皮膚柔嫩

健美的皮膚應具有彈性、光滑、柔潤的外觀，能保持皮膚細胞旺盛的新陳代謝和良好的儲水功能。

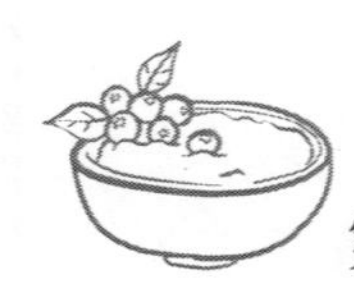

女性皮膚以柔嫩為美，如果女性皮膚表面粗糙、毛孔粗大、真皮增厚、乾燥脫屑無光澤，就很難說是美了。而男性皮膚則宜堅厚壯實，略現粗糙為美，當然應有光澤，不能乾枯脫屑過多。

皮膚細膩總是與飲食正常、營養良好者有緣分，而伴隨忍飢挨餓、營養不良的人，總是「又黑又瘦、面黃肌瘦」。若沒有細膩滋潤的皮膚美，所謂嬌顏麗容也就不存在了。

對於皮膚細嫩與否，與皮膚中透明質酸酶的含量有關。透明質酸酶可促進皮膚表面的新陳代謝，增加皮膚的光澤潤滑。而透明質酸酶的產生與人體中的膽固醇含量有關，故在飲食中攝取富含膽固醇的動物性脂肪，可對皮膚細嫩有很好的作用。這是因為飲食中可防止皮膚乾燥、粗糙的維他命 A、可延緩皮膚老化的維他命 E 等均為脂溶性的營養素，因而只有溶解在脂類物質中才能被吸收。

如果在日常膳食中缺乏脂肪的攝取量，將會影響維他命 A、E 的吸收。富含維他命 A 的食品有動物肝臟、蛋黃、枸杞、芒果、花椰菜、紅蘿蔔、南瓜等。富含維他命E的食品有蛋、葵花子、黑芝麻、核桃、小麥胚粉等。

怎樣吃才會令皮膚白皙

皮膚顏色的深淺與皮內黑色素含量的多少有關。如果攝鹽過多，食鹽中所含的黑色素，能使皮膚的色素沉著，會使皮膚更黑。攝鹽過多，還會影響人體的新陳代謝，並使皮膚變得粗糙。故應控製鹽的攝取量，依據衛生福利部建議，每天攝取鹽量應不超過 6 克。同時還應多喝水，使鹽分盡快地排出體外。

如果在飲食中長期缺乏穀胱甘肽，可使皮膚內的酪胺酸形成 L —多巴，進而氧化成多巴素，形成黑色素，從而發生色素沉著。而維他命 C 為

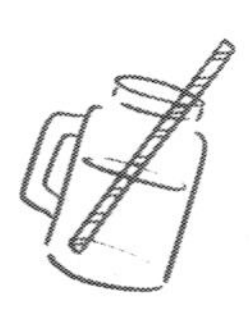

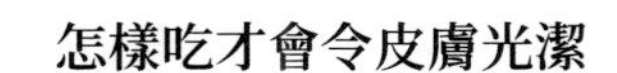

氧化劑，能抑制皮膚內 L －多巴的氧化作用，使皮膚內的深色氧化型色素轉化為還原型淺色素，抑制黑色素的形成。

因此，經常吃富含維他命 C 的食物，可使皮膚白皙並有效預防色素沉著症的發生。富含維他命 C 的常見食物有鮮棗、柑橘、番茄、芒果等水果，花椰菜、苜蓿、油菜薹等深綠色蔬菜。

另外，花粉中所含的多種胺基酸、豐富的維他命、微量元素及天然酶類，對於抑制色素沉著，改善皮膚營養，保持皮膚白皙也具有一定的效果。

怎樣吃才會令皮膚光潔

皮膚的光潔豐潤、細膩柔嫩是健美的一個重要直觀指標。引起皮膚皺紋的因素除了正常衰老、不正確使用化妝品、不良生活習慣以及相應疾病外，飲食營養方面也是重要因素。

核酸能延緩皮膚衰老起皺，被譽為「延年益壽的保春藥物」。這是因為人體的皮膚細胞每 28 天就更新一次，在每次更新過程中核酸對皮膚的保養有重要作用。隨著年齡的增長，人體合成核酸的能力降低，由此越來越依賴從食物中攝取更多的核酸。常見富含核酸的食物有魚類、蝦類、牡蠣、動物肝臟、蘑菇、花粉、木耳等。

保持皮膚光潔豐潤的食療方有桑葚葡萄粥（桑葚、葡萄乾、薏仁等）、薏仁山藥粥（薏仁、山藥、紅棗、小米等）、香蕉奶昔（香蕉、牛奶、麥片、葡萄乾等）、蓮子百合粥（蓮子、百合、枸杞、薏仁、杏仁等）、紅棗百合粥（紅棗、小麥仁、甘草、百合等）。另外，黃瓜也是一種抗皺美容食品。如用黃瓜汁來清潔皮膚，或是用黃瓜皮（含有的特殊營養活性水）擦拭皮膚，對皮膚舒展與消除皺紋頗為有效。

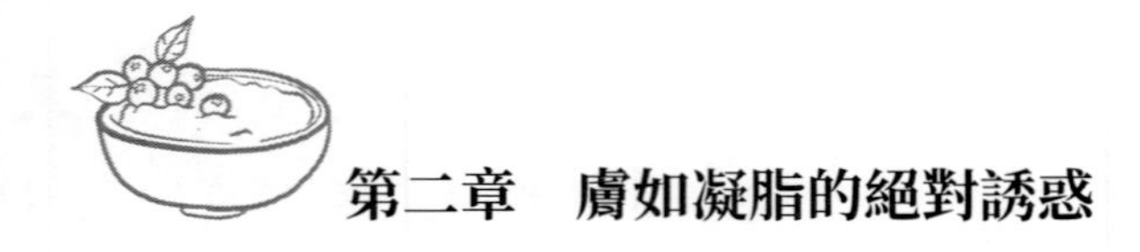

素食是很有效的美容方法

評價一個人的美沒有一定的標準，只要身心健康、五官端正，每一個人都有他獨特的美。不過擁有一身光潔細膩的皮膚，卻是美的必要條件。尤其是在東方，皮膚是決定一個人美不美的重要條件之一。

皮膚不僅決定妳的美麗容顏，而且皮膚的變化能反映出人體的健康狀況，而皮膚出現粗糙、黑斑、雀斑、老化等問題，實際上都是體質異常的表現。想要擁有光潔、細緻的皮膚就得從人體內部的淨化著手。

有許多愛美的女性，皮膚卻粗糙、長斑點或提早老化，她們去找美容師或塗抹多種保養品花了很多錢卻無濟於事。始終收不到預期的效果，有時反而弄巧成拙，使膚質變得更差！

皮膚粗糙是受到體內殘餘毒素的侵蝕所致。我們平時吃了肉類、魚類、蛋等動物性食物，使血液裡的尿酸、乳酸量增加，這種乳酸隨汗排出後，停留在皮膚表面，就會不停地侵蝕皮膚表面的細胞，使皮膚沒有張力、失去彈性、而感覺到粗糙，又容易產生皺紋與斑點。

如果我們長期食用鹼性的植物性蔬果，血液中的乳酸便會大量減少，自然就不會產生有害的物質，更不會隨汗排至皮膚表面損害健康的皮膚。

同時，植物性食物中的礦物質、纖維質又能把血液中有害物質清除。這種淨化過的血液，能夠發揮代謝過程中輸送足夠的養分與氧氣的作用，使全身各器官充滿活力和生氣，皮膚自然健康有光澤，細緻而有彈性。

好萊塢不少女明星在她們保養祕方裡總有一條：一星期裡有一天禁食所有肉類。她們為了讓血液淨化，每日食物中也盡量少吃肉類，看了她們光鮮亮麗的皮膚，婦女朋友們，是不是也該試試素食美容法呢？

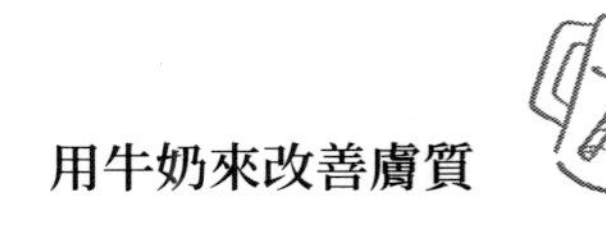

小米是婦女的滋補品

小米，又稱粟米，北方農家婦女在生育後，都有用小米加紅糖來調養月子的傳統。

小米的營養和食療特點如下：

由於小米不需精製，它保存了較多的維他命和礦物質，小米中的維他命 B_1 可達稻米的幾倍，小米中的鉀、鎂、鈣、磷、鐵等礦物質含量均高於稻米。但由於小米的蛋白質中胺基酸的含量很低，生物價只有 57，故宜與大豆、瘦肉類食物混合食用。

中醫認為，小米味甘鹹，有清熱解渴、健胃除溼、和胃安眠等功效。粟芽功能與稻穀芽和麥芽相似，是良好的消導藥。

小米具有防治消化不良的功效。經常食用小米飯，可防治腎氣或脾胃虛弱，腰膝痠軟、消化不良等病症。

小米具有防治反胃嘔吐的功效。將小米磨粉，用水調製成丸子，煮熟，加少許鹽服用，可治反胃嘔吐等症。

小米具有滋陰養血的功效。小米的礦物質含量中，尤其以鐵的含量比較突出。很可能是由於這個原因，人們才把它作為孕產婦的滋補食品。按照中醫的看法，小米性溫，可以使產婦虛寒的體質得到調養，幫助她們恢復體力。

用牛奶來改善膚質

在繁忙的都市生活中，上班族由於高強度的工作時常忽視對皮膚的保養，很多人總是在皮膚出現問題時才開始補救。如果補救的方法不恰當，很容易形成惡性循環。

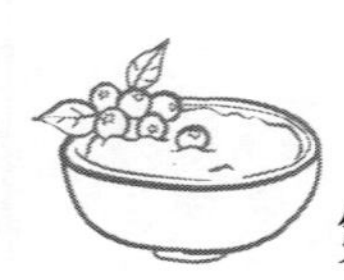

就拿皮膚乾燥這一常見的現象來說吧，很多人認為那是皮膚缺乏水分的表現，其實那是皮膚表面角質層老化太快所造成的，在皮膚上塗抹含油脂類的護膚品，雖然塗抹時皮膚表面聚集了相當的水分，但很快那些水分就被揮發掉了，所以皮膚很快又會處於失水的狀態。

改變膚質的最好方法是以內養外，據科學分析，維他命 A 是控制皮膚角質層老化的主要元素之一。專家指出：維他命 A 可以從日常飲食中獲取，新鮮的紅黃色蔬菜和水果如紅蘿蔔、南瓜、紅辣椒、西瓜以及牛奶中都含有豐富的維他命 A。

女性可以從早餐牛奶中攝取人體一天足量的維他命 A，方便又有效。為了保證牛奶的營養，很多人也習慣於喝剛送來的牛奶，這種牛奶的保存期限非常短，通常只有 1 ～ 2 天，而這些牛奶在包裝時考慮因為急於銷售，所以在衛生方面也時常讓民眾擔心。

現在盛行的無菌包裝，包裝時將牛奶進行瞬間超高溫滅菌，絕對衛生，而且牛奶的全部有益營養成分和口味得以完全保留，另外，利用這種包裝的牛奶保存期限可最長達到 6 個月。

牛奶除補充營養之外還有許多特殊的作用，傳說傾國傾城的埃及豔后用牛奶入浴，讓皮膚更美麗光滑。

喝牛奶、牛奶浴都是通往「膚如凝脂」這一最高境界的捷徑，而適當地利用牛奶自製面膜，也未嘗不是居家女人的法寶。

- **牛奶面膜**

牛奶面膜可美白、滋潤：將一碗麵粉和 1/2 盒小盒裝鮮奶調勻，可視濃稠度加減鮮奶或麵粉的量。由於牛奶是極為溫和的除汙劑，因此用來清除皮膚的汙垢十分有效，它也具有美白、滋潤的效果。

牛奶含有豐富的乳脂肪、維他命與礦物質，具天然保溼效果，而且容

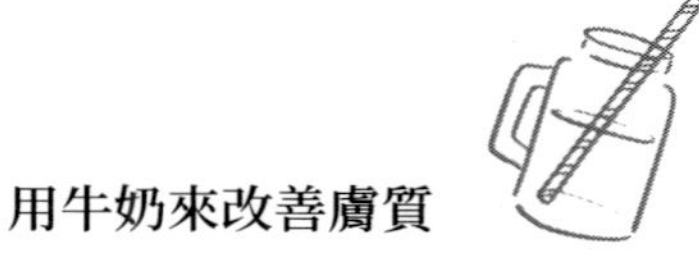

易被皮膚所吸收，能防止肌膚乾燥，並可修補皺紋，美容效果極佳，用牛奶面膜來去皺。

牛奶還可美白晒紅的肌膚。臉部皮膚如因過度日晒而紅腫疼痛時，可以用冷牛奶漂洗，然後再以浸泡過牛奶的紗布敷在臉上，疼痛及發紅的症狀就會減輕。如依然疼痛不已，表示有發炎現象，最好找皮膚科醫生診治。

- **牛奶水果面敷**

  牛奶加上自己所喜歡的水果，例如香蕉，梨，桃等，用果汁機攪成糊狀，塗在臉上，10 分鐘之後用水清洗。

- **牛奶蔬菜面敷**

  油性皮膚者，用布擠出來的番茄汁加在牛奶中（或以胡蘿蔔汁加牛奶），以果汁機攪勻，作為面膜的材料。

- **優格面膜**

  優格面膜可活化皮膚：優格和麵粉調勻做成面膜，如皮膚較乾燥；可以加進半個蛋黃。用優格敷臉可以活化皮膚，使皮膚恢復彈性。

  此外，優格還可清除毛孔汙垢。可在洗臉過後，用含有活性乳酸菌的優格輕輕按摩，就可以深入肌膚，徹底清潔毛細孔。

- **滋潤防皺面膜**

  - **牛奶＋麵粉**：將 3 匙牛奶和 3 匙麵粉拌勻，調至呈糊狀，塗滿臉部，待面膜乾後，再以溫水按照洗臉步驟仔細清洗。

    此面膜一星期最多只能敷兩次，太過頻繁對肌膚反而不好。

  - **牛奶＋草莓**：將 50 克草莓搗碎，以雙層紗布過濾，取汁液調入 1 杯鮮牛奶中，拌勻後取草莓奶液塗於面部及頸部加以按摩，保留奶液約 15 分鐘後清洗。

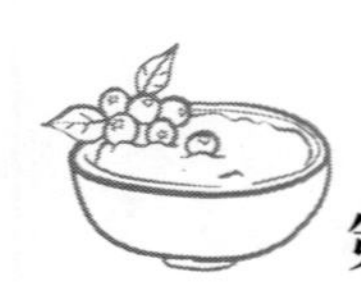

牛奶敷面可添光澤，面膜的好處是具深層清潔作用。要是無暇自製面膜，日常單以牛奶敷面的話，只要持之以恆，一星期敷 1 ～ 2 次，亦可使肌膚光澤潤滑。

將牛奶倒進潔淨的洗面盆內，然後以薄毛巾敷在臉上；待面上的牛奶完全乾涸，再等數分鐘後以水清洗便可。

牛奶除了美容護膚以外，還有下列作用：

- **可消眼浮腫**：牛奶亦具收緊肌膚之功效，若早晨起床發現眼皮浮腫，可用適量牛奶和醋加開水調勻，然後在眼皮上反覆輕按 3 ～ 5 分鐘，再以熱毛巾敷片刻，眼皮瞬即消腫。

  若想方法簡單一點，可先將兩片化妝棉浸以凍牛奶，然後敷在浮腫的眼皮上約 10 分鐘，再用清水洗便可。
- **牛奶浸浴治療失眠**：喝牛奶能促進睡眠安穩，浸牛奶浴也可以治失眠！由於浸牛奶浴可使身心得到鬆弛，加上牛奶香味能安定自律神經，從而發揮促進熟睡之效果。
- **除蒜臭味**：吃完大蒜不漱口，通常會有口臭，但含牛奶可除去吃大蒜後引起的口臭。方法是含牛奶於口腔中片刻，然後用熱水或涼水漱口，蒜臭味即可去除。
- **除手油膩**：做完廚房工作之後雙手又油又膩時，可利用喝剩的牛奶洗手，這樣不但可除去油膩，手部肌膚亦得以保養。
- **美白全身**：牛奶可沐浴清潔肌膚。具體做法如下：將鮮牛奶勻以杏蜜粉的糊漿塗滿全身；按摩身體軟化肌膚，令牛奶杏發揮滋潤功效，使肌膚柔軟嫩滑；經 1 個小時按摩後，蒸氣，使毛孔擴張發揮深層潔膚作用，同時軟化肌膚及增加血液循環。

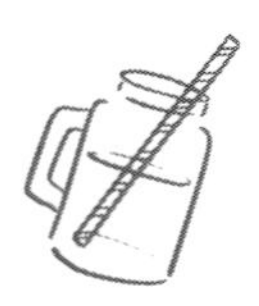

牛奶也能做春捲

到目前為止，牛奶已是公認的優良食品。由營養學的觀點來看，它是能完全被消化的完美食品；而從美容的觀點來看，它也是可使人重返青春的美容聖品。

自古以來，牛奶就成為女性不可或缺的美容食物，這一點，我們可以從白居易的「長恨歌」中看出端倪。

下面將為妳介紹使皮膚變得年輕而有彈性的牛奶美容法。

首先，將新鮮的牛奶放入鍋內，慢慢地加溫，等牛奶熱了之後，它的表面自然會產生一層薄膜。用手輕輕取下這層薄膜，千萬不要將它弄壞了。取下的牛奶薄膜放置在盤子中冷卻，待其完全冷卻後就會變硬。再繼續將牛奶加熱，重複以上的動作。

一次的牛奶分量大概可以做成五張牛奶薄膜，等到第五張薄膜取出後，鍋內的牛奶就變成和水一樣了。最後將牛奶薄膜當作春捲皮，包上橘皮果醬或覆盆子果醬來食用。這種食品的甜味適中，而且具有牛奶的芳香，是不分男、女均可享受的營養食品。

另外，也可以在加溫後的牛奶中加入半茶匙的薑汁，並依自己的喜好加入適量的蜂蜜，就成為有法國口味的美妙飲料。 牛奶本身就是既營養又好喝的飲料，若是再經過調理後，，其味道當然不會差得太多。平時妳不妨經常將它當作飲料與點心，不久之後，妳的皮膚將會變得光滑細緻而富有彈性了。

雞湯能使面色紅潤

一個人臉頰的顏色，可以顯現出他的健康程度來。紅潤的臉頰，不但是健康的反映，也能給人一種活潑的健康美。 要身體健康，臉頰紅潤，首先要使內分泌的功能正常，這裡要提的雞湯，就具有促進內分泌分泌的功效。

準備一隻雞，就可以作成四人份的雞湯了。

1. 先將雞切塊，並將雞皮除去（去掉皮的雞塊煮出來的湯較不油膩）。但是，皮膚乾燥的人，最好能夠連皮一起下比較好。
2. 將鍋洗乾淨，絕對不可以留有其他的腥臭味，以免影響到煮出來的雞湯。然後將洗好的鍋放在爐子生加熱。
3. 用紗布吸去雞塊上的水氣，待鍋子熱後，將雞塊放入鍋中，以弱火乾燒。（這樣才可以將雞塊中的水分除盡）
4. 乾燒雞時，要注意翻動雞塊，以免燒焦。等到雞塊的水分除去後，加入少許的植物油、薑絲，過了一下後，再加入 900 毫升的水和 150 毫升料酒一起煮。
5. 煮 20 ～ 25 分鐘後熄火，即可食用。煮出來的湯營養豐富，若連肉一起吃掉更好。

另外，再為妳介紹完全不加水，為純肉汁的烹調方法：

1. 先將雞肉切塊，去掉雞皮及油脂，並用酒將雞塊洗淨。（皮膚乾燥者，最好將皮留下）
2. 用碗盛好的雞塊放在鍋內蒸 3 個小時，就會產生大約 90 毫升的雞湯。
3. 最後加上精鹽、胡椒粉，即可飲用。雞肉絕對不要食用。若是覺得雞湯上面的油分太多，可以用吸管來吸，就不會覺得油膩而難以入口了。

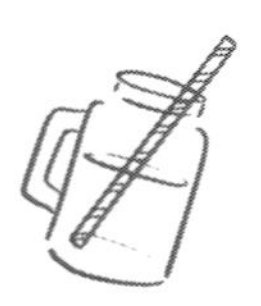

這種做法做出來的雞湯，效用與第一種做法做出來的雞湯一樣。只是採用這種做法時，一隻雞僅能做出一人份的濃湯，所以效果也當然會加倍。

雞湯的營養價值很高，若能持續喝一個禮拜，臉色就會變好，且具有光澤。剛生產後的婦女，倘若能夠用雞湯來調養，將可使體力迅速恢復，而且母乳也會較豐富。因此，自古以來，坐月子中的產婦喝雞湯成為公認的滋補良方。

以往生活較富裕的人，常常會用雞湯代替水來煮飯，用這種方法做出來的飯，既營養又好吃。對減肥的人來說，這種食物正是他們所需要，因為這種飯的營養夠，只要吃少量即可獲得充足的營養了。

另外，將雞湯和雞肝（去皮，攪成糊狀）攪拌均勻後，加入蛋白，再攪拌均勻，放入四角型的模型中蒸，便可做成蛋豆腐的粉紅色食物。對於不喜歡吃雞肝的人來說，這種很烹調很能引起他們的食慾。

這種用雞湯做成的蛋豆腐，含有豐富的高蛋白，而且吃多了也不會發胖，所以很適合老人、小孩食用，而中年發胖的人，也可以安心食用。

通常一碗雞湯可以做成五人份的蛋豆腐。

味道好營養多的鮮果汁飲品

在各式甜飲品中，鮮果汁飲品對健康極為有益。這些蔬果營養價值很高，若與其他藥材如南北杏、川貝、雪耳、無花果等結合，更具滋補功效。在我們空閒時，不妨試著做一做，及時進補我們身體和肌膚都需要的養分。

芒果椰汁煮黑米

芒果，味甘酸性涼，含維他命 C、芒果酮酸等，有益胃、解渴、止嘔止暈、利尿等療效。以大小均勻、飽滿、色黃白者為佳；芒果核乾則能解毒、消滯、止咳。

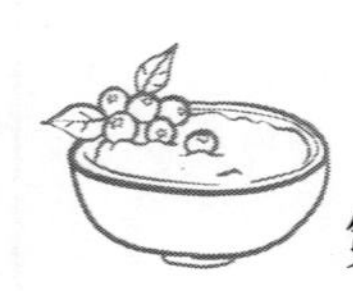

熱食尤其暖胃，益氣血，芒果的清甜可口夾著濃郁椰香、能保血暖胃的黑糯米一起吃，口感極佳。

由於芒果肉較溼毒，煮此款飲品時可先用芒果核乾煲水，撈起後再加入黑糯米，待煮爛後，才放芒果肉，最後加上椰汁，這樣就更對健康有益。

青蘋果燉蘆薈

青蘋果，含碳水化合物、蘋果酸、檸檬酸、胡蘿蔔素、維他命B、C。蘋果酸可以穩定血糖，維他命C可防止心肌炎。

青蘋果有補心益氣、生津止渴、健胃及止瀉功效。此外，蘋果具有減肥作用，肥胖者適當多吃蘋果，可減少對其他食物的攝取量，達到減肥效果。

蘆薈有美顏功效，配上青蘋果燉煮，滋潤清甜，又具補中益氣、生津健胃、養顏養生、清肝去熱的療效，閒來一盅，補心又潤肺。由於蘆薈汁略顯苦味，怕苦的朋友略放2～3克即可。

銀耳櫻桃羹

【原料】銀耳50克、櫻桃30克、桂花和冰糖適量。

【製作方法】先將冰糖溶化，加入銀耳煮10分鐘左右，再加入櫻桃、桂花煮沸後，隨意食之。

【功效】此羹有補氣、養血、白嫩皮膚、美容養顏之功效。

無花果杏仁清燉蘋果

無花果的味道甘中帶甜，加上蘋果的甜味，甜得既天然又溫和。無花果有清腸胃的作用，亦可滋喉潤肺，在熱天的時候喝一碗，可通便又可消熱氣。

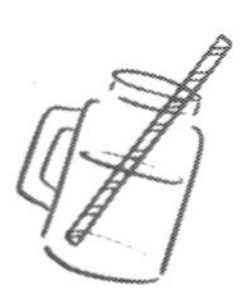

紅棗菊花粥

【原料】紅棗 50 克、粳米 100 克、菊花 15 克。

【製作方法】一同放入鍋內加清水適量，煮粥，待粥煮至濃稠時，放入適量紅糖調味食用。

【功效】此方具有健脾補血、清肝明目之功效，長期食用可使面部膚色紅潤，形成保健防病、駐顏美容的作用。

銀耳燉木瓜

木瓜，味甘性平，果實含番木瓜鹼、木瓜蛋白酶、凝乳酶、胡蘿蔔素等，用來治療吐瀉腹痛、風溼性關節痛、腰膝痠痛等，選購時以質堅實、具清香為佳。

清甜嫩滑的木瓜味道宜人，而銀耳亦非常爽口，加上具有化痰止咳、潤肺散結作用的川貝（藥取 3 克），清新味美會令人停不了口。

鮮奶燉木瓜雪梨

先將鮮奶加糖煮熱，再放入去籽去皮切成大塊的木瓜和雪梨，煮 30 分鐘即成。

鮮奶＋木瓜＝雙重美白效果，配以潤心的雪梨，真是由外美到內。

木瓜杏仁燉銀耳

以新鮮木瓜、杏仁和銀耳燉成，木瓜可幫助消化、抗菌解熱，杏仁止咳潤肺，銀耳則能滋陰潤肺、養胃生津。

此款飲品味道香甜，無論冷吃或熱吃都一樣滋味。杏仁分量不宜過多，取 10 ～ 15 克左右，銀耳以片大身厚，完整不碎，色黃白，有光澤為佳。

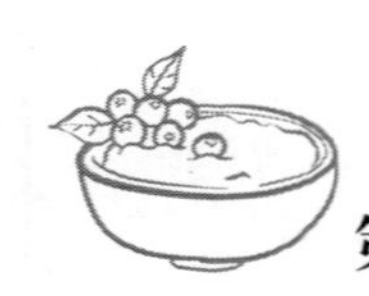

雪梨豆漿湯

雪梨，味甘性寒，含蘋果酸、檸檬酸、維他命 B_1、B_2、C、胡蘿蔔素等，具有生津潤燥、清熱化痰之功效。

海底椰燉雪梨

海底椰素有潤喉功效，配上清甜雪梨一塊吃，能止咳化痰。

雪梨杏仁燉雪耳

同樣都是燉雪耳，但配角換上了雪梨，生津解渴之餘，又可清熱氣，在心情煩躁不安的時候，用此來清心降火挺不錯。

葡萄汁

【原料】葡萄 100 克、砂糖 5 克、冷開水 60 毫升。

【製作方法】將葡萄洗淨，一粒粒摘下與水糖同攪，去楂留汁。

【功效】葡萄汁中含有豐富的維他命、菸鹼酸，有強壯身體之功效，是秋季保健美容佳品。

美容抗老與蜂蜜

美國伊利諾大學最新的研究發現，一般常見的食用蜂蜜中，含有許多對於防止疾病有效的抗氧化物質，而且顏色較深的蜂蜜所含的抗氧化物質含量較顏色淺的蜂蜜為最高。

所謂的「抗氧化物質」是指一類化合物的通稱，它們可以用來中和人體正常代謝所產生的有害自由基，因而防止疾病的發生，這種物質在天然營養物中被廣泛的發現，最有名的是維他命 C，維他命 E，早已成為美容抗衰老的代言人，而最近發現的綠茶、葡萄酒與松樹皮中，也含有大量的這類物質。

研究人員指出，由於蜂蜜是由植物花粉中來，因此蜂蜜中的抗氧化物應該也是這些天然植物中所含的物質，研究員收集了大約二十種不同來源的蜂蜜之後，進行化學分析而得到這一結論，而各地的蜂蜜所含的抗氧化物質也不盡相同，以顏色深的蜂蜜含量較高，不同蜂蜜的含量差距可以高達 20 倍。

對於正在成長的兒童，蜂蜜常是他們非常喜愛的食物，蜂蜜中含有鐵和葉酸，常吃可以預防和治療兒童的貧血。

此外，蜂蜜還有潤白肌膚的作用，由於蜂蜜營養豐富而多樣化，又易被人體吸收利用，對於皮膚有滋潤作用，尤其是冬季氣候乾燥時，多吃蜂蜜能防止皮膚龜裂。很多高級的化妝品都是由蜂蜜提煉而成的，可見它對皮膚有良好的保護作用。如能長期內服及塗抹，不但有助美容，還能益壽延年。

最後要提醒女性朋友的是，雖然蜂蜜是非常值得推薦的食品，卻不適合用來餵食嬰兒，因為許多天然蜂蜜中含有一種細菌，成人的胃酸可以殺死這些細菌，但是嬰兒可不一定有足夠的胃酸來殺死這些細菌，這是要格外小心的。

從豆子中吃出青春與美麗

日常生活中，女士們只要每餐都吃些豆類食物，吃了兩週以後，人體便可增加纖維的吸收，減少體內脂肪，增強身體免疫力，降低患病（尤其是癌症）的機率。大豆是植物雌激素含量最高的食物之一，對於女性的健康有重要作用。

養顏護膚

大豆是腸胃的健康「衛士」，多吃大豆有利於胃腸道的消化和吸收，也可潤澤皮膚，而毛豆中的黃酮物質可防止人體老化。

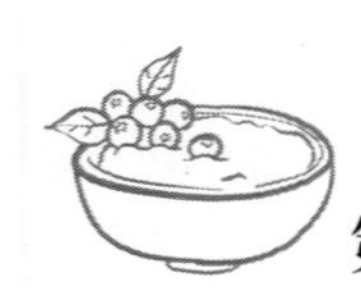

豆類還有駐顏美容的作用，我們可以針對各自的需求來選擇。

荷蘭豆具有養顏美容的功效。荷蘭豆味道甘醇可口，營養豐富，含有大量維他命 A、C，胺基酸含量是眾豆之最，對養顏美容最具功效。

四季豆可護膚。多吃四季豆可滋五臟、補血、補肝、明目，能幫助腸胃吸收，防治腳氣，亦可令肌膚保持光澤美麗。

明目護髮

綠豆可明目。綠豆是防暑佳品，對消解嘴唇乾燥、痱子、暗瘡等尤其有效，多食還可以保持眼睛免遭病菌侵害，使雙眼更加明亮美麗。

黑豆可使頭髮更黑亮。黑豆含鐵質比一般豆類高，多食可增強體質，抗衰老，令頭髮烏黑亮麗。另外，經常食用醋泡的黑豆可降血壓。

多吃豆類，防止衰老

最近國外有報導說，中年婦女補充豆類食品，可預防過早衰老，且可從內分泌方面延長婦女的臟器功能，使之更加健康和充滿活力。

科學家發現，豆漿等黃豆製品中含有豐富的植物性雌激素，對停經後的婦女很有益處。黃豆製品中，還有豐富的植物性蛋白，因而在一些國家被稱為「田園中的肉」，表示其營養價值並不亞於肉類。

但一般市場賣的豆漿比較甜，如果您不宜攝取過多糖分，可請店家少加一點糖或不加糖，這樣喝起來更健康。而有痛風、高尿酸血症的患者，就不能吃太多的黃豆類製品，因為豆製品是高嘌呤食物，容易使痛風急性發作。

另外提醒一下，高血壓已呈現動脈硬化症狀的中老年人，最好不吃或少吃豆製品，否則極易出現高蛋白尿（尿常規化驗中，尿素氮偏高），對身體不利。

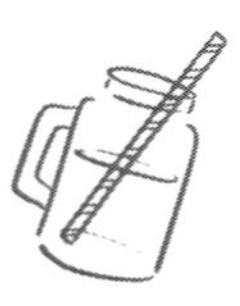

豆製品可防止便祕

有些豆類屬於粗纖維，粗纖維不僅因為可以使人感到飽脹從而幫助減重，同時也可以防止便祕，使腹部不至顯得過大。每天理想的計量是25～35克。

應多吃膳食纖維

大量的醫學研究表明，膳食纖維對人的皮膚保健、美容有著特殊的生理作用。

膳食纖維包括：膳食纖維、半膳食纖維、木質素、甲殼質、果膠、海藻多醣、樹膠、黃原膠等。其中甲殼質存在於節肢動物的外殼，黃原膠為微生物所產生，其他都分布在植物性食物中，穀物中主要是半膳食纖維，蔬菜以膳食纖維為主，水果多含果膠，藻類和食用菌含有較多的多醣。

現代醫學研究證實，膳食纖維可維持胃腸正常活動，調節營養平衡，從根本上達到護膚美容的效果。

人體內血脂和血膽固醇過高，則會誘發脂漏性皮膚炎、眼瞼黃瘤及脂質沉著症等損害性皮膚病。醫學研究表明，膳食纖維能與腸腔內的膽汁相結合，促使膽汁酸排洩，從而加速血脂、血膽固醇在肝臟中的降解，使血漿中的血脂和膽固醇濃度降低，從而達到預防上述皮膚病的發生。

如果血壓過高，動脈血管發生粥狀硬化，那麼體表的毛細血管功能也會發生障礙，使皮膚血氧供應不足而發生皮膚衰老現象，皮膚變得乾燥、粗糙、無光澤。

患有糖尿病的人，不僅皮膚乾燥、搔癢；而且可發生過度色素沉著或萎縮性疤痕。膳食纖維能吸附膽固醇，並將其帶出體外，降低血中膽固醇濃度，有利於維持心血管系統的功能，使血管富有彈性，保障皮膚營養的

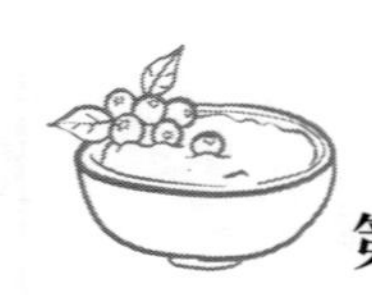

正常供應。

機體在新陳代謝過程中所產生的乳酸和尿素等有害酸性物質，一旦隨汗液分泌到皮膚表層，就會使皮膚失活力和彈性，尤其是面部皮膚會因此變得鬆弛無力，遇冷或經日光曝晒後容易產生龜裂或發炎。

由於膳食纖維對人體有解毒作用與促進新陳代謝作用，因而是有利人體防病保健、健美肌膚。一個人膳食纖維每天最適合的攝取量為 20 ～ 25 克，可選擇食用雜糧糙米、蔬菜、水果、藻類食物等，以利健美肌膚，青春常駐。

幾種排毒美容食品

都市生活的節奏緊張、繁忙，妳是不是因工作的忙碌而經常忽略對皮膚的保養，妳是否以為只要使用了價格高昂的化妝品，就能有美容護膚的效果。有多少上班族在護膚上存在著錯誤的概念，又有多少妙齡女郎為此付出了大量的金錢和高昂的代價，但效果卻並不理想。若是以為使用了高價的護膚用品，就等於美容的全部。這是多麼錯誤的理念。

也許在某一個假日，妳走在熙熙攘攘的都市族群中，突然發現皮膚已顯得有些蒼白，原本漂亮的妳，早已淹沒在時尚健康的都市女性中，不再是亮點。這時的妳心裡是否會有一絲淡淡的遺憾？會不會對自己的皮膚有些無奈？

透過飲食的調理達到美容效果，這是我們沒有想到的吧！下面介紹幾種美容食品，我們可以親自嘗試一下：

- **鳳梨——超級除垢的良藥**：鳳梨的果肉有去毒美白的功效，因為它內含蛋白分解酵素，可以軟化消除肌膚上老化的角質。

- **檸檬 —— 潔面又潤膚的理想佳品**：檸檬適於多種用途的護膚美容。
  檸檬富含維他命 C 及果酸，它的精油具有抗菌的效用，可以軟化及清潔皮膚，並可深層潔淨及增加臉部彈性。
- **橘子 —— 增加肌膚彈性的保護膜**：橘子擁有增加肌膚彈性及鎮定肌膚的效能。
- **海帶 —— 排毒又美容的營養品**：中醫認為海帶性寒味鹹，能軟堅散結、清熱利水、消脂降壓。現代醫學認為，海帶中的褐藻酸能減慢放射性元素鍶被腸道吸收，並可將之排出體外，因而海帶有預防白血病的作用，對進入人體內的鎘也有排瀉作用。
- **茶葉 —— 排毒不可或缺的功臣**：茶葉具有加快體內有毒物質的排瀉作用，這與其所含茶多酚、多醣和維他命 C 的作用是分不開的。
  常坐在電腦前的人，不妨多飲茶，這能減緩電腦產生輻射對人體的影響。
- **綠豆 —— 最容易被忽視的食品**：綠豆性寒味甘，解金石、砒霜、草木諸毒。對重金屬、農藥中毒以及其他各種中毒均有防治作用。
  因此，經常接觸鉛、砷、鎘、化肥、農藥等有害物質者，在日常飲食中應多吃些綠豆湯、綠豆粥、綠豆芽等。
- **紅蘿蔔 —— 最有效的解毒食物之一**：紅蘿蔔是有效的解毒食物。它不僅有豐富的胡蘿蔔素，食後能增加人體所需的維他命 A，而且含有大量的果膠，這種物質與汞結合，能有效的降低血液中汞離子的濃度，加速體內汞離子的排除。
- **無花果 —— 清熱的美容食品**：無花果富含有機酸和多種酶，可清熱潤腸，具有助消化、保肝解毒的功效。近年來發現，無花果對二氧化硫、三氧化硫等有毒物質有抵禦的作用。

- **豬血——清腸的解毒物**：現代醫學證實，豬血中的血漿蛋白被人體內的胃酸分解後，能產生解毒、清腸分解物，這種物質能與侵入人體內的粉塵、有害金屬微粒發生生化反應，然後從消化道排出體外。因此，長期接觸有毒有害粉塵的人，應多吃豬血。

讓妳更加美麗的養顏食譜

美容與飲食具有十分密切的聯繫，日常生活中的許多食物除供給人體所需的營養素外，還具有養顏、護膚、美容的作用。

有些食物若輔以具有美容護膚作用的中藥，取中藥之性，用食物之味，則可製成既有藥物療效，又具美味的特殊藥食品。若長期食用，會使您膚色亮麗，容顏不老，青春煥發。在此介紹幾種美容食補佳品及其家庭製作方法，供讀者選用。

番茄玫瑰汁

番茄去皮、籽，黃瓜洗淨，鮮玫瑰花適量。將它們攪碎後過濾，加入檸檬汁、蜂蜜，每日飲用。

番茄、黃瓜含麩胱甘肽和維他命 C，能促進皮膚新陳代謝，使沉著的色素減退，從而使肌膚細膩白嫩。

栗子燉白菜

栗子 200 克，去殼切成兩半，鴨湯適量，煨栗熟透，再加白菜 200 克及適量調味料，燉熟即可。

栗子健脾腎，白菜補陰潤燥，常食可改善陰虛所致的面色黑黃，並可以消除皮膚黑斑和黑眼圈。

醋泡黃豆

取新鮮黃豆 250 克，以醋浸泡 15 日後，每日取 10 粒左右嚼食，可使皮膚柔嫩，色素變淺。醋豆含有磷脂及多種胺基酸，能促進皮膚細胞的新陳代謝，並有降低膽固醇、改善肝功能及延緩衰老的作用。

香蕉奶昔

香蕉 6 根，鮮奶 250 克，麥片 200 克，葡萄乾 100 克，入鍋用小火煮好，再加點蜂蜜調味，早晚各吃 100 克。常食能潤膚去皺。

苦瓜炒紅蘿蔔

鮮苦瓜 2 個，去果肉後切片，紅蘿蔔取 7～8 根，切成薄片，調以鹽、味精、蔥等，急火快炒，熟食之。

苦瓜營養豐富，含有豐富的維他命 C，常食可使面容變得細嫩。紅蘿蔔含有大量維他命 A 和 C，可使粗糙皮膚去皺，變得容光煥發。

黑豆煮檸檬

將黑豆用水煮熟變軟後，加入醬油及檸檬片食用。黑豆富含維他命 B，有改善皮膚細胞新陳代謝作用，常食可使肌膚健美。而檸檬也有同樣的功效。

奇異果肉果汁

奇異果含豐富的維他命 C，能有效地增白皮膚，消除雀斑和暗瘡，並可滋潤肌膚。

採用新鮮奇異果去皮，搗碎即可食用。或者把鮮奇異果放入果汁機中，飲用其中的鮮果汁。

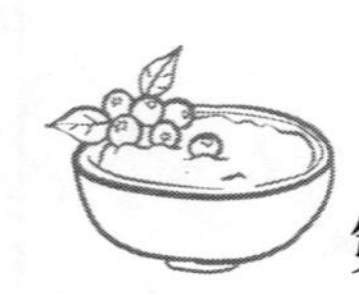

蜜汁茶

與蜂蜜一起調製的蜜汁茶正在成為時尚人士的美容佳飲。

蜂蜜含有豐富的葡萄糖、蛋白質、維他命、有機酸、胺基酸和花粉等營養成分，不僅有利於增加肝臟解毒能力，而且還有健胃、助消化等效果。

茶葉一直是中國古老的優良飲品，含有蛋白質、茶多酚、咖啡鹼、脂多醣和 10 多種維他命等各種有效成分多達 350 種，其中含有 3% ～ 5% 的生物鹼。

如苦丁茶、普洱茶等沖泡後口感較苦，加蜂蜜不僅增加了茶的適口性，而且還增強了茶中熱量，由於蜂蜜和茶葉都有潤腸作用，可以加快人體的新陳代謝，從而達到排毒養顏的目的，是最理想的天然美容飲品，所以很多人都喜歡在茶中加些蜂蜜。

目前市場上常見的蜂蜜主要有槐花蜜、龍眼蜜、荔枝蜜、益母草花蜜等十幾個品種，不同的蜂蜜功效、風味不同，適用的年齡層也不同。但是不管什麼樣的蜂蜜品種，其中都富含 20 多種胺基酸，是其他天然食品所不具備的。需要注意的是，泡茶需用開水，但調入蜂蜜一定要待水溫降至 80°C下才行，否則會破壞其中的胺基酸結構。

蓮實美容羹

【原料】蓮子 30 克，芡實 30 克，薏仁 50 克，桂圓肉 10 克，蜂蜜適量。

【製作方法】先將蓮子、芡實、薏仁用清水浸泡 30 分鐘，再將桂圓肉一同放入鍋內，用小火煮至爛熟加蜂蜜調味即可食用。

【功效】桂圓肉大補元氣，蓮子補脾養胃，薏仁、芡實為健脾利水之品。

據現代藥理研究，芡實中含有美容必需的維他命 A、C、B，蜂蜜中含有多種胺基酸和酶類等物質，可刺激皮膚細胞的生長，促進新陳代謝。此羹是較理想的美容藥膳，經常食用有消除皺紋、白嫩肌膚的作用。

芝麻茶葉飲

【原料】芝麻 10 克，茶葉 3 克。

【製作方法】

1. 將芝麻炒熟，茶葉用沸水沖泡。
2. 取熟芝麻與茶葉一起嚼服，每日 1 次，連服 25 天為 1 療程。

【功效】芝麻中含有豐富的維他命 E 和卵磷脂，可以延緩衰老，促進血液循環，是肌膚永保年輕紅潤的祕方。

黃精粥

【原料】黃精 30 克，陳皮 5 克，稻米 100 克，冰糖適量。

【製作方法】

1. 將黃精用溫水沖洗 1 次後，用紗布包好，放入砂鍋。
2. 在砂鍋中加 500 毫升清水，先用大火煮開，再改用小火煎煮 10 ～ 15 分鐘後，加入稻米和清水煮至米熟，再加入陳皮、冰糖煮 5 分鐘，關火，除去藥包。
3. 可做每日早晚餐。

【功效】黃精不僅可以潤澤肌膚，還有烏髮和養胃的效果。用來做粥不僅解決了早晚餐的問題，同時補益開胃，對脾胃虛弱的人大有好處，常用還能使秀髮黑亮。

銀耳美容羹

【原料】銀耳 20 克，黑芝麻 30 克，核桃仁 20 克，蜂蜜適量。

【製作方法】

1. 將黑芝麻、核桃仁炒香，打碎。銀耳用水洗淨，用熱水泡漲。
2. 清水 500 毫升，加入銀耳、黑芝麻、核桃仁同燉至銀耳軟爛汁稠，調入蜂蜜。
3. 每日早晚分 2 次溫服。

【功效】銀耳是不可多得的美容佳品。將銀耳加水熬成濃汁，裝入小瓶內冰鎮，每次取適量塗於眼角和眼周，可增加皮膚彈性，預防眼部皺紋產生。黑芝麻中豐富的維他命 E 可防止皮下脂肪氧化，增強組織細胞活力而使皮膚光潔。

杞圓飲

【原料】枸杞 20 克，桂圓肉 20 克，冰糖或蜂蜜適量。

【製作方法】將枸杞、桂圓肉加水 300 毫升，先用大火煮開，再轉用小火煮 10 ～ 15 分鐘後，去渣取汁，調入冰糖或蜂蜜。平時隨意飲用。

【功效】枸杞和桂圓肉都是美容的妙藥，也都有強身健體的作用，體質虛弱的女人用來補養也很好。

紅棗玫瑰茶

【原料】紅棗 4 顆，玫瑰花 3 朵，枸杞 20 克。

【製作方法】

1. 將紅棗洗淨，玫瑰花去蒂，撕開花瓣，洗淨。
2. 把紅棗、玫瑰花瓣、枸杞放入杯中，加入開水 300 毫升，浸泡 5 分鐘即可飲用，也可根據口味調入冰糖或蜂蜜。

3. 平時隨意飲用。

【功效】俗語道，「要得皮膚好，米粥煮紅棗」，可見紅棗補血、美容的功效早已家喻戶曉。美容的紅棗加上悅顏的玫瑰花和枸杞，皮膚想不白裡透紅、光滑潤澤都難了！

珍珠枸杞羹

【原料】珍珠粉 2 克，枸杞 20 克，銀耳 20 克，紅棗 4 顆，冰糖或蜂蜜適量。

【製作方法】

1. 將銀耳用水洗淨，熱水泡漲，去蒂頭、雜質，撕成瓣狀。
2. 將珍珠粉、枸杞、銀耳、紅棗放入砂鍋中，加水 300 毫升，先用大火煮開，再轉用小火同燉至銀耳軟爛汁稠即可，調入冰糖或蜂蜜。
3. 每日 1 次服用。

【功效】珍珠的確可以幫助皮膚擁有動人的光澤，而且不會隨著歲月的流逝而蒼老。不管是內服還是外用，珍珠美容駐顏的作用都是可靠的。據慈禧太后身邊的女官記載，慈禧太后到了老年，面色和身上的皮膚仍然紅潤細膩，不亞於年輕女子，除了她平時注意美容外，還與她常服珍珠粉有密切關係。珍珠粉 2 ～ 3 克，溫水送服，每隔 10 日服 1 次，是慈禧太后的駐顏祕方。在煮此羹時，女人們還可以在裡面加入自己喜歡的水果和蔬菜，如草莓、蘋果、櫻桃、梨子、番茄、奇異果、葡萄等，不僅增加了補養的作用，也更為可口。

太后養顏飲

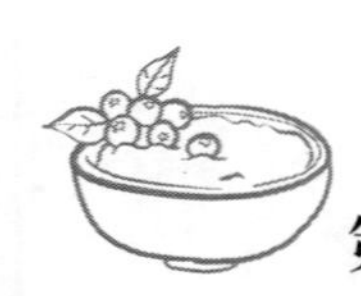

【原料】黨參5克（60克），白朮5克（60克），茯苓7.5克（90克），白菊花5克（60克），枸杞5克（60克），地黃10克（180克），麥冬7.5克（90克），陳皮5克（60克），葛根5克（60克），蔓荊子5克（60克），神麴7.5克（90克），冰糖或蜂蜜適量。

【製作方法】

1. 將中藥材加水500毫升，先用大火煮開，再轉用小火煎煮10～15分鐘後，去渣取汁，調入冰糖或蜂蜜。
2. 每日早晚飯後溫熱飲用1杯。也可按括號中的劑量請中藥鋪代加工成蜜丸，每次服用9克，溫水送下。

【功效】這也是慈禧太后經常服用的一個養顏祕方，方中選用的都是藥食兩用的中藥，性平和，不僅有潤澤肌膚的功效，還可以調理五臟，保持身體的活力和健康。對於工作忙、壓力大的「白領」一族和體質較弱的女人非常適用。如果妳覺得這個配方比較複雜，也可以簡化一些，組成如下：黨參、白朮、菊花、葛根、蔓荊子。

輕輕鬆鬆，「戰痘」成功

青春痘即痤瘡，是一個「毀容」的超級殺手。青春痘的產生與飲食有很大的關係。

隨著人們生活水準的提高，食物結構中動物性脂肪、蛋白質的比例大幅成長。由於動物性脂肪及其加工品或奶油、油炸物等食物會促進皮脂腺旺盛地分泌皮脂，促使青春痘生長及惡化。另外，香、辣刺激的調味品及酒也有促進微血管擴張的效果，因而刺激皮脂分泌過剩，使皮膚長出青春痘。

除此之外，甜食也是誘發青春痘的主要因素，像蛋糕、巧克力、紅豆

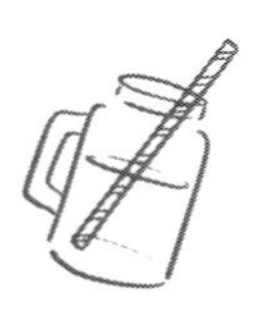

湯、冰淇淋、果汁、餅乾等都是年輕人喜歡的甜食，須多加留意。

愛運動的人若常喝可樂等清涼飲料來解渴，這些飲料中含有的糖分，對於青春痘的預防亦有負面影響。

青春痘患者大多數有內熱，飲食應多選用具有清涼去熱、生津潤燥作用的食品，如瘦豬肉、豬肺、兔肉、鴨肉、蘑菇、木耳、芹菜、油菜、菠菜、莧菜、嫩莖萵苣、苦瓜等。

常食用以下食療方也可去除青春痘。

枸杞消炎粥

【原料】枸杞 30 克，白鴿肉、粳米各 100 克，細鹽、味精、香油各適量。

【製作方法】

1. 洗淨白鴿肉，剁成肉泥；洗淨枸杞和粳米，放入砂鍋中，加鴿肉泥及適量水，小火煨粥，粥熟時加入細鹽、味精、香油，拌勻。
2. 每日 1 劑，分 2 次食用，5 ～ 8 劑為 1 個療程。

【功效】具有脫毒排邪、養陰潤膚功效。

雪梨芹菜汁

【原料】芹菜 100 克，番茄 1 顆，雪梨 150 克，檸檬半顆。

【製作方法】將芹菜、番茄、雪梨、檸檬洗淨後一同放入果汁機中攪拌成汁。每日飲用 1 次。

紅蘿蔔芹菜汁

【原料】紅蘿蔔（中等大小）1 個，芹菜 150 克，洋蔥 1 個。

【製作方法】洗淨後一同放入果汁機中攪拌成汁。每日飲用 1 次。

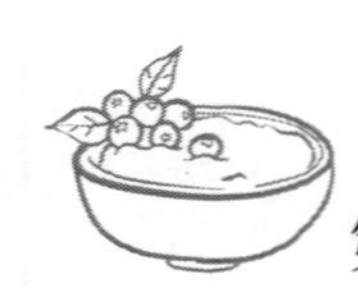

【功效】清熱解毒，去火。

馬齒莧拌豆芽

【原料】鮮馬齒莧 150 克，鮮黃豆芽 150 克，白糖 6 克，醋 2 克，味精 2 克，醬油 3 克，香油 15 克。

【製作方法】

1. 將馬齒莧菜質老的部分摘去，洗淨，瀝水分。
2. 黃豆芽去根，洗淨。
3. 分別將馬齒莧、黃豆芽入沸水中煮至八分熟，撈出，瀝水，放入盤內。
4. 將白糖、醬油、醋、味精、香油兌成醬料，澆在馬齒莧、黃豆芽盤內，攪拌勻即成。

【特點】質地細嫩，甜酸鮮香，是適宜夏秋季食用的涼菜。

【功效】馬齒莧所含營養豐富，蛋白質、脂肪、鈣、磷、鐵及胡蘿蔔素、維他命 C 含量都很高。其性寒味酸，具有清熱解毒、利水去溼、散血消腫作用。

《滇南本草》記有馬齒莧有「入胃益氣，清暑熱，寬中下氣，潤腸，消積滯，殺蟲。療痔瘡紅腫疼痛。能催生下胎。葉搗汁服，能解鉛毒。」之功能。

又據《生草藥性備要》記載：馬齒莧「治紅痢症，清熱毒，洗痔瘡疳疔」。黃豆芽性平味甘，能清熱利溼，消腫除痺，還能健皮膚，除面容腫疣。

香油味甘，性微寒，含不飽和脂肪酸豐富，還含有維他命 A，能補中益氣，潤顏面。

此菜常食，可健脾利溼，清熱解毒，潤澤膚色，消除腫疣，在青春期

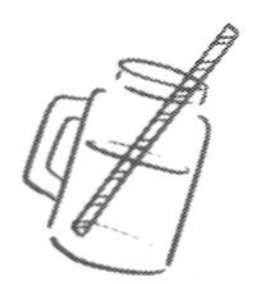

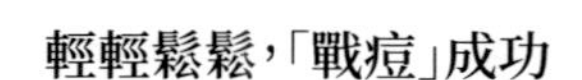

多吃此菜，可防治青春痘，使面部光潤亮澤。

白花蛇舌草湯

【原料】白花蛇舌草 20 ～ 30 克，蜂蜜適量。

【製作方法】

1. 將中藥材包好，放入砂鍋中。
2. 加水適量，先用大火煮開，再用小火煮 15 分鐘。
3. 飲時調入蜂蜜。

【功效】白花蛇舌草清熱解毒，消腫止痛，是痘痘的剋星。這個處方中還可以加入麥冬、地黃各 15 ～ 20 克，玄參 10 ～ 15 克一同煎服。鮮白花蛇舌草搗爛後，加黃酒調勻外敷也可以治療痘痘。白花蛇舌草還是抗癌「明星」，用於食道癌、胃癌、直腸癌等多種癌症的治療。用白花蛇舌草 30 克、茯苓 15 克、蜂蜜 20 克煎湯飲用，不僅能增強年老體弱患者的免疫功能，對胃癌早期也具有較好的食療作用。

三葉飲

【原料】桑葉、竹葉、枇杷葉各 15 克，蜂蜜適量。

【製作方法】

1. 將中藥材放入砂鍋中。
2. 加水 500 毫升，先用大火煮開，再用小火煮 15 分鐘。
3. 飲時調入蜂蜜。

讓痘痘無影蹤，飲食很重要。多吃富含維他命和纖維素的新鮮蔬菜、水果，多喝水，在任何時候都是美顏的法寶。過辣和過甜的食物是很多人的最愛，卻也是痘痘的幫兇。為了不讓該死的痘痘冒頭，很多人只能忍痛

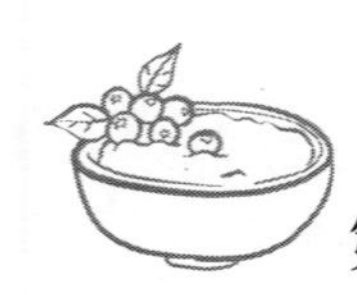

割愛。想不想既飽口服又不讓痘痘出頭呢？試試這個處方。它是治療痘痘的一個民間偏方，有清熱解毒、涼血止痘的功效。不過如果已經「痘」情泛濫，最好還是選擇放棄美味吧，畢竟美麗也是要付出代價的。

【功效】桑葉有散風熱而洩肺熱作用，可清肝火、涼血清瘡。竹葉有清熱解毒，利尿消腫的作用。枇杷葉治粉刺是古代就有的偏方，既可煎湯擦洗外用，也可作為內服的一味藥。

海藻粥

【原料】海藻、昆布（即海帶）、甜杏仁各 9 克，薏仁 30 克。

【製作方法】

1. 將海藻、昆布、甜杏仁放入砂鍋，用大火煮開，再用小火煮 10 分鐘。
2. 濾渣取汁，與薏仁同煮成粥。
3. 每日 1 次，連服三週（經期或孕婦不能服用）。

【功效】海藻有活血化瘀散結的功效，痘痘反覆增生時可以一試！

枇杷菊花粥

【原料】枇杷葉 9 克，菊花 6 克，生石膏 15 克，稻米 60 克。

【製作方法】

1. 將藥用布包好。
2. 放入砂鍋中，加水 1,200 毫升，用大火煮開，再用小火煮 10 分鐘。
3. 加入稻米煮成粥，每日 1 次，連服兩週。

【功效】枇杷葉有滋陰清熱、化痰止咳的作用。用枇杷葉煮粥，加入冰糖，可以作為急性支氣管炎和大葉性肺炎的食療方。

桃仁山楂粥

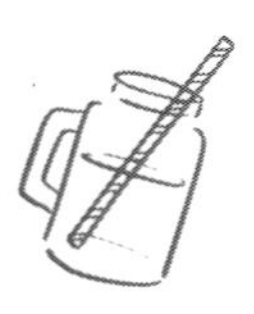

【原料】桃仁 9 克，山楂 9 克，川貝母 6 克，荷葉 15 克，稻米 60 克。

【製作方法】

1. 將藥用布包好。
2. 放入砂鍋中，加水 1,200 毫升，用大火煮開，再用小火煮 10 分鐘。
3. 加入稻米，煮成粥，每日 1 次，連服兩週。

【功效】這個處方有活血化瘀、化痰軟堅的功效，適合硬結型青春痘。方中的桃仁還有潤腸通便的作用，可以減輕便祕。便祕是美容的大敵，由於體內的毒素不能及時排出，被重新吸收後就會引發粉刺和色斑。而且便祕的人體內新陳代謝的速度會變慢，還容易引起肥胖。多吃富含纖維素的新鮮蔬菜、水果，尤其是玉米、蕃薯，多喝水，可以預防便祕。每天早晨起來喝一杯溫的淡鹽水也有改善便祕的功效。

涼血消痘飲

【原料】川芎 6 克，當歸 6 克，赤芍 6 克，地黃 6 克，葛根 6 克，花粉 6 克，黃芩 6 克，薄荷 3 克，蜂蜜適量。

【製作方法】

1. 將中藥材放入砂鍋中。
2. 加水 500 毫升，先用大火煮開，再用小火煮 15 分鐘，濾渣取汁，飲時調入蜂蜜。
3. 將藥渣再加水 500 毫升，煎 10 分鐘，用藥湯蒸汽熏面部。待藥湯較涼無蒸汽時，用毛巾浸藥湯敷於面部，毛巾涼後再浸藥湯敷面。

【功效】痘痘長過後，會在臉上留下紫色的印痕，難以消退，中醫認為與淤血有關。方中的藥物有活血化痰、清熱涼血的功效，可以消除痘痘留下的紫色印痕。正在經期和懷孕的人不宜服用本方。

四參湯

【原料】丹蔘 9 克，黨參 9 克，苦參 6 克，沙參 6 克，核桃仁 9 克，蜂蜜適量。

【製作方法】

1. 將核桃仁用攪拌機打碎。
2. 將中藥材放入砂鍋中，加水 500 毫升，先用大火煮開，再用小火煮 15 分鐘，濾渣取汁。
3. 飲時調入蜂蜜。

【功效】造成痘痘此起彼伏、纏綿不癒的原因很複雜，所以只有多方面的綜合調理才能奏效。這個處方有益氣、滋陰、養血、清熱、涼血、解毒、去溼的多重功效，適合慢性而頑固的青春痘。

疏肝平痤飲

【原料】柴胡 6 克，枳殼 6 克，當歸 6 克，川芎 6 克，黃耆 6 克，防風 6 克，益母草 6 克，桑白皮 6 克，枇杷葉 6 克，甘草 6 克，蜂蜜適量。

【製作方法】

1. 將中藥材放入砂鍋中。
2. 加水 500 毫升，先用大火煮開，再用小火煮 15 分鐘，濾渣取汁。飲時調入蜂蜜，每日 1 劑。
3. 藥渣再加水 500 毫升，煎 10 分鐘，用藥湯蒸汽熏面部。待藥湯較涼無蒸汽時，用毛巾浸藥湯敷於面部，毛巾涼後再浸藥湯敷面。

【功效】大約有七成以上的女人在經期會長痘痘或者痘情加重。這是

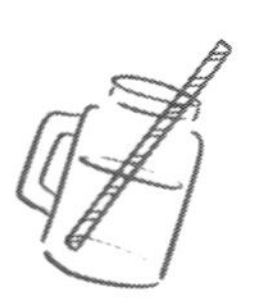

由於經期激素分泌變化，皮脂分泌變旺導致的。這個處方可以減輕經期的痘情，不過在服用時間上要和經期配合。月經週期規律的女人應在月經週期的第 14 天（從上次月經開始的第 1 天開始計）後連服 12 ～ 14 劑，月經週期不規律的女人則應在月經週期的第 8 天（從上次月經開始的第 1 天開始計）後連服 12 ～ 14 劑。

「蝴蝶」停留在臉上不飛走了

在西方，臉上有蝴蝶斑的女人不少，很多女人習以為常，甚至一度西方人以蝴蝶斑為美，曾有人自豪地說：「妳能長出蝴蝶斑嗎？」

但在東方沒有人會認為蝴蝶斑很美。女人們更希望自己有光潔而白皙的面容，因為它不僅給人美感，而且也使自己精神愉快，有益於身心健康。但是，如果自己臉上停留了一隻或更多的褐色的「蝴蝶」，她們的心情可想而知。

她們該怎麼辦呢？有何妙方去除蝴蝶斑？

蝴蝶斑，亦稱肝斑、黃褐斑，是常見的色素沉著性疾病。蝴蝶斑多與內分泌，尤其是性激素失調有關，最常見於孕期的婦女。

蝴蝶斑形成的原因很多，當人體肝臟或腎臟功能不佳而又過多接受紫外線照射時，面部極易生出蝴蝶斑。蝴蝶斑還與遺傳造成的蝴蝶斑體質有關。

另外，精神因素、慢性消耗性疾病、婦女妊娠期和某些劣質化妝品刺激都易發生本病。蝴蝶斑與飲食也有著密切關係。專家們認為，飲食中長期缺乏穀胱甘肽，可使皮膚內的酪胺酸形成 L —多巴，進而氧化成多巴素，形成黑色素，從而發生色素沉著。因此，合理飲食對防治蝴蝶斑有一定效果。

現在有不少藥物、化妝品都稱能去除蝴蝶斑，但效果並不理想，那麼，我們來試一試用食物除斑吧！

實踐證明，蝴蝶斑患者要經常攝取富含維他命 C 的食物，如柑橘類水果、番茄、青辣椒、山楂、鮮棗、奇異果、新鮮綠葉菜等。因為維他命 C 為氧化劑，能抑制皮膚內 L—多巴的氧化作用，使皮膚內的深色氧化型色素轉化為還原型淺色素，抑制黑色素的形成。因此，經常吃富含維他命 C 的食物，可使色素減退，對防治蝴蝶斑大有益處。

蝴蝶斑產生的原因如為妊娠所致，可在產後半年內自行消失。如果長時間不消退，可在醫生指導下口服維他命 C，每次 2 片，日服 3 次；或口服復合維他命 B，每次 0.2 克，日服 3 次。

此外，蝴蝶斑患者平時不宜過量食用刺激性食品，如酒、濃茶、咖啡等，以免加重病情。

在天然食品中，具有保養皮膚和消除蝴蝶斑功效的食物有許多種。現介紹幾種經臨床驗證確有實效的食療方法。

乾柿去斑法

乾柿子，天天食之，久食有效。功效潤心肺，去黑斑，適用於面部黑斑、蝴蝶斑。（《普濟方》）

番茄汁

每日喝 1 杯番茄汁或經常吃番茄，對防治蝴蝶斑有較好的作用。因為番茄中含豐富的維他命 C，被譽為「維他命 C 的倉庫」。

維他命 C 可抑制皮膚內酪胺酸酶的活性，有效減少黑色素的形成，從而使皮膚白嫩，黑斑消退。

黃瓜粥

【原料】稻米 100 克，鮮嫩黃瓜 300 克，精鹽 2 克，生薑 10 克。

【製作方法】

1. 將黃瓜洗淨，去皮去心切成薄片。
2. 稻米淘洗乾淨，生薑洗淨拍碎。
3. 鍋內加水約 1,000 毫升，置火上，下稻米、生薑，大火燒開後，改用小火慢慢煮至米爛時下入黃瓜片，再煮至湯稠，入精鹽調味即可。
4. 1 日 2 次溫服，可以潤澤皮膚、去斑、減肥。

【功效】現代科學研究證明，黃瓜含有豐富的鉀鹽和一定數量的胡蘿蔔素、維他命 C、維他命 B_1、維他命 B_2 醣類、蛋白質以及鈣、磷、鐵等營養成分。經常食用黃瓜粥，能消除蝴蝶斑，增白皮膚。

檸檬汁

將檸檬攪汁，加冰糖適量飲用。檸檬中含有豐富的維他命 C，100 克檸檬汁中含維他命 C 可高達 50 毫克。此外，還含有微量元素和維他命 B 群等。

由於檸檬中含有檸檬酸、果膠和豐富的維他命 C 等，若製成浴劑應用能使皮膚滋潤光滑。檸檬酸還可防止皮膚色素沉著，也有助於防治此病。

常飲檸檬汁，不僅可以白嫩皮膚，防止皮膚血管老化，消除面部色素斑，而且還具有防治動脈硬化的作用。

桃仁牛奶芝麻糊

【原料】核桃仁 30 克，牛奶 300 克，豆漿 200 克，黑芝麻 20 克，白糖適量。

【製作方法】

1. 將核桃仁、黑芝麻放小磨中磨碎，與牛奶、豆漿調勻，放入鍋中煮沸。
2. 再加適量白糖，每日早晚各吃 1 小碗。

【功效】潤膚悅顏，適用於皮膚蝴蝶斑及皺紋皮膚。

豬腎薏仁粥

豬腎 1 對，去筋膜、臊腺，切碎，洗淨，與去皮切碎的山藥 100 克、粳米 200 克、薏仁 50 克加水適量，用小火煮成粥，加調料調味分頓吃。

豬腎薏仁粥具有補腎益膚功效，適用於色斑、黑斑皮膚。

黑木耳紅棗湯

【原料】黑木耳 30 克，紅棗 20 顆。

【製作方法】

1. 將黑木耳洗淨，紅棗去核，加水適量，煮半個小時左右。
2. 每日早、晚餐後各一次。經常服食，可以駐顏去斑、健美豐肌，並用於治療面部黑斑和形瘦。

【功效】黑木耳可潤膚，防止皮膚老化；紅棗和中益氣，健脾潤膚，與黑木耳同食有助去除黑斑。

胡蘿蔔汁

將新鮮紅蘿蔔研碎擠汁，取 10 ～ 30 毫升，每日早晚洗完臉後，以鮮汁拍臉，待乾後用塗有植物油的手輕拍面部。

此外，每日喝 1 杯胡蘿蔔汁也有去斑作用。因為紅蘿蔔含有豐富的維他命 A 原。維他命 A 原在體內可轉化為維他命 A。維他命 A 具有滑潤、強健皮膚的作用，並可防治皮膚粗糙及蝴蝶斑。

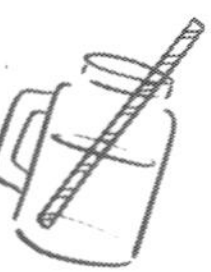

冬瓜汁

將冬瓜藤熬水用來擦臉、洗澡，可使皮膚滋潤、消除蝴蝶斑。

金盞花葉汁

金盞花葉汁也有護膚除斑的功效。將金盞花葉搗爛，取汁擦塗臉部，既可消除蝴蝶斑，又能清爽和潔白皮膚。

山楂橘皮飲

山楂、橘皮各適量，加水共煮，待涼，用紗布濾渣取汁加蜂蜜調用。

美膚汁

【原料】雪梨 100 克，甘蔗 200 克，葡萄 300 克，蜂蜜 100 克。

【製作方法】

1. 將雪梨、甘蔗、葡萄洗淨攪汁去渣，與蜂蜜混合裝瓶備用。
2. 早晚各吃 10 毫升，用開水兌飲。

羊奶蒸蛋

【原料】羊奶 250 毫升，蛋 2 顆，冰糖 50 克。

【製作方法】用清水適量將冰糖煮溶，倒入羊奶煮沸，打入蛋，攪拌均勻煮沸，即可食用。

三仁美容粥

【原料】桃仁、甜杏仁、銀杏仁各 10 克，蛋 1 顆，冰糖 10 克，粳米 50 克。

【製作方法】

1. 將桃仁等 3 味研成細末。

2. 粳米淘洗乾淨，放砂鍋內，加桃仁等 3 味中藥細末和適量水，大火煮沸，打入蛋，改用小火煨粥。
3. 粥成時加入冰糖調勻。每日 1 劑，早餐食用。20 劑為 1 個療程，間隔 5 日後可接著用下 1 個療程。

【功效】此粥具有活血化淤、潤腸通便、護膚美膚的功效。老年人常服此粥能減少色素斑，延緩皮膚衰老。

消斑飲

【原料】黃豆、綠豆、紅豆各 100 克，白糖適量。

【製作方法】

1. 將上述三種豆洗淨浸泡至脹後混合搗汁，加入適量清水煮沸。
2. 用白糖調味飲服，1 日 3 次。

蒲公英花水

蒲公英花水也能用於除斑，取一把蒲公英，倒入一茶杯開水，冷卻後過濾，然後以蒲公英花水早晚洗臉，可使面部清潔，少患皮炎。

冬瓜蓮子飲

【原料】冬瓜子仁 10 克，蓮子 10 個，白芷 6 克，蜂蜜適量。

【製作方法】

1. 將各味中藥放入砂鍋中，加水 500 毫升。
2. 先用大火煮開，再用小火煮 15 分鐘。
3. 去渣取汁，飲時調入蜂蜜。

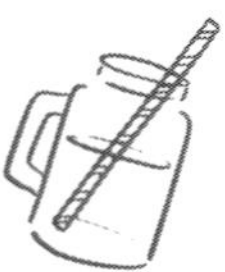

紅豆燕麥飲

【原料】紅豆 16 克，燕麥 30 克，百合、紅糖適量。

【製作方法】

1. 將紅豆洗淨，放入鍋內加水煮至七成熟。
2. 加入燕麥、百合，煮至爛熟。
3. 服時加入紅糖。

【功效】營養不良也會引起面部色斑。儘管現代人衣食無憂，但膳食不平衡，比如偏食或因為減肥而刻意節食也是導致營養不良的重要原因。不少女人因為怕胖而不吃主食，殊不知主食中含有豐富的維他命 B，而維他命 B 缺乏也會引起皮膚色素沉著。紅豆、燕麥中含有豐富的維他命 B 群，而且紅豆還有利水減肥的功效，怕胖的女人不妨一試。

芝麻胡桃飲

【原料】胡桃仁 15 克，黑芝麻 10 克，牛奶、豆漿各 100 毫升，紅糖適量。

【製作方法】

1. 將胡桃仁、黑芝麻研成細末。
2. 和牛奶、豆漿一起煮沸。
3. 服時加入紅糖。

【功效】胡桃仁、黑芝麻既是美食，又是補腎養血、駐顏強身的常用中藥。胡桃仁和牛奶還有很好的安眠作用，讓妳越睡越美麗！

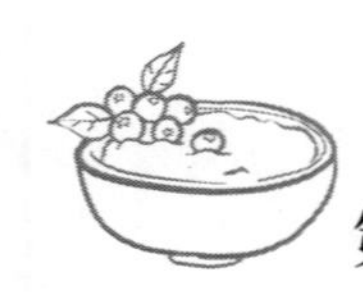

三色褪斑湯

【原料】黑木耳 15 克，白木耳 15 克，紅棗 10 粒，黑棗 10 粒，蜂蜜適量。

【製作方法】

1. 將黑木耳、白木耳用沸水泡開，洗淨、去蒂；紅棗、黑棗洗淨去核。
2. 放入鍋中，加水 500 毫升，先用大火煮開，再用小火煮至木耳軟爛。
3. 服時調入蜂蜜。

【功效】黑、白、紅，這道湯光看起來就是很好的享受。據《本草綱目》記載，黑木耳活血化淤，可以去除「面上黑斑」，還有潤膚和防止皮膚老化的功能。紅棗更有「天然維他命庫」的美稱。黑棗如果買不到也可以不用，只用黑木耳和紅棗煮湯也行。

地黃枸杞飲

【原料】地黃 15 克，枸杞 15 克，蜂蜜適量。

【製作方法】

1. 將兩味中藥放入砂鍋中，加水 500 毫升。
2. 先用大火煮開，再用小火煮 15 分鐘。
3. 去渣取汁，飲時調入蜂蜜。

【功效】很多人喜歡吃辣的食物，如水煮魚等。可是中醫認為，辛辣的食物性質偏熱，吃得太多會上火，使皮膚長痘痘或出現斑點。地黃可以清熱解毒，枸杞是滋陰養血佳品，清熱與滋補兼收，愛吃辣的人用它們來代茶飲很合適。這個處方出自《太平聖惠方》，是古代的美容驗方，據說長期服用可以使臉部的各種斑點消退。

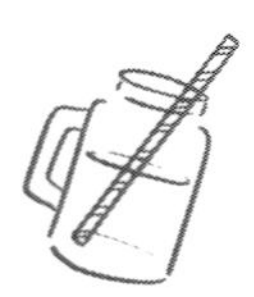

不必去做拉皮手術的飲食妙方

不知不覺，皺紋爬上了中年女人的臉。怎麼辦，去拉皮嗎？

皺紋是皮膚老化的象徵，可以透過飲食療法達到防皺、去皺的目的。有些食物富含某種特殊成分，這些成分有的能延緩皮膚老化過程，有的能強化纖維母細胞構成，因而有助於消減皺紋。

保持皮膚彈性的纖維母細胞，其主要構成物是硫酸軟骨素，因此，多吃一些富含硫酸軟骨素的食物，對皮膚的防皺有一定的作用。如雞皮、魚翅、鮭魚頭、鯊魚軟骨等食物中，硫酸軟骨素含量高，能強化纖維母細胞的構成，進而造成防皺、去皺的目的。

核酸是傳遞生命資訊的物質，被譽為「保春藥物」。它能延緩衰老，健膚美容，可以消退皮膚的皺紋，消除老年斑，使乾燥粗糙的皮膚變得光滑。富含核酸的食物有魚、蝦、動物肝臟、蘑菇、木耳及花粉等。同時服用維他命 C 或食新鮮蔬菜、水果，有利於核酸的吸收。

肉皮能改善皮膚儲水功能低下的組織細胞活力並促進膠原蛋白的合成。透過體內與膠原蛋白結合的水去影響某些特定組織的生理功能，達到滋潤肌膚、消減皺紋的目的。

抗皺養顏的食品有很多，透過食補來延緩衰老，保持青春和美貌的方法很多，下面介紹幾種。

紅棗抗皺茶

【原料】生薑 500 克，紅棗 250 克，沉香、丁香各 25 克，茴香 200 克，鹽 30 克，甘草 150 克。

【製作方法】

1. 將上述食物集中放在一起搗成碎末，和勻備用。
2. 每日清晨開水泡 10 克，當早茶飲用。

【功效】該茶具有消除皺紋、容顏不老之功效。

紅棗靈芝湯

【原料】鵪鶉蛋 12 個，靈芝 60 克，紅棗 12 個，白糖適量。

【製作方法】

1. 將靈芝洗淨，切成細塊；紅棗（去核）洗淨；鵪鶉蛋煮熟，去殼。
2. 把全部原料放入鍋內，加適量清水，大火煮沸後，小火煲至靈芝出味。
3. 加白糖適量，再煲沸即成。

【功效】該湯具有補血益精、改變膚色、減少皺紋之功效。

果蔬去皺美容汁

【原料】芹菜、花椰菜、番茄、葡萄、柚子、橘子、蜂蜜、牛奶各適量。

【製作方法】

1. 將芹菜、花椰菜、番茄、柚子、橘子一起榨汁，葡萄單獨榨汁備用。將蜂蜜和牛奶加溫水調勻。
2. 將以上原料混合均勻即可飲用。每日 1 ～ 2 次。

【功效】經常服用具有豐肌澤膚及減輕皮膚皺紋之功效，使皮膚嫩白紅潤，富有光澤。

地黃雞肉粥

【原料】熟地黃、枸杞各 20 克，甘菊花 10 克，雞胸肉 100 克，粳米

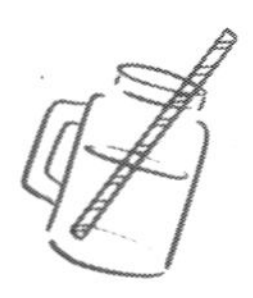

60 克，細鹽、生薑末、味精、蔥花各適量。

【製作方法】

1. 將雞胸肉洗淨，剁成肉泥，備用。
2. 將熟地黃等 3 味中藥水煎 2 次，取汁，備用。
3. 粳米洗淨，放砂鍋內，加入藥汁與雞胸肉，小火煨粥，粥成時加入細鹽、蔥花、生薑末與味精調勻，再煮片刻即成。

【用法】每日 1 劑，作為早餐，1 次趁熱吃完。每 20 劑為 1 個療程，間隔 5 日後可開始下一個療程。

【功效】具有和血益膚、滋補肝腎、烏髮固齒之功效，久服有抗皺抗衰老的作用。

百合紅棗銀杏羹

【原料】百合 50 克，紅棗 10 顆，銀杏 50 克，牛肉 300 克，生薑，鹽少許。

【製作方法】

1. 將新鮮牛肉用滾水焯過之後，切薄片，備用。
2. 銀杏去殼，用水浸去外層薄膜，再用清水洗淨，備用。
3. 百合、紅棗和生薑分別用清水洗乾淨。紅棗去核；生薑去皮，切兩片，備用。
4. 砂鍋內加入適量清水，先用大火煲至水滾，放入百合、紅棗、銀杏和生薑片，改用中火煲百合至將熟，加入牛肉，繼續煲至牛肉爛熟，即可放入鹽少許，盛出即食。

【功效】補血養陰，滋潤養顏，潤肺益氣，止喘。

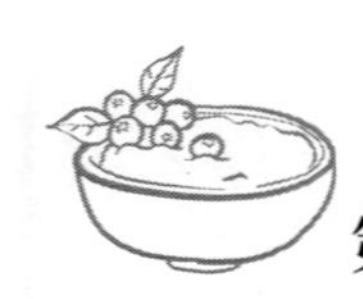

葡萄綠茶飲

【原料】葡萄 100 克，綠茶 1 包，蜂蜜適量。

【製作方法】

1. 將葡萄洗淨，整粒用攪拌機打碎。
2. 綠茶用沸水沖泡後，加入冰塊。
3. 將冰綠茶與葡萄汁混勻，飲時加入蜂蜜。

【功效】葡萄是大自然為人們的健康和美麗獻上的一份厚禮。葡萄包含鞣酸及脂肪酸油脂，對皮膚極具柔軟及保溼功能。葡萄果肉含有新陳代謝不可或缺的水溶性維他命 B、糖分、鋅、鈣、磷、鎂等許多讓有機組織正常運行的微量元素。葡萄中還含有抗氧化因子，對心血管疾病有很好的預防作用。然而葡萄最精華的部分是它的外皮和籽，法國波爾多大學的馬斯奎勒（Jack Masquelier）博士發現，葡萄籽中含有一種名為 OPC 的物質，它的抗氧化能力是維他命 C 的 20 倍，維他命 E 的 50 倍。而且葡萄籽進入人體後，容易被吸收，這對增強人體免疫力，延緩皮膚衰老效果甚佳。所以吃葡萄不僅要不吐皮，還要不吐籽。

抗皺核桃飲

【原料】核桃仁 5 克，杏仁 5 克，補骨脂 5 克，紅棗 3 顆，蜂蜜適量。

【製作方法】

1. 將核桃仁、杏仁放入攪拌機內，加水，打碎。
2. 補骨脂、紅棗加水適量，先用大火煮開，再用小火煮 15 分鐘。
3. 與核桃仁、杏仁汁混合，飲時加入蜂蜜。

【功效】補骨脂是傳統的補腎助陽中藥，有延緩衰老的作用，適合於平常怕冷、愛喝熱水、手腳冰涼、體質較弱的女人。

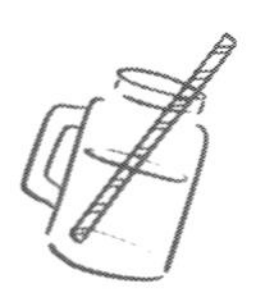

容顏憔悴可用溫陽食物來改善

中醫學認為，陽氣是具有很強活力的精微物質，它處於不斷的運動之中，流行於人體全身的各個臟腑、器官、組織，時刻推動和激發著人體的各種生理活動。若陽氣不足，臟腑的生理功能就會低下，人體內的熱量明顯不足，氣血循環不暢，容易形成淤滯，不僅會出現體寒肢冷，手足不溫，面色黯淡、蒼白等陽虛的徵象，而且會造成黑色素沉積，產生斑點，有礙觀瞻。

溫陽，就是透過服用具有補陽作用的食物、藥物或者藥膳，補充體內陽氣，提高臟腑功能，加快新陳代謝，改善微循環。一旦氣血運行暢通了，既能緩解面色蒼白、形寒肢冷的症狀，又能阻止黑色斑點的沉積，使面容更加美麗青春。面色黯淡、有黑斑者服用溫陽食物或補陽的藥膳更為適宜。

溫陽藥膳是指選用具有溫陽作用的中藥，如鹿茸、胎盤、杜仲、韭菜子、肉蓯蓉、補骨脂、冬蟲夏草、仙茅、淫羊藿、菟絲子、蛤蚧等，配以一定的食物，經烹調而成的食品。食用後具有溫陽補腎、強身壯體的功效，而使體內的熱量增多，手足溫暖，面色也隨之變得紅潤光澤。

溫陽食物的屬性一般偏溫、偏熱，具有溫陽散寒的作用，內火偏旺、大便乾結、口臭者不宜服用。常用的補陽類食物有：鹿肉、羊肉、麻雀肉、對蝦、黃鱔、海參、韭菜、香菜、芥菜、四季豆、南瓜、龍眼、荔枝、石榴、烏梅、桃子、栗子、核桃仁、蔥、生薑、桂皮、茴香等。

要潤澤細膩請選擇滋陰食物

中醫學認為，津液含有豐富的營養物質，對人體有滋潤與濡養作用。津液散布肌表，則能滋養肌膚毛髮。肌膚柔嫩、細膩光滑，肌肉豐滿，頭髮光澤，這是健美的顯示，也說明體內臟腑功能正常、津液充盛、血脈通暢。如果身體虛弱，勞累傷陰，臟腑失調，津液不足，就必然反映到體表，可見面容憔悴、面色蒼老晦暗、皺紋滿布、皮膚彈性減弱，甚至表現出未老先衰、毛髮早脫等。

滋陰，就是透過服用補陰的食物、藥物或者藥膳，補充人體津液的不足，用以改善肌膚因缺水而乾燥、粗糙的狀況。津液不足者，千萬不要忽視補充津液。經過一段時期的滋陰調養，會驚喜地發現，妳的膚色變得如此紅潤細膩。

滋陰藥膳是指選用具有滋陰作用的中藥，如西洋參、沙參、石斛、天門冬、麥門冬、枸杞、山茱萸、地黃、女貞子、龜甲、鱉甲、蛤士蟆等，配以一定的食物，經烹調而成的食品。食用後具有滋陰補腎、填精生髓的功效，而使皮膚水分增多，皺紋減少，面容變得滋潤光滑。

滋陰食物的屬性一般偏涼、偏寒，具有清虛火的作用，脾胃虛寒、胃脘經常疼痛、大便溏薄者不宜多吃。常用的滋，陰食物有：鱉、龜肉、豬皮、老鴨肉、蛋、銀耳、小麥、優格、蜂乳、燕窩、蘿蔔、菠菜、白菜、莧菜、綠豆、甘蔗、茭白筍、西瓜、香蕉、桑椹、柿子、銀杏等。

補益氣血可使面容紅潤光澤

中醫學認為，氣血是構成人體和維持人體生命活動的基本物質。氣對人體具有十分重要的多種生理功能，反映了人體臟腑組織各種不同的功能活動。血對人體有營養、滋潤的作用，全身各臟器、組織都在血的濡養作用下發揮其生理作用。血液中的營養物質必須透過氣的推動作用，循著經脈運行於全身。氣血充足，身體強健；氣血不足，則身體虛弱。

氣血的盛衰可以從面色、肌肉、毛髮、皮膚等方面反映出來。氣血旺盛者，表現為面色紅潤，肌肉豐滿壯實，肌膚毛髮富有光澤。當血虛或濡

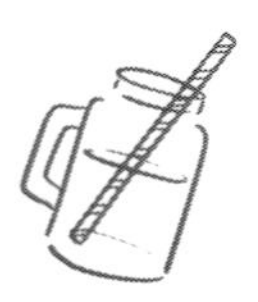

養作用減弱時，除引起臟腑功能低下外，還可見到面色無華或萎黃、肌膚乾燥、肢體麻木等。氣虛不足以運血，皮膚微循環淤滯，則面色晦暗或蒼白無華。因為氣血的盛衰對面容有直接影響，而面部色澤也反映了人體的氣血狀況，所以要想面容紅潤光澤，別忘了補益氣血。

補氣美容的食物

中醫學認為，勞者氣傷，思者氣結。所以氣虛最容易在人的身上呈現出來，如食慾不振、久瀉不癒、短氣、容易疲勞、精神不佳、易感冒、多汗、面色蒼白無華等都是氣虛的表現。平時多吃一些補氣的藥膳或食物，就能防治以上症狀，使身體變得健康。

補氣藥膳是指選用具有補氣作用的中藥，如人蔘、白朮、黨参、山藥、黃耆、甘草、黃精等，配以一定的食物，經烹調而成的食品。

補氣類食物有：牛肉、羊肉、雞肉、鴿肉、鯽魚、泥鰍、鵪鶉、黃鱔、牛蛙、鱒魚、青魚、粳米、花生、扁豆、栗子、蓮子、紅棗、香菇、南瓜、麥芽糖等。

養血潤澤的食物

血虛者表現為面色萎黃、憔悴。平時多服用補血的藥膳或食物，能使面色變得紅潤光澤。

補血藥膳是指選用具有補血作用的中藥，如何首烏、當歸、芍藥、熟地黃、阿膠、川芎、酸棗仁、雞血藤等，配以一定的食物，經烹調而成的食品。另外，血液循環不息，滋養全身，全依賴於氣的推動作用，因此，血虛者常伴有氣虛的症狀，在補血藥膳中往往是氣血雙補，以發揮生血養血的作用。

補血類食物有：烏骨雞、羊肝、豬肝、雞肝、牛筋、鯽魚、牛奶、雞

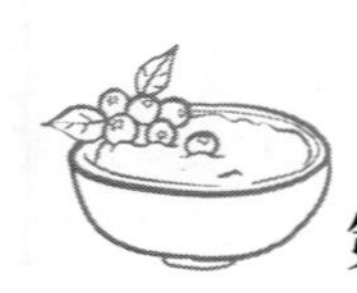

蛋、紅蘿蔔、金針花、芝麻、龍眼肉、花生、紅豆、蓮子、紅棗、葡萄、草莓、糯米等。

補腎可防止容顏早衰

中醫學認為，腎是人體全身陰陽的根本，對人體的生長發育與生殖有著重要作用。腎中精氣虛弱是人體衰老的主要因素。隨著腎中精氣的逐漸旺盛，人體從稚童進入青春期；伴隨腎中精氣的逐漸衰退，人體從中年步入老年。因此，腎中精氣是人體生、長、壯、老、亡的根本。青春長駐、年至花甲還能擁有白皙紅潤、纖細柔嫩的肌膚是人們所嚮往、追求的，而能延緩衰老，腎精在其中有重要作用。一般腎精充足、體質健康者，其衰老的程度遠遠低於腎精不足、體質虛弱者。在現存的文獻中，如慈禧、光緒所用的延壽諸方，其重點也多在補腎養精。因此，補腎在養顏中尤其重要。要想青春長駐，請不要忽視平時的補腎。

健脾會讓妳年輕十歲

中醫學認為，脾為後天之本。脾功能的正常與否，與面容有著直接關係。脾臟具有消化飲食，化生、吸收和轉輸水谷精微的生理功能，而水谷精微又是人自出生以後維持生命活動所需要營養物質的主要來源，也是生成氣血的主要物質基礎，所以說，脾為後天之本，氣血生化之源。若脾的運動功能減退，則食物無法好好消化，水谷精微不能很好地吸收和運輸，人體就會出現消瘦、面色萎黃、肌膚枯槁等症狀。此時，可透過健脾的方法，服用具有健脾作用的食物和藥物。脾的功能一旦恢復正常，容顏就會變得紅潤光澤，非常美麗。

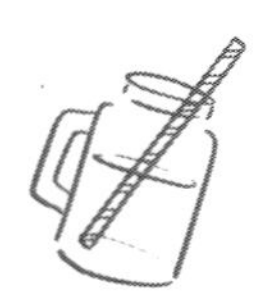

女人三十也要「一枝花」

步入 30 歲之後，女性身體開始走下坡路，逐漸走入了生命的「多事之秋」：皮膚慢慢失去彈性，身材開始變胖，骨骼中鈣質含量也開始逐漸下降……

營養家告訴我們，真正促使我們衰老的物質是人體的新陳代謝中產生自由基。外界因素及不良生活方式也會使身體產生自由基。

當身體無法維持抗自由基系統和自由基的平衡狀態時，我們的皮膚就會失去彈性、失去光澤，甚至出現皺紋，使我們變得衰老。

那麼，什麼因素可以導致人體的衰老，我們應該怎樣有針對性地進行預防呢？

為此，營養學家告訴我們：

新鮮蔬果中的維他命胡蘿蔔素是抗衰老的最佳食品：維他命 C、E 以及胡蘿蔔素是抗衰老的最佳元素。

胡蘿蔔素能保持人體組織或器官外層組織的健康，而維他命 C、E 則可延緩細胞因氧化所產生的老化，讓青春容顏盡量「經久不衰」。這些抗氧化物大多藏身於富含纖維的新鮮蔬果中，除了幫助消滅促使我們衰老的自由基外，還能促進大直腸健康，幫助排毒。

魚蝦、豆類製品中的蛋白質也是理想的食物：蛋白質關係著我們人體組織的健康修復以及免疫功能的維持。

但要注意，動物性肉類通常伴隨著不少的飽和脂肪，讓妳長胖，因此建議減少食用動物性肉類食物，可以低脂乳製品類、豆類和魚蝦類為主要蛋白質來源。

在這裡我們向妳推薦以下幾種有抗衰老作用的食品和蔬菜和菜單，它們並不是什麼名貴的補品，都是最常見的家常食物，製作起來也很簡單，

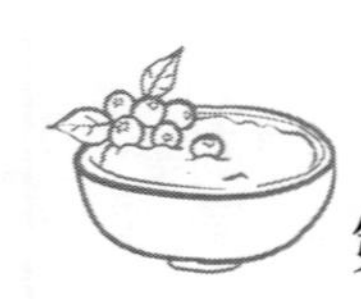

妳可以透過最簡便的飲食保養，延緩自己生命的衰老，讓生命自己充滿熱情、充滿活力，永保青春。

人見人愛的綠色蔬菜：花椰菜

花椰菜富含抗氧化物維他命 C 及胡蘿蔔素，十字花科的蔬菜已被科學家們證實是最好的抗衰老和抗癌食物，而魚類則是最佳蛋白質來源。

推薦菜單：鯉魚豆豉花椰菜

【原料】鯉魚1大片，花椰菜，蔥、薑、蒜、豆酥、鹽、味精、料酒、糖、胡椒粉、花生油適量。

【製作方法】

1. 鯉魚用適量鹽、料酒、糖醃一下，然後上籠蒸 8 ～ 10 分鐘，取出。
2. 上鍋，倒入油，燒熱，放入蔥末、薑末、蒜末和搗碎的豆酥炒香，再用鹽、味精、胡椒粉調味，待豆酥炒酥後澆到蒸熟的鯉魚上。
3. 花椰菜用鹽水焯熟，放在鯉魚周圍即成。

用鹽水焯熟的花椰菜，其營養成分基本上沒有被破壞，可充分地被人體吸收。

營養豐富的抗衰老食品：各種魚類及其他

抗衰老食品中最重要的是蛋白質。各種魚肉中，富含大量蛋白質。青椒和紅辣椒也是維他命 C 含量最豐富的食物（100 克青椒含有 100 毫克維他命 C），而富含維他命 E 最豐富的食物就數堅果類（諸如松仁）。

推薦菜單：無味魚鬆

【原料】鯉魚、雞肉、松仁、玉米粒、紅蘿蔔、紅辣椒、青椒，鹽、味精、胡椒粉、料酒、澱粉、花生油適量。

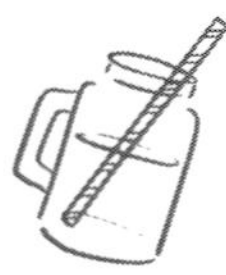
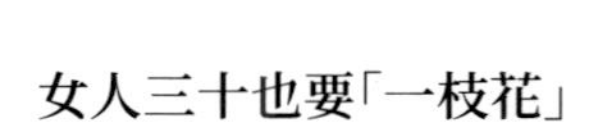

【製作方法】

1. 鯉魚肉、雞肉、紅蘿蔔、紅辣椒、青椒切成小丁，魚丁、雞丁用鹽，味精、料酒調味。玉米粒、紅蘿蔔丁、紅辣椒丁、青椒丁用沸水焯一下，待用。
2. 雞丁、魚丁分別過油後撈起。
3. 上鍋，倒入少許油，放入魚丁、松仁和蔬菜丁一起炒，用鹽、味精、胡椒粉調味，最後用澱粉勾芡，裝入盤子的一邊。
4. 再用炒魚丁的方法炒雞丁，並把炒好的雞丁盛入盤子的另一邊即可。

鯉魚是魚類中營養成分比較豐富的一種，與雞丁、蔬菜丁混炒，美味可口。

西洋人最早認識的美味食品：洋蔥

洋蔥可清血，降低膽固醇，抗衰老，而海鮮能提供大量的蛋白質，同時富含鋅。

推薦菜單：洋蔥海鮮湯

【原料】洋蔥、魷魚、蝦仁、蟹肉棒、草菇，蛋 3 顆，鹽、味精、胡椒粉、料酒、清湯適量。

【製作方法】

1. 蛋打散，加鹽、味精、胡椒粉、清湯拌勻，蒸熟取出待用。
2. 分別將碎洋蔥、草菇片、海鮮段焯熟，撈起後放在蒸好的蛋上。
3. 鍋內放清湯，用鹽、味精、胡椒粉、料酒調味，煮開後澆在海鮮及蛋羹上即成。

很少有人想起要用洋蔥來做湯，其實，洋蔥湯的營養，在湯中是人們吸收得最好的方法之一，妳不妨試試看。

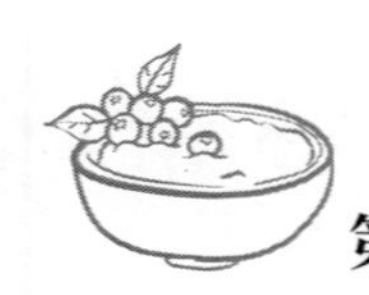

最常見的抗衰老食品：高麗菜

高麗菜亦是十字花科的蔬菜，維他命C和維他命B群含量很豐富，高麗菜含有較多的微量元素鉬，能抑制亞硝胺的合成，因而具有一定的抗癌作用。同時富含纖維素，能促進腸胃蠕動，讓消化系統保持年輕活力，並且助排毒。

推薦菜單：高麗菜炒臘肉

【原料】高麗菜、臘肉少許、青蒜、紅辣椒，鹽、味精、豆豉、沙拉油。

【製作方法】

1. 高麗菜洗淨、切塊。青蒜切段，紅辣椒切塊。
2. 臘肉過水後切成薄片。
3. 高麗菜和臘肉分別用沸水焯一下。鍋內放少許沙拉油，下入臘肉炒香，加適量鹽、味精、豆豉，放入高麗菜和青蒜翻炒數下，起鍋裝盤，擺上紅辣椒做裝飾即成。

高麗菜是最常見的一種蔬菜，各地都有不同的名稱，有的叫做蓮花白，有的叫洋白菜，有的叫甘藍等等。但它的營養價值還沒有引起人們的注意，希望大家以後要多吃它，以常保年輕的狀態。

古老的最佳食品：豆腐

除了魚蝦類，豆腐也是非常好的蛋白質來源。豆腐是低脂肪高蛋白的營養佳品，已被營養學家公認為是最佳保健食品。其實，它還是良好的抗衰老食品。同時，豆類食品含有被稱為異黃酮的化學物質，可減少強有力的雌激素活動空間。若妳擔心自己會患乳癌，可經常食用豆類食品。

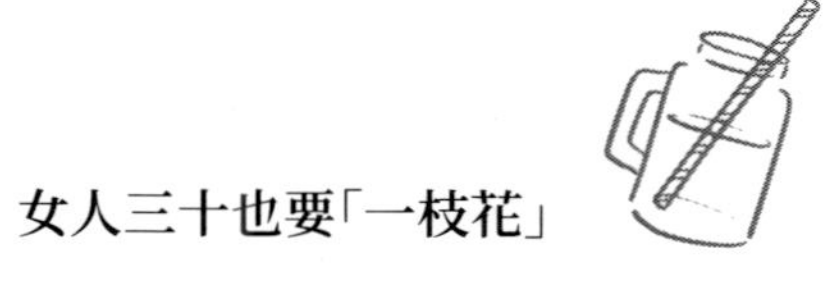

推薦菜單：金銀豆腐

【原料】豆腐、鹹蛋黃，香蔥、鹽、味精、胡椒粉、花生油。

【製作方法】

1. 豆腐切成丁，用鹽水焯一下，裝盤。
2. 鍋內放少許油，放入碎鹹蛋黃炒散，加適量鹽、味精、胡椒粉翻炒 1 分鐘。將炒好的蛋黃澆在加工好的豆腐上，再撒少許蔥花即成。

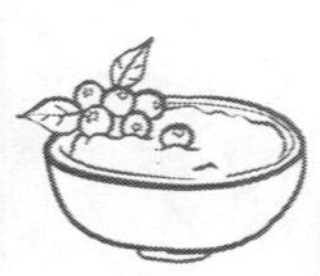

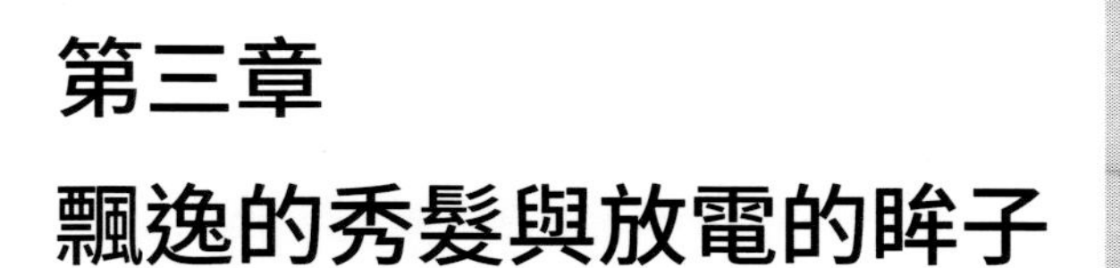

第三章
飄逸的秀髮與放電的眸子

擁有一頭烏黑發亮的秀髮的女人，每一根髮絲都散發出迷人的魅力。國際明星瑪麗蓮．夢露（Marilyn Monroe）、碧姬．芭杜（Brigitte Bardot），她們所以成為具有女性魅力的偶像，除了身體、膚色的無與倫比外，少不了擁有長而飄逸的金髮。童話故事中那風姿飄逸、嬌憨迷人的美人魚，不是也長著長而秀美的頭髮嗎？可見女人秀髮是何等誘人，何等動人。要想成為一個有魅力的女性，一定要呵護好妳的頭髮。

至於一雙顧盼生輝的眼睛，更是女人美麗的窗戶。這扇窗戶是否明淨如水，與女人的美麗指數的關係尤為密切。

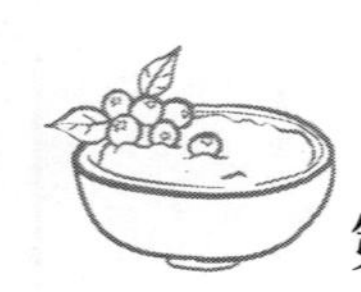

健康的頭髮需要均衡的營養

想要擁有一頭飄逸的秀髮，首先要了解頭髮。頭髮有保護頭部、美化容顏的作用。頭髮中含有鐵、鉛、鋅、鎘、硼、鈣、鈷、銅、鉬、鎳等微量元素，不同種族、不同人的頭髮形態、顏色及所含元素的多少也不盡相同。黑色頭髮含鉬多，紅棕色頭髮含銅、鐵、鈷較多。當頭髮中鎳的元素含量增多時，頭髮就會變得灰白。頭髮的形態隨地區環境的不同而有異。生活在溫帶、亞熱帶的黃種人多為直髮，熱帶的黑種人多系螺旋狀捲髮，而白種人頭髮多為波浪狀。頭髮也和皮膚一樣分油性、乾性和中性，通常頭髮的性質與皮膚性質相同，但也不全然。頭髮的性質取決於頭皮的皮脂腺分泌量。體質因素會影響皮脂腺的分泌。頭髮的密度、粗細、形態、顏色、健康狀況對髮型的選擇與臉型同樣重要，了解頭髮的生理情況對護髮美髮很有幫助。

健康的頭髮有如下特徵：

- 頭髮有自然的光澤。
- 柔順易梳理，不分叉，不打結。
- 用手輕撫時有潤滑感。
- 有彈性和韌性，不易折斷等。

病髮有下列現象：

- 掉髮嚴重，一次大量掉髮。
- 頭髮乾燥枯黃，毫無光澤。
- 髮梢分叉、易斷裂。
- 頭屑多，頭皮癢。

- 頭髮脆弱，容易折斷等。出現上述異常往往是營養不良和水分不足，要及時護理。

「頭髮是內臟的鏡子。」中醫認為：腎主骨生髓，其華在髮，即身體內臟的狀況會在頭髮上表現出來。因此，頭髮的改變是某種疾病的訊號。例如貧血、婦科狀況、甲狀腺機能失常、肝功能障礙、糖尿病等，會引起掉髮、頭皮受刺激等。有時因護理洗滌不當，也會招致頭髮疾病。

總之，女人要想有一頭美麗的秀髮，一定要注意營養均衡。中醫講「髮為血之餘」，因此要注意補腎，補血填精。食物中維他命、礦物質含量要豐富，飽和脂肪酸含量要低，如綠色蔬菜、水果及蛋白質含量多的魚、家禽、豬瘦肉、牛羊肉等。食物中缺銅、鐵，頭髮會早白。輔助治療早少白頭的食物有動物肝臟、蛋黃、黑芝麻、核桃、黃豆等。掉髮多則應補充蛋白質以及鈣、鐵、硫等元素，黑豆、蛋、奶、黑芝麻可多吃，並忌多吃甜食、脂肪，它們會使血液偏酸性，使頭髮乾燥枯黃。總之多吃水果、蔬菜是保護頭髮的有效方法之一，是保持自己青春亮麗的有效途徑。

秀髮飄飄與食物大有關係

頭髮與身體其他部位一樣，每天也在進行新陳代謝，要使頭髮保持健康美麗，除了要做好梳、洗、理之外，還要注意供給頭髮充足的營養。秀髮中的營養元素主要有以下幾方面。

蛋白質

蛋白質是維持一頭秀髮的主要原料。飲食中蛋白質攝取不足，會使人營養不良。頭髮營養不良則毛根萎縮，頭髮變細，失去光澤，並容易掉髮。

因此每人每天攝取自己的體重（公斤）乘上 1.2 公克的蛋白質，如此才可以使頭髮生長良好。蛋白質在奶類、蛋類、瘦肉、魚、豆製品中含量豐富。

維他命 A

維他命 A 和維他命 B 群也是維持一頭秀髮的重要營養元素。這是因為維他命 A 能維持人體皮膚和皮下組織的健康，缺乏維他命 A 會使皮膚下層細胞變性壞死，皮脂腺不能正常分泌，皮膚變得乾燥、粗糙和角質化，毛髮生長不良甚至脫落。

維他命 A 在動物肝、蛋黃、魚肝油中含量豐富。另外，在紅蘿蔔、番茄、油菜、玉米、黃豆中也富含胡蘿蔔素，它在人體中能轉變為維他命 A 供身體利用。

維他命 B

維他命 B 的主要生理功能是參與人體的物質代謝，如缺乏維他命 B_1，會影響末梢神經的營養代謝，從而影響頭皮的正常代謝，影響頭髮的生長。維他命 B 群在綠葉蔬菜、穀類外皮、胚芽、豆類、酵母中含量豐富。

微量元素

微量元素與頭髮的健康有密切關聯。碘是合成甲狀腺激素的重要原料，甲狀腺激素對頭髮的光亮秀美有很好的效果，如果分泌不足則頭髮枯黃無光。因此飲食中要適當吃一些海帶紫菜、海魚海蝦等含碘較多的食品，使頭髮滋潤健康。

鋅，參與體內多種酶的組成，缺鋅是引起掉髮的重要原因，鋅在海鮮、牛奶、牛肉、蛋類中含量較多。

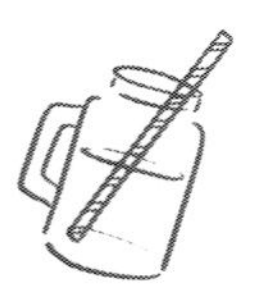

海產讓妳的黑髮輕舞飛揚

一個人的頭髮之枯榮，在一定程度上反映出人體的營養狀況。除去生理性衰老引起頭髮的變化之外，一般認為頭髮濃密、烏黑、有光澤，說明營養狀況良好；反之，頭髮稀疏、枯黃、無光澤，且大量脫落、折斷，則是營養欠佳的表現。與頭髮相關的營養因素，除去熱量、蛋白質、維他命外，還有一個不容忽視的因素 —— 微量元素。

近年來發現，黃頭髮的產生主要是由於酸毒症的存在，而白頭髮的產生主要是由於酸毒症的發展所致。人的體力和精力過於疲勞，吃甜食太多，蛋白質缺乏，尤其是碘元素的缺少，都會助長自身發生酸毒症。

眾所周知，海產含有多種維他命，膳食纖維和礦物質，不僅營養價值頗高，而且，還是防治甲狀腺腫瘤的良藥。

海帶

海帶中的碘極為豐富，此元素為體內合成甲狀腺素的主要原料。而頭髮的光澤就是由於體內甲狀腺素發揮作用而形成的。「頭髮質素」和所含有的角質成分，要從含硫的蛋白質中吸取，而蛋白質又是使頭髮產生光澤的重要物質。

海帶中除含有碘、鈣、硫之外，還含有鐵、鈉、鎂、鉀、鈷、磷、甘露醇和維他命 B_1、B_2、C 等多種物質。這些營養物質對美髮皆大有裨益。常吃海帶，對頭髮的生長、潤澤、烏黑、光亮都具有特殊的功效。海帶中含有多醣，是醣的一種形式。而多醣能降血脂，故愛美的女士多吃海帶不僅可以美髮，還有減肥、降血脂的作用。

海帶的用途很廣，除了藥用以外，它還是人們喜愛的食品。我們平常食用的海帶，是它的乾製品。人類食用海帶，大約已有1,500年的歷史了。

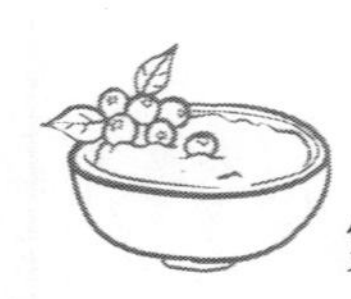

海帶所以被人們當作蔬菜食用，因為它有極高的營養價值，如果與營養價值很高的菠菜、油菜相比，海帶的蛋白質、多醣、鈣、鐵的含量，要超出幾倍甚至幾十倍。

紫菜

紫菜的營養十分豐富，自古就是養顏的佳品。紫菜富含胡蘿蔔素、維他命B群、蛋白質、碘、磷等多種營養成分，此外，紫菜所含的脂肪比海帶多8倍，蛋白質比蘑菇多9倍，所含磷質也居菌類之首。據現代醫學證明，碘可以刺激甲狀腺分泌甲狀腺素，甲狀腺素可使頭髮烏黑秀美。

紫菜還有化痰、清熱的功效。

鯉魚

鯉魚肉質十分細嫩可口，易被消化和吸收。女人應以吃雌性鯉魚為宜，有健脾益腎之功效，對健脾腎、黑髮、悅顏有較好功效。

海參

自古就是美味佳餚和美顏佳品，海參富含多種營養成分，其中微量元素釩可以協助鐵元素輸入肝臟，而被充分利用生成血紅素；硫酸軟骨素為珍貴的抗衰老美膚物質，有養血潤膚、補腎益精等功能。海參含碘也十分豐富，碘對美顏烏髮的功效顯著。

讓頭髮吃點蛋白

都說：女人的柔情藏在秀髮裡，事實上，烏黑亮麗的秀髮也的確有它的獨特的魅力存在。

市面上所售的洗髮精，往往因為藥性過強，而連帶的將頭髮上的營養成分洗去，使得頭髮失去光澤，而且容易分岔斷裂。因此，除了要注意頭

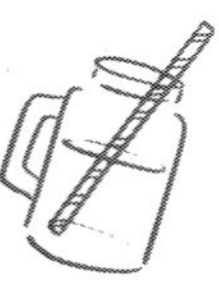
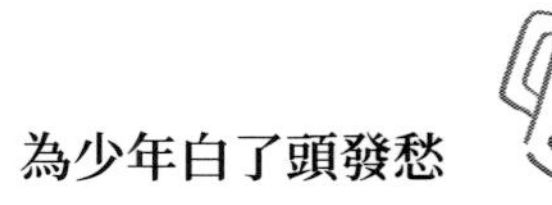

髮的清潔外，也要注意髮質的保養。蛋白質即是最佳的保養品。

首先，準備兩顆蛋，將蛋清打在小盆子中，用手蘸取，揉搓在頭髮上，然後蓋上熱毛巾，使營養成分透人頭髮中，經過五六分鐘以後，用溫水清洗乾淨即可。要注意的一點是，包頭的熱毛巾不能太燙，否則抹在頭髮上的蛋清會因此而凝固。如果嫌麻煩，亦可以將蛋黃與蛋清一起打入盆子中，打散均勻後，再抹在頭髮上。

每週一次用蛋清來洗頭髮，持續一段時間後，妳的頭髮將會變得烏黑而有光澤。因此，不要再為選擇洗髮精而大傷腦筋，不妨試試這種方法！

為少年白了頭發愁

有人愁白了少年頭，有人少年白了頭愁。妳是否為頭上的白髮而懊惱不已？這裡就為妳介紹一個能治療少年白頭的祕訣 —— 芝麻與何首烏。

首先到中藥店去買「何首烏」（別名「夜交藤」，它的莖像藤一樣的柔軟，每到夜裡，兩根莖便會相交在一起，而白天則互相分離，故得此名）200 克，然後將何首烏的根部洗淨，置於鍋中蒸兩次。

將蒸過的何首烏取出，切成薄片，再放入鍋內，然後加入 250 克炒過的芝麻，並加上蜂蜜，再用弱火慢煮，直到材料變成黏糊狀即可。

以上所做的藥劑，是一個月的分量，做好後最好能裝入清潔的瓶子當中，放在冰箱中保存，以備長久服用。 每天早晚各飲用兩湯匙，效用較快者，頭髮在兩個月後就會有所變化，經過了四個月以後，白髮自然不見，而全部變成黑髮了。

芝麻與何首烏不但適合白髮者飲用，黑髮的人吃了，可以使頭髮更加烏黑而具有光澤。除此之外，芝麻與何首烏也能延年益壽。愈粗大的何首烏，其藥效愈強，所以在選購何首烏時，應盡量挑選比較肥大的。

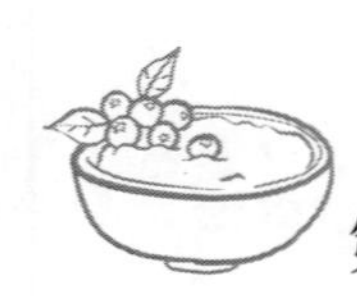

影響頭髮變白的因素有很多，其中包括體質、營養以及情緒等等。而這些因素當中，又以營養的影響力最大。然而，與其由外部給予頭髮營養，還不如直接由食物中攝取養分來改變髮質的迅速。所以，如果妳正為日漸發白的頭髮而懊惱不已，或是家中有白髮遺傳者時，不妨試試看芝麻與何首烏的治療方法。

防治白髮早生的營養粥

菟絲子粥

【原料】菟絲子、茯苓、黑芝麻各 15 克，石蓮肉 10 克，紫米 100 克，食鹽適量。

【製作方法】將上述藥及芝麻洗淨，與紫米加適量水，在大火上煮開後，改為微火煮成粥，加鹽少許。

【功效】滋陰補腎，烏須黑髮。

【用法】食粥，每日 1～2 次，可連服半月。

【應用】適用於腎陰虛引起的頭髮早白者。

桂圓蓮子粥

【原料】桂圓肉 10 克，蓮子 15 克，紅棗 10 顆，粳米 100 克。

【製作方法】四物洗淨，共煮成粥。

【功效】雙補氣血，烏髮榮顏。

【用法】食粥，每日 2 次，連服 1 個月，

【應用】適用於氣血不足引起的掉髮或頭髮早白者。

芝麻粥

【原料】黑芝麻 20 克，粳米 100 克。

【製作方法】將黑芝麻、粳米淘洗乾淨，加水煮粥。

【功效】生津補血，益腎黑髮。

【用法】食粥，每日 1 碗，常年服用。

【應用】適用於腎虛引起的頭髮早白者。

何首烏粥

【原料】制何首烏 30 克，粳米 100 克，紅棗 10 顆，紅糖適量。

【製作方法】先將何首烏切成片，濃煎 30 分鐘去渣，同粳米、紅棗加入砂鍋內煮粥，放入紅糖，再煮一二沸即成。

【功效】補益精血，烏須黑髮。

【用法】食粥，每日 1 碗，常年服用。

【應用】適用於精血虧虛引起的頭髮早白者。

為頭髮做道營養湯

杞子胡桃羊腎湯

【原料】羊腎 2 個，杞子 30 克，地黃 60 克，胡桃肉 60 克，杜仲 60 克，生薑 1 片。

【製作方法】杞子、地黃、杜仲洗淨；胡桃肉用開水燙去衣；羊腎洗淨，切開，去白脂膜，切片，下油起鍋用薑片略炒，把全部用料放入鍋中，加清水適量，大火煮沸後，小火煲 2 ～ 3 小時，調味供用。

【功效】補腎益精，烏須黑髮。

【用法】飲湯食羊腎。

【應用】適用於精血虧虛所致之頭髮易裂易斷。

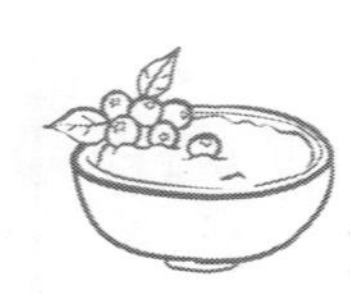

芝麻黑豆泥鰍湯

【原料】泥鰍魚 500 克，黑豆 50 克，黑芝麻 50 克，陳皮 10 克，精鹽適量。

【製作方法】將黑豆、黑芝麻洗乾淨，瀝乾水；將泥鰍剷淨，用精鹽將泥鰍醃過，漂洗乾淨，再用滾水燙過撈起，沖洗乾淨，吸乾水分；陳皮浸軟，洗乾淨。燒鍋下油，將泥鰍煎至兩面微黃，盛起。將清水加入湯煲內燒滾，加入全部材料煲滾後改用小火煲約 3 小時，加入調料調味即可。

【功效】平補氣血，養顏烏髮。

【用法】飲湯食泥鰍。

【應用】適用於顏面皮膚粗糙，頭髮早白者。

養血烏髮湯

【原料】何首烏 20 克，牛肉、黑豆各 100 克，桂圓肉 10 粒，紅棗 10 粒（去核）。

【製作方法】將黑豆在水中浸一夜，然後用少許水將黑豆煮一會，去水，再加入 8 杯清水，將切成塊的牛肉及幾片生薑放在鍋內同煮，水沸時去肥油及泡沫，略煮一會便可以加入何首烏、桂圓肉及紅棗等，再煮 1 個小時，調味供食。

【功效】保肝益腎養血，烏髮養顏。

【用法】飲湯食肉豆。

【應用】適用於頭髮早白或枯黃者。

何首烏雞湯

【原料】何首烏 30 克，烏骨雞肉 250 克，紅棗 10 顆，杞子 30 克。

【製作方法】烏骨雞肉洗淨，切小塊、備用；將以上用料洗淨，與雞

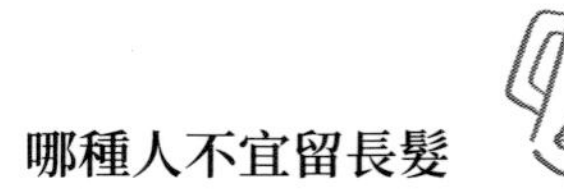

肉一齊放入砂鍋中煮，煮至雞骨熟爛供食用。

【功效】養陰烏髮。

【用法】飲湯食雞肉，早、晚各食 1 次。可常食。

【應用】適用於腎虛頭髮早白者。

食物也能染髮

透過染髮，可使頭髮烏黑透亮，煥發青春之美。現行的以氧化染料為主體的染髮劑，一般分兩劑：第一劑為氧化染料（對苯二胺）；第二劑採用 3% ～ 5% 雙氧水為氧化劑。只要把兩劑混合均勻即能使用。但染髮不能過勤，也不宜長期使用。

為了克服化學染髮的副作用，相關人士提出用食物染髮，其方法：取黑豆 100 克（研碎），食醋 500 克，用醋煮黑豆如稀糊狀，過濾後，用牙刷蘸黑豆醋糊刷頭髮，一日兩次。妳不妨一拭。但如頭髮患毛囊炎或其他皮膚病，不宜用此法。

哪種人不宜留長髮

柔軟秀麗的長髮垂在肩上，給人清新脫俗、溫婉氣質的美感。但並不是人人都適宜留長髮，如以下幾種女人就不宜留長髮。

- **額頭窄，鼻梁低的人**：這種臉型缺乏立體感，如果頭髮垂直經臉部兩側披在肩上，則顯不出五官，額頭也顯得更窄。
- **頸粗脖短的人**：這種人就像頭顱連在肩上一樣，如果將頭髮留長，增加了頭部和肩部的壓縮感更會缺乏挺拔的美感。
- **身體矮胖的人**：頭髮宜燙短，這樣會顯得精神些。如長髮披肩，會顯得更矮。

- **頭髮稀少的人**：若留長髮，會顯得頭髮更少，而不會增加美感。
- **中老年人**：年輕女孩留長髮，顯得青春活潑。但中年以上的婦女，有成熟的韻味，若把頭髮留得長長的，可能會顯得憔悴，未必能增加美感。

盈盈秋波飲食中來

眼睛的結構非常複雜，因此需要有良好的營養來維持，而且要各種營養素全面。如果飲食調養得不好，平時再不注意保護雙眼，就會導致眼睛無神、近視、眼皮腫泡、眼袋下垂、眼周黑圈、眼角出現皺紋。為保護眼睛的秀美，日常飲食中應注意選擇健眼食物，以保證眼睛的營養供給。下面是四類有護理功效的食物。

- **富含維他命 A 的食物**：維他命 A 能保護眼睛的組織、結構，維持眼睛視紫質的正常效能，預防和治療夜盲症、乾眼症。可多選食動物肝臟、腎臟、牛奶、奶油、蛋黃，並多選食能轉換成維他命 A 的綠葉菜、紅蘿蔔、南瓜和各種新鮮水果，多選食含維他命 B_1 的食物。維他命 B_1 能保護視神經，維持正常視力，防止視神經退化，預防白內障及其他眼病。
- **含維他命 B 群豐富的食物**：維他命 B_1 缺乏會促使近視眼的發生，動物肝、腎、瘦豬肉、蛋黃、粗米、粗麵、黃豆、芝麻、大麥、小麥、牛奶、黃鱔、蕎麥、穀胚、麥芽、栗子、豌豆、綠色葉菜等含有豐富的維他命 B_1。維他命 B_2 能保證視網膜和角膜的正常代謝，若缺乏則易出現流淚和眼發紅、發癢等症狀。含維他命 B_2 較多的食品有瘦肉、扁豆、綠葉蔬菜等。
- **富含胡蘿蔔素的食物**：胡蘿蔔素是維他命 A 的前身，在人體內能變成

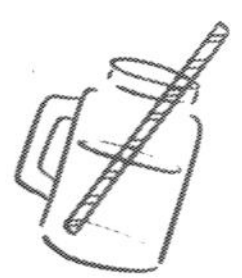

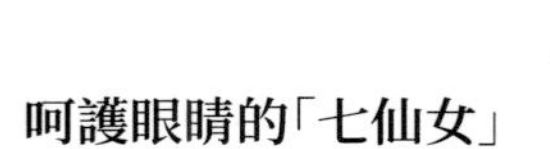

維他命 A。含胡蘿蔔素較多的食物有青豆、南瓜、番茄、紅蘿蔔、綠色蔬菜等。

- Z **富含鈣元素的食品**：鈣可使眼內壓保持正常。當人體內鈣元素含量不足時，眼球壁就會失去彈性，眼內壓降低，從而造成眼睛疲勞。蛋黃、花生、牛奶富含鈣質。

此外，還應多選食清肝明目的清涼食物，如鴨肉、鴨蛋、田螺、黑魚、綠豆、藕、荸薺、冬瓜、茭白、黃瓜、絲瓜、枸杞、枸杞葉、薄荷、生菜、苦瓜、海藻、竹葉、香蕉、梨、柿子、柑橘、桑椹等。

呵護眼睛的「七仙女」

桑椹

桑椹為桑科植物桑樹的成熟果實，含有葡萄糖、果糖、蘋果酸、檸檬酸、鞣酸、胡蘿蔔素、維他命 B_1、維他命 B_2、菸鹼酸、維他命 C、維他命 A、鈣、磷、鐵、鋅及硬脂酸、油酸、花青素等成分。可治療糖尿病、貧血、高血壓、高血脂、冠心病、神經衰弱等病症。有改善皮膚（包括頭皮）血液供應，營養肌膚，使皮膚白嫩及烏髮等作用。

中醫藥學認為桑椹有滋陰補血、生津潤腸、豐肌悅色、黑髮明目等功用。可用於治療陰虧血虛、眩暈目暗、失眠耳鳴、鬚髮早白、皮膚粗糙、津枯腸燥諸症。

桑椹蓮子粥：桑椹 25 克，蓮子 25 克，糯米 50 克。將蓮子去皮、心，研成粉，與粳米煮粥。桑椹洗淨、榨汁，加於蓮子粥中混勻飲用。

熟地黃

熟地黃含地黃素、生物鹼、脂肪酸、維他命 A、蔗糖、果糖、葡萄

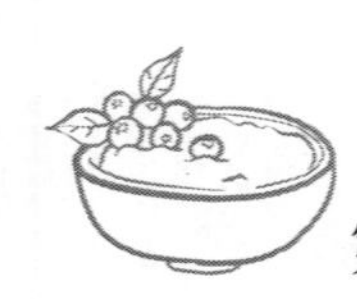

糖、精胺酸、離胺酸、麩胺酸、白胺酸、異白胺酸、豆固醇等成分。有調節血糖、血壓，強心，止血，利血，利尿，改善腎功能，護膚等作用。

熟地黃有養血滋陰、生津補髓、黑髮烏須、澤膚益顏等功效。《本草綱目》在介紹熟地黃時說它可「填骨髓，長肌肉，生精血，補五臟內傷不足……久服，聰耳明目，黑髮烏須，百日面如桃花，三年身輕不老」。

熟地黃車前飲：熟地黃 10 克，車前子 10 克，菊花 10 克，麥冬 10 克，煎水代茶飲，有明目的功效。

沙苑子

沙苑子含有豐富的硒以及銅、鐵、鋅、錳、脂肪、鞣質、維他命 A 樣物質等成分。這些物質都有保護皮膚，使皮膚保持光潔、柔軟的作用和明目的功效。

中醫藥學認為沙苑子有補腎固精、養肝明目、潤膚嫩膚、強腰健骨等功用。《本草彙言》說：「沙苑蒺藜，補腎澀精之藥也。…能養肝明目潤澤瞳人，補腎固精，強陽有子，不烈不燥，兼止小便遺瀝，乃和平柔潤之劑也。」可用於護膚美顏及治療腎虛腰痛、陽痿遺精、頭暈目眩、白帶過多、視力減退諸病症。

沙苑飲：沙苑子 10 克，黃精 10 克，煎水飲用，可補肝明目，延年益壽。

菊花

菊花含有胺基酸、菊甙、腺嘌呤、黃酮類、膽鹼、維他命 A、維他命 B 等，具有抗菌、解熱等功效，對心血管疾病也有顯著的防治作用。菊花在防治老年病方面也有一定的功效。

菊花具有散風清熱、平肝明目、調和血脈的作用，用於治療風熱感

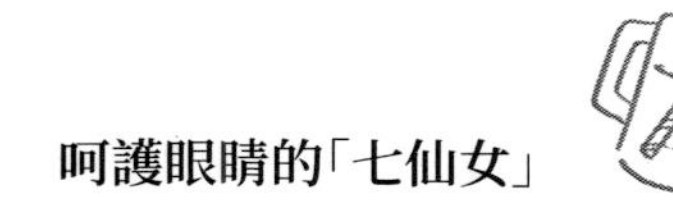

冒、頭痛眩暈、目赤腫痛、眼目昏花以及冠心病、高血壓、動脈硬化、高脂血症等老年性疾病，能達到較好的效果。

桑菊飲：桑葉 6 克，菊花 10 克，用沸水沖泡，代茶飲。這是清代宮廷御醫姚寶生向慈禧太后獻出的驗方，可疏風明目，對慢性眼疾也有治療保健作用。

菊花紅蘿蔔湯：蔥花 6 克，紅蘿蔔 100 克，鹽適量，油 5 克。先將紅蘿蔔洗淨切成片，放入盤中待用。鍋上火，注入清湯，放入菊花、紅蘿蔔、食鹽後煮熟。淋上香油，放入味精，出鍋後盛入湯盆即可。可滋肝、養血、明目，常食可防止眼目昏花。

枸杞

含有維他命 A、維他命 B_1、維他命 B_2、菸鹼酸、維他命 C、甜菜鹼、酸漿紅素等，具有降低血糖、血脂、血壓，抗動脈粥狀硬化，抑制脂肪在肝細胞內沉積，促進肝細胞新生及增強人體免疫力等作用。

枸杞味甘，性平，入肝腎經。它的補益功效重在補陰，能滋陰補血，益精明目，並可抗衰老。適用於腎陰不足引起的虛勞羸弱、陽痿遺精、腰腿痠痛、頭暈耳鳴諸症，亦適用於肝陰血虛的目昏花、夜盲、視力下降、迎風流淚等眼疾。

- **杞菊明目飲**：枸杞 10 克，菊花 10 克，肉蓯蓉 6 克煎水代茶飲，可明目，治療視物不清。
- **茉莉花銀杞明目飲**：茉莉花 10 朵，枸杞 10 克，乾銀耳 5 克，雞肝 50 克，各種調料適量。將雞肝切成薄片，枸杞洗淨，銀耳洗淨泡開。在鍋中加入水，燒開後，加入雞肝、銀耳、枸杞，加入料酒、鹽、薑汁，煮至雞肝熟。加入茉莉花，即可。可治療視力減退，頭昏眼花等症。

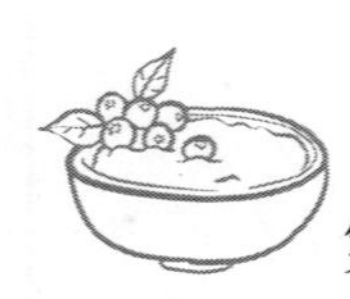

・**桂圓枸杞燉鴿蛋**：鴿蛋 3 個，桂圓肉、枸杞各 6 克，冰糖 5 克，加開水適量蒸熟食用。能滋補精血，主治身體虛弱，頭暈耳鳴、心慌、失眠、視物模糊、視力減退。

動物肝臟

動物肝臟是指一般日常食用的豬肝、羊肝、牛肝、免肝及雞肝。因這些動物肝臟的功效大致相仿，故統而述之。動物肝臟營養豐富，一般含有肝醣、蛋白質、碳水化合物、維他命 A，維他命 B_{12} 鈣、磷及鐵等成分。可以改善人體造血系統，促進產生紅細胞、血色素，製造血紅素等。

肝臟為強壯補血佳品，各種肝臟功效大同小異，均有養血、補肝及明目功效。

雞（羊、豬）肝粥：雞（羊、豬）肝 30 克，粳米 50 克。將動物肝臟洗淨，切碎，與米同煮成粥，加入料酒、鹽、薑汁等調料服用，可治療視物模糊和夜盲。

芡實

芡實含有維他命 C、維他命 B 群、鐵、鈣、蛋白質、澱粉、脂肪等。芡實甘、澀、性平。具有益腎固精、健脾理胃、美顏美髮功效。《滇南本草》中說：「益腎臟而固精，久服黑髮明目。」 芡實粥：芡實 30 克，粳米 50 克，同煮為粥，可補益脾氣，聰利耳目。

魚膽、魚肝能明目

動物的內臟能夠治療疾病和維護健康，這已是大家所熟知的，而其中魚的內臟，自唐代開始，就被用來作為高級食品。

魚肝對於眼睛疲勞或患夜盲症者，有很好的治療效果。它對於輕微的

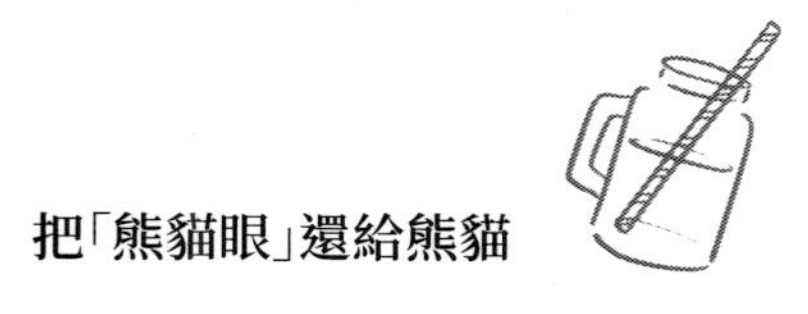

白內障症也具有特別的功效。另外，魚肝也具有使頭髮烏黑的功能。

魚肝除非是極新鮮的，否則有較重的腥臭味，而且也可能會有苦味，實在難以下嚥。不過，只要烹調得好，魚肝還是會變得很好吃的。

在所有的魚肝中，以鰻肝為最好，而鰻肝湯是湯中的佳品，又為肝臟的良藥。

近的來，由於工業的發達，汙染問題也日趨嚴重。不僅是近海附近的魚有可能受到汙染，就連淡水魚塘中的魚也可能受到汙染。魚肝雖然可以明目，但是在選購魚時，一定要注意產地。

把「熊貓眼」還給熊貓

熊貓眼長在熊貓身上頗為可愛，但長在人身上就難看了。愛美的女士若長著一對熊貓眼，是一件十分苦惱的事。但也不要過分傷心，試試下面幾招，說不定能讓討厭的熊貓眼變成一雙顧盼生輝的美目。

1. 少熬夜，保證充足的睡眠，戒菸酒，多運動，並保持樂觀情緒。睡眠要注意多仰睡而不是俯睡，並盡量使用柔軟的枕頭。
2. 補充維他命 A 和維他命 E，如芝麻、花生、紅蘿蔔、雞肝、豬肝、蛋黃、豆類、硬果等食物。
3. 不要使用過期化妝品，應該小心選擇質地柔和、滋潤營養的化妝品用於眼部周圍皮膚的養護。
4. 如果藥物過敏，在服藥前應向醫生問清楚，是否可在睡前服用，這樣可減少眼皮浮腫的可能性。
5. 減少鹽分的攝取，尤其是經期前出現眼皮浮腫的情況時，更要減少鹽分的攝取。
6. 每天飲用幾杯清水，保持體內充分的水分。

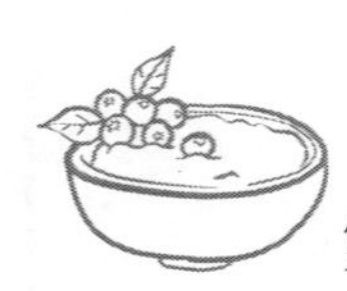

7. 用平常喝過的茶葉包，擠掉多餘的水分，敷於眼皮上幾分鐘，不僅可以改善黑眼圈，還能滋潤眼部肌膚哦！
8. 選紅色熟透的番茄，將果肉挖出，與牛奶攪拌均勻，敷在眼睛上約 10 分鐘，然後用溼毛巾擦掉。番茄中含有豐富的維他命 C，與牛奶一起用，還可在改善黑眼圈的同時還可以抗老化。
9. 蘋果生魚湯。取蘋果 2 顆，生魚 1 條，生薑 1 片，紅棗 10 顆，各種調料適量。將魚洗淨，去內臟及鱗、鰓，用生薑擦魚身後用油煎至魚身成微黃色。蘋果洗淨切塊，紅棗洗淨。鍋內加水燒開，加入魚、薑、蘋果、紅棗，燉 2 小時左右，加入調料調味後食用。不僅可以預防黑眼圈，也可以防止眼袋出現。
10. 讓中藥幫忙。紅豆 30 克，丹蔘 12 克，紅糖適量，水煎取汁，加入紅糖，吃豆喝湯，持續一段時間。也可以用菊花 12 克，桑葉 12 克，地黃 12 克，夏枯草 12 克，薄荷 3 克，水煎後，用此湯先燻蒸眼部，再擦洗眼眶，可治療因視物疲勞所致的眼部乾澀，是明目美眼的良方。

別讓眼角皺紋出賣了妳

很多保養得好的中年女性，身材、皮膚都不錯，眼睛也顧盼生輝，但是怎麼也奈何不了眼角皺紋洩露了自己年齡的祕密。預防眼角皺紋，要從少女時代開始。

1. 克服不良習慣，如喜歡皺眉、瞇眼、熬夜及面部表情過於豐富等。
2. 多喝水，經常食用含膠原蛋白的食物，如豬蹄、雞爪、蹄筋、腱等，以保持皮膚的滋潤。
3. 適當地選用眼部護膚品，如眼霜、眼部精華液等，輕輕地對眼部皮膚進行適當地按摩。

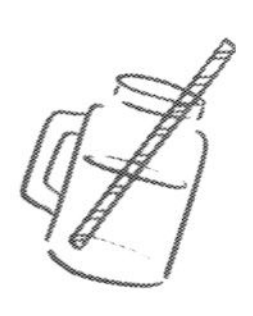

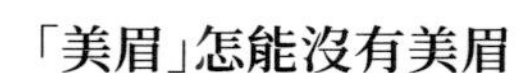

4. 眼部皮膚不能去角質，以免砂粒損傷柔軟的皮膚，使之更容易衰老。
5. 小細紋、魚尾紋、眼袋、黑眼圈、眼睛浮腫是眼部肌膚最容易出現的問題，這些問題的產生有時是因為缺水，或因循環不良造成水分囤積，或因常在電腦前打字、戴隱形眼鏡增加了眼部疲勞，使眼部老化。這種情況除了靠保養品改善外，良好的生活習慣也是十分重要的。
6. 黃耆 15 克，炙甘草 10 克，防風 10 克，當歸 10 克，白芷 6 克，蔓荊子 6 克，升麻 6 克，柴胡 6 克，水煎服，每日 1 次。可促進氣血流通，增加眼部肌膚的彈性，防止眼周皮膚鬆弛，減少皺紋，同時也可以治療上瞼下垂。

「美眉」怎能沒有美眉

要當一位漂亮的「美眉」，顧名思義，眉毛也要亮麗搶眼。不過，有些女性常有眉毛脫落的症狀，造成眉毛稀疏不齊，兩眼無神，這也破壞臉龐的整體美感，該如何是好呢？

其實，眉毛的生長與年齡、性別、營養狀況等都有密切的關係。女性的眉毛較為細淡，平均的生長期約為 150 天。眉毛的自然脫落是正常的生理現象，不過也有不少外在因素會造成眉毛掉落，其中包括了精神緊張、焦慮、甲狀腺功能低下、腦垂體前葉功能減退、體內缺鋅等。除了以醫學的方式治療外，也可從飲食方面改善脫眉的狀況。

以下便是飲食上應著重補充的營養素。

- **鋅質**：如果缺鋅，會造成皮下膠原組織密度降低、毛囊衰減，引起脫眉，可多吃含鋅的食物，像豆類、堅果、雜糧、動物肝臟、瘦肉、牡蠣、牛奶、蛋類等。

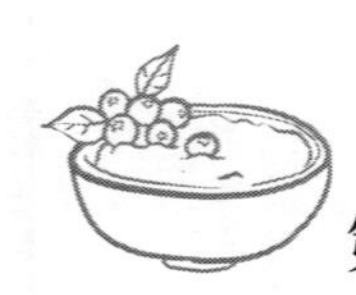

- **銅質**：缺乏會造成毛髮生長停頓或脫落，應多吃含銅的食物，如穀類、堅果、海鮮等。
- **碘質**：碘可刺激甲狀腺分泌甲狀腺素，並促其正常運作，如果因甲狀腺功能低下而脫眉，可多吃些含碘的食物，如海帶、紫菜等。
- **鐵質**：醫學報告顯示，脫眉的患者通常體內含鐵量低，所以應多吃鐵質的食物，包括芝麻、木耳、海帶、豆類、油菜、芹菜、蛋類等。
- **維他命 C**：可促進鐵質的吸收，在攝取含鐵的食物時，可搭配富含維他命 C 的食物，如山楂、紅棗、番茄、水果、綠葉蔬菜等。

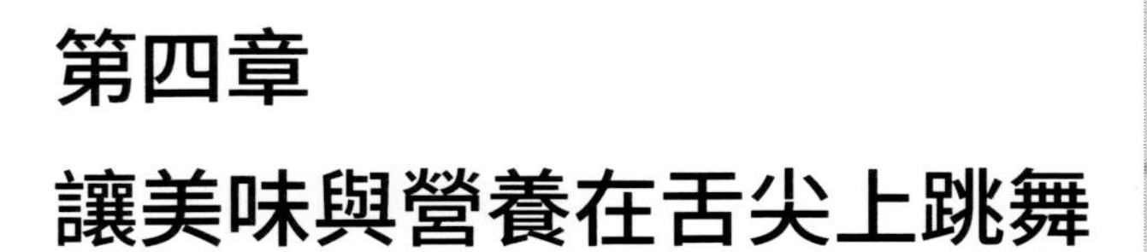

第四章
讓美味與營養在舌尖上跳舞

要美味，還是要營養？——這是許多家庭「煮婦」常常面臨的一個兩難選擇。似乎美味與營養之間總有不可調和的矛盾。事實真的如此嗎？

經過數千年飲食文化的累積與發展，人們早就找到了美味與營養兼顧的一套飲食方法：美食。我們所說的美食，不只是色香、味美，現在更應加上營養與健康。

從「美食」本來含義而言，應為精美的飲食。然而，隨著社會經濟的發展和生活水準的提高，伴隨飲食文化與科學的不斷發展，使人們對飲食文化的需求也不斷深化，以致使「美食」一詞不僅僅局限於原有的概念。所謂美食不僅僅為我們可品嘗精美的飲食、享受飲食文化的樂趣，還應在享受精美飲食的同時吃出健康、吃出美麗。

美食的選料要求

對於美食的選料既要符合營養保健的基本要求，又要注重食物的自然風味，同時確保食品的衛生與安全問題。因而在選用各種食品原料時，應考慮以下一些基本要求。

- **主食類**：在選擇主食類食品時，首先要考慮的應該是綠色食物、有機食品或是無害食品，然後根據當地貨源情況考慮品種與口味。如現在市場上稻米品種相當的多，應該選擇優質、糯香、新上市的稻米。在選擇主食時還應考慮適當搭配雜糧、根莖類、豆類等的比重。
- **畜肉類**：在選擇畜肉類時，要注意肉類的新鮮程度和肉的類型。肉的類型即為來自動物的哪一部位。明確肉的類型，以適應於烹調哪方面的菜餚。在選擇各種肉類時，還應注意觀察是否具有檢驗合格標誌，以防有買到受到汙染或不合格的肉品，因而對於所需的各種肉類，最好到肉類專賣店或是有產銷履歷的肉品。
- **禽、蛋類**：對於禽蛋類最好是選擇野外放養的，而盡量不選用圈養並餵食飼料的禽蛋類，這是因為放養的禽蛋類既營養又安全。尤其是在山上放養的雞，不僅其肉味鮮美，而且放山雞下的蛋，其脂肪、蛋白質、維他命、鈣、鐵等各種營養素的含量要比人工養雞場的要高，因為放山雞吃得都是山上的昆蟲和草籽。又如放山雞的雞腸、雞胗、雞肝等可以做出美味菜餚或鮮湯，而肉雞的雞雜卻不能做出如此鮮美的風味。
- **水產類**：選擇水產類食品最重要的是新鮮，而對於不新鮮的魚類不僅鮮味大減，而且還可能存在某些有毒有害物質。因此選擇水產類食品一定要新鮮，如選擇淡水產魚類一定要是活的。另外，不要選擇畸形

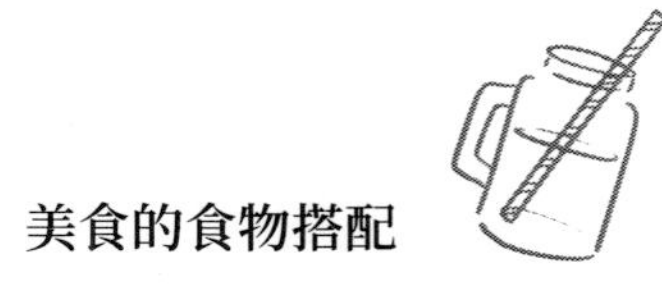

的魚，因為畸形的魚，常可能由於受環境中有毒物質嚴重汙染，使動物細胞染色體畸變所致，因而不能吃。

- **蔬菜類**：蔬菜應選擇當季的，由於當季的蔬菜受光合作用的面積較大又時間長，因而其維他命、礦物質等營養素的含量要比反季節儲存的菜高得多。在選擇蔬菜時還應注意蔬菜的色澤如何，是否為蔬菜應有的正常綠色。這是因為有的蔬菜顏色過分深綠，是由於使用化肥農藥過多引起的。為了營養與安全起見，藥劑的更買環保又好吃的當季蔬菜，或是購買有產銷履歷的蔬菜，安心又健康。

美食的食物搭配

在美食的食物搭配方面不同於一般的配膳要求，它具有某種特點或是營養供給較為平衡，並且注重食物結構的科學合理性，同時還包含了飲食文化底蘊。

美食的食物搭配，首先是要符合營養搭配的基本要求，如將某些營養素缺乏的食物與其他含量豐富的食物相搭配，以形成對兩種食物的營養素互補的作用，從而提高食譜的營養價值。如將離胺酸較缺乏的麵粉與離胺酸含量較豐富的肉類或豆類，做成肉包或豆沙包，則會使營養價值大大提升；又如家庭常做的油豆腐嵌肉並用葉菜類點綴，從而即使脂肪、蛋白質與維他命、礦物質等營養素互補，又使食物的酸鹼度得以平衡。

美食的食物搭配應該具有一定的營養保健作用，即不僅僅考慮到合理營養的膳食平衡，還應具有一定的營養保健作用。如在夏天煮苦瓜炒蛋，因苦瓜中的維他命 C 含量為瓜類之最，補充了蛋中維他命 C 的先天不足，同時苦瓜又是性涼消暑健脾宜人的君子菜。又如在冬天做一個紅蘿蔔燉羊肉，這樣使紅蘿蔔中所含的維他命 A，在脂肪含量較高的羊肉中得以更好

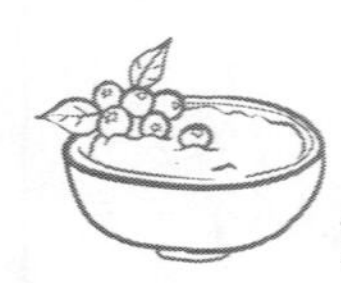

地溶解而更易於被人體吸收，羊肉又為寒冷季節的保健食品。

美食的食物搭配還應具有一定的飲食文化底蘊，如根據不同的食物搭配冠以恰當的菜餚美名。如由髮菜、火腿絲、菌菇絲、菜葉絲、銀魚等做成的羹稱為「發財羹」，由豆腐、菠菜做成的菜餚稱為「翡翠白玉」，由整條魚做成的菜餚稱為「年年有餘」等。

在美食的食物搭配時，還要避免營養素相當和注意食物的相剋問題。營養素相當就是將兩種營養素含量相接近的食物搭配在一起，如將蛋白質含量豐富的蛋燒肉，或是將維他命 C 含量豐富的花椰菜炒青椒等都是不可取的。食物相剋就是由於兩種食物中所含有的某種營養素或某種食物因子具有相斥作用，以致使人食用後出現相應的胃腸道反應症狀。如豬肉、牛肉、豬肝與花菜、雞肉與兔肉、蛋與生蔥等兩種食物不宜同時大量食用。

美食的精巧做法

所謂精巧的意思即為精細巧妙，而對於美食的精巧做法，則是在保持食物原本自然口味的前提下，透過變換食物形狀或其性質等，使食物提高本身應有的品位並保留或提高營養成分的做法。具體可反映在以下幾個方面：

- **食物的刀功講究**：對於美食的刀功要高於一般的家常菜，而必須根據烹調目的所要求的形狀，切成每一塊的大小規格應該基本一致，切面均勻整齊，並絕不能因為刀鋒利不夠或鋸齒刀刃所致食物形狀遜色。
- **食物的形狀講究**：對於食物的形狀講究，不僅僅是嚴格的刀功要求，還應使食物的切成形狀，與其菜餚的口味、顏色、特點以及冠以菜餚的名稱等相適應。

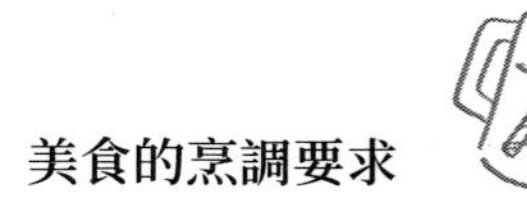

- **食物的粗細變換做法**：為提升食物應有的食慾興趣和營養價值，可將雜糧食物進行精緻化製作，如老玉米透過細磨加工後，製作成玉米麵條、麵疙瘩等。也可將細糧進行雜糧化製作，如加工小麥麵粉，留下麩皮、麩膜等製作成全麥麵粉，以使麵粉更富有營養價值。
- **食物的老嫩變換做法**：對於食物的老嫩變換目的，同樣是為了提升食物的食用樂趣和營養價值。如一般牛肉總是比較老，而透過切絲洗淨後在清水中浸泡數小時，使牛肉蛋白質及其組織間隙充分吸水，並在烹調時掛糊就使牛肉的口感變得非常之嫩。反之，也可將脆嫩食物製作成較老的菜餚，如荸薺本來生吃相當的脆嫩，而透過慢燉製作出荸薺湯，從而使荸薺雖然由嫩變老了，但口味明顯改觀，同時還提高了消化吸收率。
- **食物的軟硬變換做法**：為提高對食物的食慾興趣和營養價值，也可採用對食物軟硬變換的做法，如將相當硬的牛筋透過慢燉長燜，使牛筋由硬變軟，具有更高的食用營養價值。在對食物由軟變硬的製作方面，如軟體水產品類、水果香蕉等均可透過油炸定型，由軟變硬變成食物原型，從而提高對食物的興趣。

美食的烹調要求

隨著中華飲食文化的不斷發展，炒、燒、煮、燉、爆等烹調方法已發展到數十種。但這些烹調方法．並非都適應於營養美食的烹調要求。諸如有些傳統烹調方法，雖然能製作出傳統風味的地方特色佳餚，但由於同時產生影響健康的有害因子，則不符合營養美食的基本要求。並且營養美食還應包括烹調過程中的嚴格做法，具體有以下幾個方面的要求：

- **科學的烹調方法**：美食要求所選擇嚴格的烹調方法，使食物在烹調過程中不受燃料汙染，也不至於產生影響健康的某種有毒有害物質。
- **呈現食物原味**：美食要求烹調製作出來的菜餚，具有食物原本的自然色、香、味的食慾效果，而並非是由於使用相應調味品所致的千篇一律的味道。
- **突顯食物形態**：美食要求烹調製作出來的菜餚，其形狀不論是已改變食物形狀，還是保留食物生時原本形狀，或者是形狀搭配或形狀點綴目的，都應服從於豐富食慾效果的基本要求。
- **營養素不受損失**：不論是對葷食類還是素食的烹調，都應使菜餚中的各種營養素損失率降低到最小限度。也即在烹調各種菜餚的同時，必須考慮到採取相應的積極措施，對其菜餚中的多種營養素得以最好的保護。
- **嚴謹使用調味品**：由於不少調味品在增進色、香、味的同時，減弱了菜餚的食物原本自然風味，或者是產生某些不利於人體健康的有害物質，因此，美食對於調味品使用要求較為嚴謹，如對於味精、食鹽等要求減量使用，以襯托菜餚的食物原本風味。對於醬油、醋、黃酒等一般以選擇釀造為主，禁用糖精、色素等勾兌配製的醬油和醋等。

食醋在烹調中的作用

食醋是傳統調味品之一，在家常烹調中可產生增進口味、促進消化等作用，當妳聞到醋的醇香和嘗到醋味時，口中的唾液便會自然而然地分泌出來，以致通常被認為「醋能開胃」。這是因為食醋中的揮發性物質和胺基酸等，可以刺激人的大腦神經，從而促進消化液的分泌。食醋在烹調中除了能促進食慾和增進消化外，還有以下一些作用：

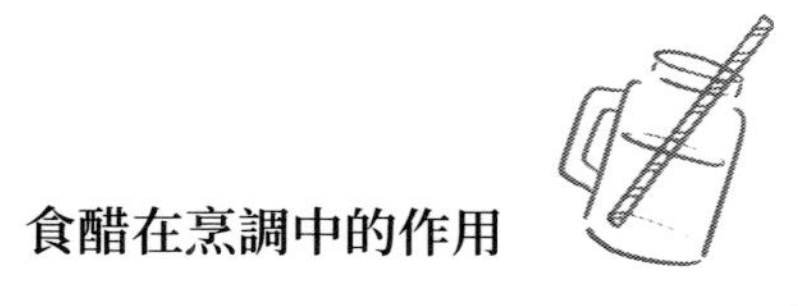

食醋所含的醋酸具有軟化肉類纖維的作用，使烹飪的肉食變得軟嫩。在對質地較硬的肉類或野味禽類烹調時，加入適量的食醋，不僅使肉容易燉爛軟化，並且有利於消化。

食醋能促進食物中鈣、磷、銅、鋅、鉻等礦物質的溶解，使人體更容易吸收。若鈣與食醋同時攝取，會形成人體更易吸收的醋酸鈣。

食醋可保護維他命免受損失，如蔬菜中的維他命 C 及維他命 B 群在加熱時易被破壞，而適當加點食醋，可使這些維他命很穩定，損失極少。所以在炒蔬菜或做涼拌菜時放點醋，能防止維他命 C 及維他命 B 群較少地受到破壞，從而形成保護維他命的作用。

食醋對蔬菜中所含的色素具有保護作用，可使蔬菜維持原來的顏色不變。如去皮馬鈴薯，浸在加食醋的水中不會變黑。同樣道理，醋溜馬鈴薯絲，可使馬鈴薯絲保持馬鈴薯的豔麗本色。

在烹調菜餚時，加點食醋，不僅增加香味和減少油膩，還能形成一定的調味作用。如味道太辣加點醋可減輕辣味，太苦加點醋可減輕苦味。

食醋具有除腥羶的作用，如魚蝦中含有三甲胺等胺類腥味物質，而食醋可中和胺類物質，去除腥羶味。所以，在燒魚、蝦和煮羊肉時，加少許食醋可使食物變得更鮮美。

食醋還具有很強的殺菌能力，可以殺死腸道中的葡萄球菌、大腸桿菌、志賀氏桿菌、嗜鹽菌等腸道致病菌。所以在家庭製作涼拌菜時，加些醋既能增加口味促進食慾，又將形成預防腸道傳染病的作用。

另外，食醋還具有促進體內脂肪轉變為體能消耗的作用，並能促進碳水化合物和蛋白質的代謝，因而還具有降血脂和預防肥胖的作用。

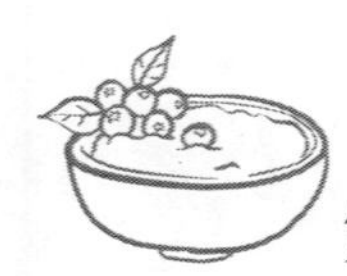

蔥蒜在調味中的作用

蔥和蒜屬於百合科多年生草本植物，具有刺鼻的辛辣氣味，因為它含有刺激嗅覺和味覺雙重作用的二烯丙基二硫等成分。當蔥、蒜組織細胞被破壞以後，其中蒜酶即發生蒜胺分解，產生具有強烈刺激氣味的揮發性油狀物——蔥、蒜素。這種特殊蔥、蒜香味，只有在蔥蒜酶的作用下才表現出來。而蔥蒜酶在加熱時即被破壞，因而涼菜的蔥蒜味強於加熱後的菜餚。

蔥、蒜作為調味品，能讓菜餚增香、提鮮、去除腥羶異味以及解油膩。蔥、蒜、薑等巧妙配合，能調製出各種複合味型，如魚香味、蒜泥味、鹹鮮味等。蔥蒜素不僅可為菜餚調味增香，增進食慾，促進消化液的分泌，還具有殺菌、抑菌的作用。因而，配以蔥蒜的菜餚可稍微延長保存期限，同時對一般腸道傳染病具有一定的預防作用。

蔥、蒜與動物性食物，如瘦肉、魚、蛋、內臟等合用，可提高食物中維他命 B_1 在體內的利用率。一般來說，維他命 B_1 在人體內停留時間較短，會很快地隨尿液大量排泄出體外。如果它和蔥、蒜素結合，就會使原來溶於水的性質，變為溶於脂的性質，從而延長維他命 B_1 在人體內的停留時間，增加其在體內的利用率。而且還能促進血液循環，提高維他命 B_1 在胃腸道的吸收率。這在家常配菜與烹飪中也是不難做到的，如蔥花炒蛋、蔥燒鯽魚、蒜泥白肉、大蒜炒雞雜等。

雜食、全食營養好

大自然造化出各種生物，同時也為人類提供了豐盛的食物。蜜蜂所以採百花，除滿足自身的生存需求外，還為人類釀出好蜜；我們提倡食雜、全食，是為了提高生命品質。這也許是大自然造物主賜予的一條真理和定律。

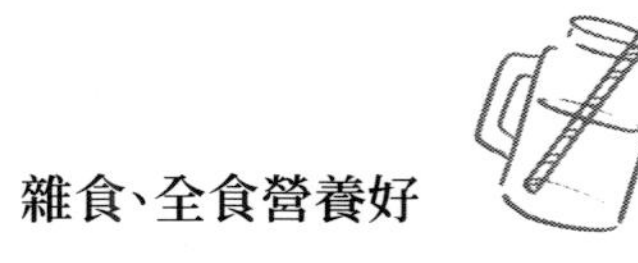

所謂「雜食」，就是在自然界中存在的所有可食的東西都要吃；所謂「全食」，就是對任何食物的每個可食部分都要吃。這是因為食物的營養價值，取決於這種食物所含營養素的種類是否齊全、數量是否充足、比例是否合適。但世界上沒有集各種營養素於一身的完美食品，單調的膳食組成往往很難滿足人體的營養需求。而每種食物不同部分的營養成分差異也較大，如對於一隻雞來說，蛋白質良好來源在雞肉，維他命 A 存在於雞肝，鐵則在雞血；而分布在雞不同部位的雞肉，其蛋白質的種類又不一樣，如雞腿比其他部位的雞肉，所含蛋白質的胺基酸組成更為合理，蛋白質的營養品質更好。

科學家曾對食譜與族群健康水準的研究發現，無論哪一個國家或哪一個地區，其食物種類豐富又食譜廣泛者，則該國家或地區居民的體質健康及綜合素養越高。近年又有調查發現，那些挑食偏食者的「亞健康」體質較多。不言而喻，膳食營養不平衡，導致體內某種營養素缺乏或過剩，是造成亞健康的重要原因之一。

但提倡雜食、全食並不是提倡亂吃，而是要合理地從五穀雜糧、魚肉蛋奶、蔬菜瓜果中攝取合理營養。為此，營養學家對雜食、全食的科學膳食，提出以下幾點基本要求：

在主食方面，要以米、面為主，兼顧雜糧、豆類、根莖類，不要食精厭粗。

在副食方面，不論動物性或是植物性食物，凡是可食的種類或是可食的部位都要吃。

對任何一種食物所吃的數量，不能太多也不能太少，而要做到均勻、全面、適量，對各種食物的總攝取量以七八分飽最為恰當。

對蛋白質的攝取量，要注重動物性蛋白與植物性蛋白的恰當比例，並

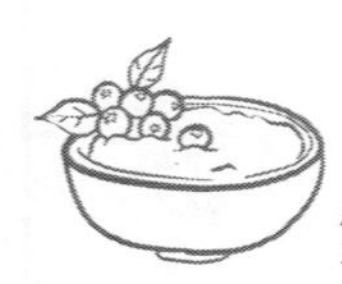

提倡多吃魚類食品，以兼顧到各種蛋白質胺基酸的優勢互補作用。

要注意攝取油脂的合理比例，一般要求攝取動物性、植物性、魚貝類油脂的恰當比例是 4：5：1。

每日選擇食物的種類不少於 30 種，並注意合理的搭配，要用最能避免營養素損失的方法進行烹調。

每日吃新鮮水果 150 克和不少於 400 克的蔬菜。

在選擇各種飲料時，以純牛奶類飲料為主，並注意飲用些豆奶、水果汁，以補充牛奶中可能缺乏的某些營養素。

八寶粥、臘八粥營養全面

營養專家指出，稻米或糯米中營養是不完全的，缺乏不少營養成分——如蛋白質含量較低；蛋白質中離胺酸比例不足；維他命、礦物質不足……而八寶粥、臘八粥營養平衡，符合人體需求。熬製八寶粥、臘八粥所採用的原料，除了稻米或糯米外，根據各地不同的食俗，採用不同原料，如小米、綠豆、紅豆、核桃仁、花生仁、紅棗、山藥、蓮子等混合熬製成粥，營養豐富，對女人的身體健康與美麗具有關懷備至的呵護作用。

八寶粥、臘八粥是蛋白質互補作用在實際生活中的典型應用，也是營養學上提倡的食物多樣化的典型實例。各種食物的營養價值都不同，沒有任何一種食物包含人體所需全部的營養素。例如穀類缺乏離胺酸，而豆類離胺酸含量比較高；小米中含白胺酸比較多；各種堅果類富含人體必需脂肪酸，以及各種微量元素和多種維他命。五穀雜糧混合煮粥，可以充分發揮胺基酸的互補作用，相互取長補短，提高蛋白質的利用率，維他命、礦物質、微量元素互相補充。因此，八寶粥、臘八粥是營養比較全面的食品，有益於身體健康。

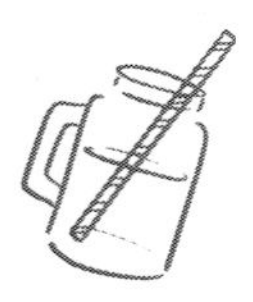

食粥是自古以來形成的飲食習慣，根據各地方的食俗，熬製成花樣繁多的各種粥，如小米粥、蔬菜粥、皮蛋粥、豆粥、肉粥等，都符合營養學上所提倡的飲食多樣化。經常食用粥具有營養健身之功效。

2,000 多年來的飲食文化，總結出許多具有藥療與食療相結合的藥粥療法。如綠豆粥能清暑熱、生津液；紅豆粥能消水腫；扁豆粥能健脾止瀉；山藥粥可利脾胃、補肺腎；菱粉粥能解腸胃之熱；栗子粥能補益腎氣；茯苓粥可以健脾滲溼，以強體質；豬肝粥可補血明目；荷花粥可解暑清熱，涼血止血；菊花粥有養肝明目，清熱療癧之功等。

總之，粥是營養、強身、美容、療疾的佳品。

食物中營養素損失的途徑

歸納起來，食物中營養損失的原因大致有以下幾個途徑。

- **切洗**：食物在烹調前，必須清洗，由於食物外面有皮包著，洗滌時不致損失營養素。但經刀工處理以後，食物的外皮切破了，食物汁液內可溶性營養素可能隨汁液流失；食物切碎後和空氣接觸面增加，空氣中的氧氣和食物接觸機會增加，食物中的維他命會被氧化破壞。
- **烹調**：食物內各種維他命對溫度十分敏感，因此在煮、煎、炸等烹調過程中，維他命容易被破壞，加熱時間越長、溫度越高，營養素破壞得越多。因此，食物烹調原則是，只要食物能熟，加熱時間越短越好，以避免營養素損失過多。
- **飲食習慣**：飲食習慣不好，常會讓食物裡的營養素損失掉。例如，吃菜棄湯，會使可溶性營養素損失，因湯裡的營養素含量比菜多；喜食用鹼煮的粥，以致米中維他命 B_1 被破壞；採用「撈飯法」做米飯時，把煮的米湯棄去，也會損失一部分營養素。

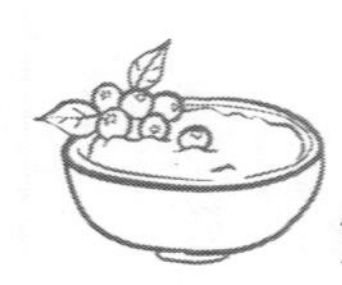

因此，食物真正的營養價值不僅取決於食物原料固有營養成分，還與烹調過程中營養素變化密切相關。只有烹調方法合理，才可使食物發揮最大的營養效能。

烹調方法對食物營養影響最大

短時間加熱的烹調法

其中包括爆、炒、涮等方法。是利用熱油或沸水大火快速成菜，這是原料營養損失最少的烹調方法。因為用高溫快速加熱，加快了蛋白質變性速度，原料表面蛋白質因變性凝固，細胞孔隙閉合，從而使原料內部的營養成分和水分不會外流，既可使菜餚口感鮮嫩，又能保住許多營養成分不受損失。

長時間加熱的烹調方法

長時間加熱的烹調方法包括煮、蒸、燉、燜、滷、煨、燒、燴等方法。

- **煮**：是將烹飪原料放入較多的湯汁或清水中，先用大火煮開，再用中、小火煮爛的烹調方法。在此過程中，湯汁或清水不僅具有傳熱的作用，更具有良好的溶解作用。原料中的醣類、蛋白質部分水解後並溶入湯汁中，礦物質（如鈣、磷等）也會溶於水中，脂肪無明顯影響。但水煮往往會使水溶性維他命（如維他命 B 群和維他命 C）遭受損失，且煮沸時間越長，水溶性維他命溶解越多，損失越大。由於部分蛋白質、醣類、礦物質溶於湯中，所以煮過食物的湯汁（如肉湯、雞湯、米麵湯等）應好好利用，不要拋棄。
- **蒸**：是利用蒸汽的高溫使食物熟成的烹調方法。蒸時溫度一般在 100

度以上。用蒸法，食物與水的接觸面少，所以，可溶性物質損失較少。蒸的食物由於本身的浸出物及呈味物質丟失較少，保持了菜餚的原汁、原味，營養豐富，是較好的烹調方法。

- **滷**：是將原料煮制或焯水後，放入事先調配好的調味滷汁中滷包，使滋味滲入原料內的一種烹調方法。原料經煮制或焯水後，部分營養素（如維他命 B、C 和礦物質等）已溶於湯中，煮熟的原料放入滷汁中，又使維他命、礦物質部分溶於滷汁中，水溶性蛋白質也會進入滷汁中、脂肪也有部分減少，所以，應很好地利用煮湯和滷汁，以提高原料營養價值的利用。
- **燉**：是將原料放入湯鍋中，先用大火煮開，再移到小火燉至爛熟的一種烹調方法。燉可使水溶性維他命和礦物質溶於湯中，僅部分維他命被破壞，蛋白質部分水解，包括其中的肌凝蛋白、肌肽及部分被水解的胺基酸，溶於湯中而使湯汁鮮美；不溶的、堅韌的膠原蛋白在燉煮時與熱水長時間接觸，變成了可溶性的白明膠，溶於湯中使湯汁黏稠。由於燉制過程中原料的很多營養素溶於湯中，因此這些湯汁應好好利用。

高溫加熱烹調方法

此種烹調方法包括炸、煎、烘、烤等方法。此類烹調方法對食物營養素的破壞較大，因為溫度較高，所有營養素都不同程度地受到損失，尤其是維他命大部分被破壞。如主食採用高溫油炸，可使維他命 B_2、菸鹼酸損失 50%，維他命 B_1 幾乎完全損失，肉類中蛋白質因高溫發生化學變化，產生難以消化的物質，從而降低蛋白質營養價值；脂肪因高溫而分解，聚合生成有毒有害物質。

因此，製作麵食時，應多採用蒸、燙法，少用油炸等方法。肉類食品烹調時，以炒最佳，煮、蒸次之，烤、炸較差。

合理的配菜可提高菜餚的營養價值

配菜方法很多，包括味道的配合、質地的配合、色澤的配合、形態的配合。合理配菜，不僅使菜餚色、香、味、形俱佳，提高人的食慾，便於機體對於營養成分吸收和利用，更重要的是可提高菜餚的營養價值。因為各種原料所含的營養成分差別較大，透過合理的配菜，主料、配料可互相取長補短，使菜餚的營養更加全面，更有利於機體吸收利用。

在日常生活中，最普遍的配菜是葷素搭配食用，能產生如下營養互補作用。

- **維他命和礦物質產生互補作用**：肉類中含有的優質蛋白質，脂肪含量較豐富，並富含脂溶性維他命。而蔬菜則富含水溶性維他命、礦物質等。青菜與肉類搭配食用，肉類中蛋白質有助於蔬菜中礦物質的吸收利用。這種葷素食物搭配，從營養上可以取長補短，相互補充；在口味上，肉類過於油膩，青菜又過於清淡，這樣搭配濃淡適中，清爽可口。
- **提高鐵的利用率**：植物性食物，如蔬菜中存在的鐵，是以鹼性三價鐵離子形式存在，而人體內只能吸收可溶性的二價鐵。而動物性食品，如肉類中組成蛋白質的半胱胺酸具有還原性，能把蔬菜中三價鐵還原成可溶性的二價鐵，便於人體吸收利用。因此，肉類食品可以提高蔬菜中鐵的利用率。
- **使膳食達到酸鹼平衡**：在膳食中，酸性食品和鹼性食品必須搭配得適當，否則，容易在引起酸鹼平衡失調，使血液偏酸或偏鹼性，影響人體健康。

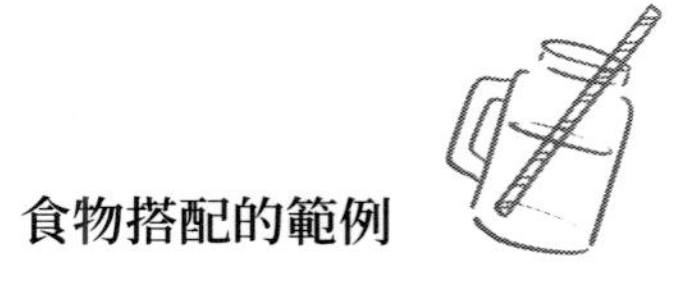

肉類食品一般在生理上屬於酸性食品，因為肉類含有較多的磷、氯、硫等酸性元素。而蔬菜多含有鈣、鉀、鈉等鹼性元素，屬於鹼性食品。因此肉類與蔬菜搭配食用，有利於保持生理上的酸鹼平衡，對人體健康是有利的。

- **蛋白質達到互補作用，提高蛋白質利用率**：一般來說，動物性食品中的蛋白質屬於優質蛋白質，其八種必需胺基酸種類、含量、比例都比較接近人體需求，而植物中蛋白質，必需的胺基酸含量與人體需求相差很大。因此，葷素搭配可以造成蛋白質互補作用。如牛肉單獨食用時，蛋白質生物價為 73；大豆單獨食用，蛋白質生物價為 66；而牛肉與大豆按 26：22 的比例配合食用，其生物價可提高到 89。

食物搭配的範例

食物搭配得好，不但有利於人體充分吸收其營養成分，使營養價值成倍增加，而且可以防病健身。以下是食物搭配的幾個範例。

- **豬肝＋菠菜**：豬肝、菠菜都有補血功能，一葷一素，相輔相成，共同吸收，其中富含的鐵質對治療貧血有特效。
- **羊肉＋生薑**：羊肉性溫補陽，生薑驅寒保暖，相互搭配，暖上加暖，同時還可驅寒去邪，並可治療寒腹痛。
- **雞肉＋栗子**：雞肉補脾造血，栗子可健脾，胃和脾健則更有利於吸收雞肉的營養成分，造血機能也會隨之增強。老母雞湯煨栗子效果更佳。
- **鴨肉＋山藥**：老鴨既可補充人體水分又可滋陰，並消熱止咳。山藥的補陰之力更強，與鴨肉伴食，可消除油膩，補肺效果更佳。

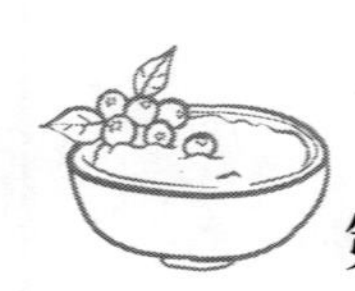

- **鯉魚＋米醋**：鯉魚本身有除溼利水之功，人體水腫除腎炎外大都是溼腫。米醋有利溼的功能，若與鯉魚伴食，利溼的功效則更強。
- **豆腐＋蘿蔔**：豆腐屬於植物蛋白，多食會引起消化不良。蘿蔔，尤其是白蘿蔔的消化功能強，若與豆腐伴食，有助於豆腐營養被人體吸收。
- **菠菜＋紅蘿蔔**：每天進食一定量的菠菜和紅蘿蔔可明顯降低中風危險。美國的研究資料顯示，每天吃 1 份菠菜的人比不吃者的中風機率低了 53%；每天吃 1 份紅蘿蔔者比不吃者低 68%。這主要得益於胡蘿蔔素，它轉化成維他命 A 後，可防止膽固醇在血管壁上沉積，保持腦血管暢通，可有效預防中風。
- **蘋果＋洋蔥＋茶葉**：蘋果、洋蔥、茶葉可保護心臟，能減少心臟的發生率。因為這些食物中含有大量黃酮物質，凡堅持每天飲茶 4 杯以上的人，死於心臟病的機率減少 45%，吃蘋果 1 顆以上者則可減少一半。
- **豆腐＋魚類**：豆腐熬魚可預防骨質疏鬆、佝僂症等鈣缺乏引起的疾病。因為豆腐中含有大量的鈣元素，若只吃豆腐，機體對鈣的吸收率會很低，但與富含維他命 D 的魚肉一起吃，就可大大增加機體對鈣的吸收利用。
- **穀物＋蔬菜＋葡萄酒**：美國癌症研究所的一項大規模調查發現，喜歡吃穀類雜糧，新鮮蔬菜，並適量飲用紅葡萄酒的人，其發生腸癌的機率較普通人低 50%。因為紅葡萄酒中含有多酚物質，故有助於降低患癌的機率。
- **維他命 C ＋銅**：服用維他命 C 究竟能否預防流感，關鍵在於人體是否有中量的銅。銅離子積聚在流感病毒表面，為維他命 C 提供攻擊的「靶子」，從而置流感病毒於死地。富含銅的食物有動物肝臟、芝麻、豆類等。

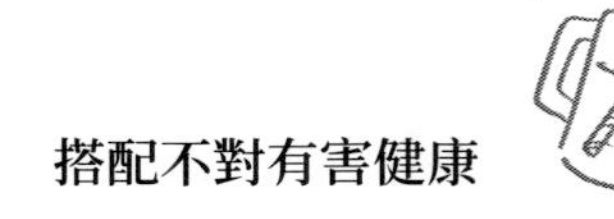

- **芝麻＋海帶**：芝麻與海帶一起食用能美容、抗衰老。芝麻能改善血液循環，促進新陳代謝，降低膽固醇。海帶則含有豐富的碘和鈣，能淨化血液，促進甲狀腺素的合成。若兩者同食，美容、抗衰老的效果則更佳。

搭配不對有害健康

錯誤的食物搭配不僅使食物失去了原有的營養價值，而且會引發各種疾病，對健康與顏容造成嚴重危害。其常見的錯誤搭配如下。

- **馬鈴薯燉牛肉**：由於馬鈴薯和牛肉在被消化時所需的胃酸的濃度不同，就勢必延長食物在胃中的滯留時間，從而引起胃腸消化吸收時間的延長，久而久之，必然導致腸胃功能的紊亂。
- **小蔥拌豆腐**：豆腐中的鈣與蔥中的草酸，會結合成白色沉澱物——草酸鈣，同樣造成人體對鈣的吸收困難。
- **熱豆漿＋蛋**：蛋中的類黏蛋白會與豆漿中的胰蛋白酶結合，從而失去兩者應有的營養價值。
- **茶葉蛋**：茶葉中除生物鹼外，還有酸性物質，這些化合物與蛋中的鐵元素結合，對胃有刺激作用，且不利於消化吸收。
- **炒蛋放味精**：蛋本身含有許多與味精成分相同的麩胺酸，所以炒蛋時放味精，不僅增加不了鮮味，反而會破壞和掩蓋蛋的天然鮮味。
- **蘿蔔水果一起吃**：研究發現，蘿蔔等十字花科蔬菜進入人體後，經代謝很快就會產生一種抗甲狀腺的物質——硫氰酸。該物質產生的多少與攝取量成正比。此時，如果攝取大量含植物色素的水果如橘子、梨、蘋果、葡萄等，這些水果中的類黃酮物質在腸道被細菌分解，轉化成對羥基苯甲酸及阿魏酸，它們可加強硫氰酸抑制甲狀腺的作用，從而誘發或導致甲狀腺腫。

- **海產與水果同食**：海味中的魚、蝦、藻類，含有豐富的蛋白質和鈣等營養物質，如果與含有鞣酸的水果同食，不僅會降低蛋白質的營養價值，且易使海產中的鈣質與鞣酸結合成不易消化的物質，這種物質會刺激胃而引起不適，使人出現肚子痛、嘔吐、噁心等症狀。含鞣酸較多的水果有柿子、葡萄、石榴、山楂、青果等。因此這些水果不宜與海產同時食用，以間隔兩個小時為宜。
- **牛奶與橘子同食**：剛喝完牛奶就吃橘子，牛奶中的蛋白質就會先與橘子中的果酸和維他命 C 相遇而凝固成塊，影響消化吸收，而且還會使人發生腹脹、腹痛、腹瀉等症狀。
- **酒與紅蘿蔔同食**：專家告誡人們：酒與紅蘿蔔同食是很危險的。因為紅蘿蔔中豐富的 β—胡蘿蔔素與酒精一起進入人體，就會在肝臟中產生毒素，從而引起肝病。尤其是在飲用胡蘿蔔汁後不要馬上去飲酒。
- **白酒與汽水同飲**：因為白酒、汽水同飲後會很快使酒精在全身揮發，並生產大量的二氧化碳，對胃、腸、肝、腎等器官有嚴重危害，對心腦血管也有損害。
- **吃肉時喝茶**：有的人在吃肉食、海鮮等高蛋白食物後，不久就喝茶，以為能幫助消化。殊不知，茶葉中的大量鞣酸與蛋白質結合，會生成具有收斂性的鞣酸蛋白質，使腸蠕動減慢，從而延長糞便在腸道內滯留的時間。既容易造成便祕，又增加有毒和致癌物質被人體吸收的可能性。

常吃帶餡麵食好處多

帶餡麵食是華人的傳統食品，如包子、餃子、燒賣、餛飩等。對於大家來說，吃帶餡麵食有以下好處。

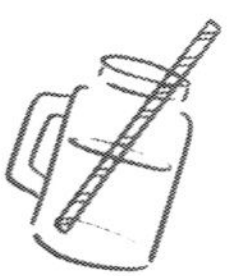

- **味道鮮美，增加食慾**：由於各種鮮肉、蛋、魚、蝦和時令新鮮蔬菜，都可以做餡，再放些人們喜愛的調料，使帶餡食品有特殊風味，非常香鮮可口。因而增加人的食慾。
- **營養素齊全，符合人體需求**：帶餡麵食，既是主食，又兼副食，既有葷食，又有素菜，含有人體需要的多種營養素，並能形成各種營養素互補作用，符合均衡飲食的要求。
- **防止養成偏食的不良習慣**：不愛吃葷食的人，攝取優良蛋白質的來源會大大受到限制；偏吃葷食的人，又會導致熱量過剩和各種維他命及礦物質的缺乏。常吃帶餡食品，葷、素兼備，含有人體必需的多種營養素，可有效地改變偏食習慣。

吃涼拌菜要注意的問題

家庭「煮婦」們大多熱衷於製作及食用涼拌菜。這與涼拌菜製作的簡便及獨特的美味有關。涼拌菜不僅味美色鮮、清涼爽口，而且營養豐富，故深受人們歡迎。但在食用涼拌菜時應注意衛生。我們知道涼拌菜一般都是用各種蔬菜製作的，而蔬菜在生長過程中很容易被糞肥中的細菌、病毒和寄生蟲卵所汙染。另外，為了消滅病蟲害，會對蔬菜噴灑農藥，還可能有部分農藥殘留。如果用這樣不乾淨的蔬菜做涼拌菜，只是簡單洗洗，就可能把細菌、病毒、蟲卵、殘留農藥吃進肚裡，導致發生痢疾、傷寒、肝炎等傳染病，也可能得寄生蟲病或食物中毒。因此「煮婦」們在做涼拌菜時應注意以下幾點。

- 做涼拌菜一定要挑選新鮮蔬菜，要用乾淨的水多沖洗幾遍，對縫隙處的汙垢要刷洗乾淨。菜洗淨後，用煮沸的水燙幾分鐘，撈出後即可。切涼拌菜的刀和砧板，最好也應用開水沖燙消毒，不能用切生肉和切其他未經燙洗過的刀來切涼拌菜，否則，前面的清洗消毒等於白做。

- 拌涼菜時，應用乾淨的筷子，不要用手拌。一般涼拌菜可加點蔥、蒜、薑末和醋，既可以調味，又能有殺菌消毒作用。
- 做冷拌肉菜時，肉一定要先煮熟煮透，切肉的刀和砧板也要和切生肉、生菜的刀、板分開。做涼拌菜時應吃多少做多少，拌好的菜應一次吃完，剩餘的涼拌菜易變質。

吃水果的講究

水果雖然是對美容有極佳效果的食物，但食用不當也會造成某些損害。例如，空腹多吃柿子，常因鞣酸質使腸壁收斂，降低消化能力，出現腹部不適之感；對於病後的體弱者，產後的婦女，以及風寒外感的患者等，都不宜食用味甘性寒的柿子。

在暮春初夏，女人不僅愛吃紅杏，有的還格外喜食具有特殊香氣的杏仁。杏仁中含有苦杏仁甙，水解後易生成毒性很強的氫氰酸、苯甲醛等，吃多了常常造成急性中毒。

吃水果時，除了避免水果本身對人體的損害之外，還要注意洗淨水果表面的病菌和汙物，防止果實中的農藥殘留毒害。有些水果如柑橘、香蕉等，剝去果皮後就可食用。棗子、櫻桃、葡萄、山楂等小型水果，最好先用清水洗淨果面的汙物，再用 0.1% ～ 0.2% 的高錳酸鉀水浸洗一次，對果肉的病原微生物消毒後再食用。

吃蘋果、梨子等水果時，最好是先用水洗乾淨，再削去果皮後食用。尤其在現在以化學農藥為主防治果樹害蟲的情況下，果皮中常常積累較多的農藥殘留毒物。據測定，農藥在蘋果的果實內的殘留物，有 99.54% ～ 99.72% 集中在果皮裡。

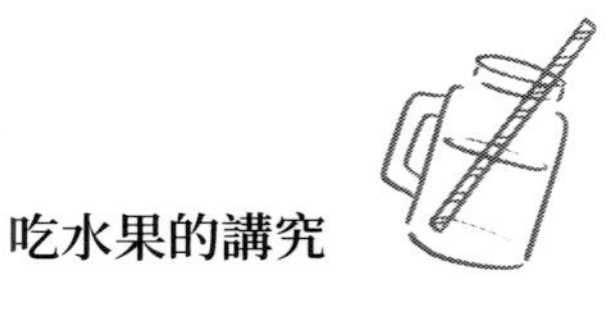

在一些地區，蘋果的果皮中，農藥的殘留含量，比國家規定的允許含量高 9.7 ～ 9.9 倍。而蘋果果肉中的農藥的殘留含量，比國家規定的允許含量低 94.47% ～ 96.90%。因此雖然果皮（尤其蘋果皮）營養豐富，但目前削皮吃蘋果、梨子，實為「除弊取利」的必要手續。

整體來說，在吃水果時，應注意以下幾個問題。

- **忌食用不衛生的水果**：食用開始腐爛的水果，以及既無防塵、防蠅功能又沒徹底洗淨消毒的果品，如草莓、桑葚、剖片的西瓜等，容易發生痢疾、傷寒、急性胃腸炎等消化道傳染病。
- **忌用酒精消毒**：酒精雖能殺死水果表層細菌，但會引起水果色、香、味的改變，酒精和水果中的酸作用，會降低水果的營養價值。
- **水果忌不削皮**：一些人認為，果皮中維他命含量比果肉高，因而食用水果時連皮一起吃。殊不知，水果生長期發生病蟲害時，往往用農藥噴殺，農藥會浸透並殘留在果皮蠟質中，因而果皮中的農藥殘留量比果肉中高得多。
- **忌用菜刀削水果**：因菜刀常接觸肉、魚、蔬菜，會把寄生蟲或寄生蟲卵帶到水果上，使人感染寄生蟲病。尤其是菜刀上的鏽和蘋果所含的鞣酸會起化學反應，使蘋果的色、香、味變差。
- **吃水果後忌不漱口**：有些水果含有多種發酵醣類物質，對牙齒有較強的腐蝕性，食用後若不漱口，口腔中的水果殘渣易造成齲齒。
- **忌食水果過多**：過量食用水果，會使人體缺銅，從而導致血液中膽固醇增高，引起冠心病，因此不宜在短時間內進食過多的水果。

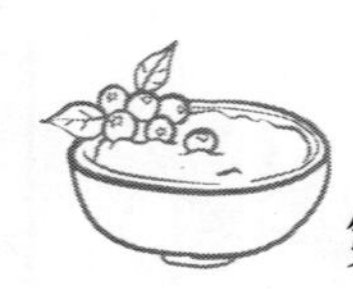

當心蔬菜「傷人」

在日常生活中，我們應注意蔬菜中的亞硝酸鹽對人體可能帶來的危害。那麼，蔬菜在什麼條件下會引起亞硝酸鹽中毒、又如何預防中毒的發生呢？

當土壤中缺鉬或大量施用含有硝酸鹽的化肥時，會增加蔬菜中硝酸鹽的累積。而且，有許多蔬菜能從土壤中汲取濃集更多的硝酸鹽，如芹菜、白菜、蘿蔔、菠菜、韭菜、甘藍、菜花等，而硝酸鹽可在某些細菌的作用下還原成亞硝酸鹽。

另外，煮熟的蔬菜放在不乾淨的容器裡，如果又在炎熱的季節於室溫下長時間存放，菜中的亞硝酸鹽含量也可增加。

再者，蔬菜在醃製過程中，食鹽用量、醃製時間及溫度對醃菜中的亞硝酸鹽含量也有很大影響。如食鹽濃度為 5% 時，溫度越高，產生的亞硝酸鹽就越多；醃菜的最初 2 ～ 4 天，亞硝酸鹽含量有所增加，7 ～ 8 天時含量最高，這時食用易發生中毒，故應適當延長醃菜的時間再食用。

還有就是人體狀況。當胃腸功能紊亂、有貧血或腸寄生蟲病及胃酸濃度降低時，胃腸道內的硝酸鹽還原菌會大量繁殖，若再大量食用硝酸鹽含量較高的蔬菜，機體不能及時將其毒素分解，易引起亞硝酸鹽中毒，症狀多表現為頭暈、乏力、面色蒼白、口唇青紫、嘔吐、抽搐等。

預防中毒的辦法是：

- 烹製硝酸鹽含量高的蔬菜之前，要先用沸水煮 3 ～ 5 分鐘，以除去部分硝酸鹽。
- 做熟的菜不要在較高的室溫下長時間存放，做好後應該盡快食用，平日應注意飲食及其餐具的衛生。

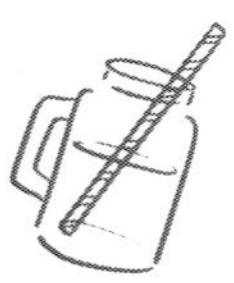

- 醃菜時一定要醃透，食鹽濃度保證在 15% 以上，醃製時間最短在半個月以上再食用。
- 胃腸功能紊亂等患者要積極進行治療，以提高自身的解毒能力。

幾種不宜生吃的食物

人們都知道，食物應該吃新鮮的，否則色香味會變差，甚至因放置過久而喪失營養價值，嚴重者還可能引起食物中毒。但是有些食品卻不能生吃的，否則影響健康，甚至患病。

- **現擠的牛奶**：有人認為吃現擠現售的牛奶，既新鮮又實惠，孰不知這種原始的售奶方式，會因擠奶的環境、容器、擠奶人的雙手未經消毒以及奶牛、擠奶人可能患病等狀況，而隱藏著感染疾病的危機。所以這種牛奶是萬萬不可嘗試的。乳品工廠對奶牛及操作衛生都有一定的要求，且鮮奶都需經巴氏消毒後才出廠，飲用才放心。經消毒的牛奶也要冷藏，並要儘早喝掉。
- **生海蜇**：未經處理的海蜇含水多，皮體較厚，還含有毒素，只有經過食鹽加明礬鹽漬三次，使鮮海蜇脫水後，才能將毒素隨水排出。經過這樣處理的海蜇呈淺紅或淺黃色，厚薄均勻且有韌性，用力擠也擠不出水，這種海蜇方可食用；而未經處理或只經 1 ～ 2 次鹽漬處理的海蜇，是不可以食用和選購的。
- **新鮮金針**：未經晾晒和乾制的金針含有秋水仙鹼，有資料顯示，秋水仙鹼經胃腸道吸收後，便會氧化成有毒物質「氧化二秋水仙鹼」而引致中毒，使人噁心、嘔吐、頭痛、腹痛，吃的量再多還可能引起血尿或便血，甚至致人死亡。乾金針經蒸煮加工後，秋水仙鹼會被溶出，才可以食用。

- **新鮮木耳**：鮮木耳含有一種叫卟啉的光感物質，食用後經太陽照射會引起皮膚搔癢、水腫，嚴重的可致皮膚壞死。乾木耳是經曝晒處理的成品，大部分卟啉會在曝晒過程分解；食用前，乾木耳又經水浸泡，其中含有的剩餘毒素也會溶於水，所以水泡乾木耳才是食之上品。
- **醃鹹菜**：新鮮蔬菜都含有一定量的硝酸鹽，在醃製過程中，會被還原成亞硝酸鹽。亞硝酸鹽會使人體產生噁心、嘔吐、腹痛及腸源性紫紺的中毒症狀。一般情況下，蔬菜經鹽醃製後 4 小時亞硝酸鹽開始明顯增加，14 ～ 20 天達高峰，此後又逐漸下降。因此，不是要吃 4 小時內的醃鹹菜，就是要吃醃 30 天以上的鹹菜，以減少亞硝酸鹽中毒的機會。

洗米不宜反覆搓揉

在妳不停地洗米時，許多營養素正在「逃」走。據研究表明，附著於米粒表面的米糠，比米粒本身的營養要豐富得多。米糠中含有維他命 B 群，屬於水溶性維他命。所以在洗米時要輕，不要用力反覆搓揉，盡量減少洗米的次數，一般不超過三遍，避免用流水沖洗，水溫也不宜太高。清洗過後將米浸泡一段時間再煮，可以活化米粒中的酵素澱粉，增加米飯的甘甜及彈性。

規避常見的飲食迷思

我們常說「要懂得自己照顧好自己」。如何照顧好自己，先不去說那些執行上有一定難度的東西，首先要從廚房做起。大部分家庭都是由女人掌勺下廚房，這給大家從飲食上照顧自己提供了天時、地利與人和的條件。

要從飲食上照顧好自己，需要避免以下常見的飲食迷思。

- **水果一定比蔬菜的營養好**：事實上，大多數水果的營養價值不如日常的蔬菜。
- **瘦肉不含大量脂肪**：一般來說，豬肉的瘦肉中的脂肪量是各種肉中最高的，達 25% ～ 30%，而兔肉最低，僅為 0.5% ～ 2%。雞肉（不帶皮）的脂肪含量也比較低。牛肉的脂肪含量一般在 10% 以下，但如果是肥牛，即便是裡脊部位也布滿細細的油花，其脂肪含量甚至超過豬肉。
- **多吃植物油利於長壽**：實際調查和實驗證明，動物脂肪攝取量高的人，心血管疾病發生率較高，植物油攝取量高的人，心血管疾病發生率確實低一些，但兩類族群的壽命並沒有大的差別。經調查，原因是植物油攝取高的人癌症發生率比較高。如果多吃植物油，最好能夠經常補充攝取維他命 E 等抗氧化物質。
- **雞鴨魚肉中才有優質蛋白**：動物性食品中的蛋白質確實品質高，但是豆類和含油種子如花生、葵花子等也含有豐富的蛋白質。
- **飲用水越純淨越好**：事實上，人們身體所需要的很多微量元素，一部分就是從飲水中獲得的。含有某些微量元素或化合物的礦泉水甚至能夠對某些疾病有療效。蒸餾水本身幾乎不含溶質，還能夠把人體中的一些物質溶解出來，對於一些金屬元素中毒的人有好處，但正常人常喝可能造成某些礦物質的缺乏。
- **沒有鹹味的食品就不含鹽**：鹽是氯化鈉，然而除此之外，鈉還有各種化合物形式。因血液中含有大量的鈉離子，所以動物性食品毫無例外都含較多的鈉。此外，加工食品中因為放味精，所以也含有大量的鈉。因此，即使您吃沒有鹹味的食品，照樣會攝取不少鈉。
- **含有多種胺基酸的食品都是高級營養品**：胺基酸本身並沒有什麼神祕

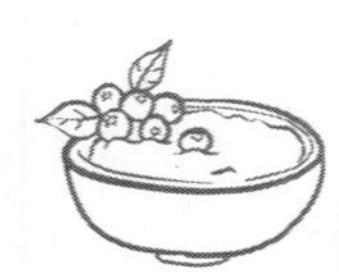

之處，它是構成蛋白質的基本單位。食品中含有蛋白質，也自然含有胺基酸。平價的玉米和馬鈴薯中照樣含有多種胺基酸。健康人既然具有消化蛋白質的能力，就可以從普通食物中獲得胺基酸，也就沒有必要喝什麼昂貴的胺基酸營養補充品。

- **純天然食品一定對人體無害**：食品化學分析也發現，許多純天然食品中都含有有害物質。例如，生豆角中有溶血物質，發芽馬鈴薯中含有毒素，某些魚類中含有胺等可能導致中毒的物質，等等，如果對這些食品處理不當就會發生危險。
- **加了添加劑的食品一定有害**：比起菸和酒來，食品添加劑對健康成年人造成的危害微乎其微。只要遵守國家劑量規定，現在允許使用的添加劑都是相當安全的，而且總的來說利大於弊。
- **速食營養豐富**：營養學家認為，速食高熱量、高脂肪，缺乏綠色蔬菜，膳食纖維不足，營養不平衡。只要是速食都存在類似問題。經常食用，勢必會帶來營養不良的後果。
- **水果都含有豐富的維他命 C**：其實這種看法是片面的，以 100 克水果中的維他命 C 的含量來計算，奇異果含 420 毫克，棗子含 380 毫克，草莓含 80 毫克，枇杷含 36 毫克，柑橘含 30 毫克，柿子含 30 毫克。但葡萄、無花果、蘋果各自只有 5 毫克，香蕉，桃子各含 10 毫克，梨子僅含 4 毫克。因此，要想補充足夠的維他命 C，吃水果時應有所選擇。
- **吃得好就等於有營養**：有些食品的價格便宜，但營養價值卻較高。比如紅蘿蔔的價格比冬筍便宜得多，而紅蘿蔔的營養價值卻比冬筍高得多。又如，萵苣只吃莖不吃葉，其實葉子的營養價值要比莖高得多，只要採用適宜烹調方式，萵苣葉子仍可製成美味的菜餚。

- **活雞現殺現烹味道美**：雞肉纖維短，容易消化。活殺的雞如果馬上烹調，雞肉蛋白質受熱，就會發生變性凝固，水分從肌肉中析出，肉就變得粗糙。所以，必須有一個冷凍僵化的過程，將殺後的雞放一段時間，使其肌體中的各種酶起催化作用，讓雞的組織發生自溶和水解，這時候再烹調，口感才好。
- **飯後馬上吃水果好**：科學家經過研究後指出，水果中含有大量的單醣類物質，很容易被小腸所吸收，但若被飯菜堵塞在胃中，就會因腐敗而形成脹氣、胃部不適。所以，吃水果應在飯前 1 小時或飯後 2 小時為宜。
- **吃豆製品越多越好**：營養學家認為，黃豆中的蛋白質能阻礙人體對鐵元素的吸收。過量攝取黃豆蛋白質可抑制正常鐵吸收量的 90%，從而出現缺鐵性貧血，表現出不同程度的疲倦、嗜睡等貧血症狀。所以，儘管豆製品富含營養，但也不是多多益善，還是以適量為宜。
- **熱油炒菜香**：炒菜時，當油溫高達 200℃以上，會產生一種叫做「丙烯醛」的氣體。它是油煙的主要成分，對人體的呼吸系統極為有害。另外，「丙烯醛」還會使油產生大量極易致癌的過氧化物。因此，炒菜還是用八分熱的油較好。
- **調味作料不厭多**：據美國的一項醫學研究結果表明，胡椒、桂皮、丁香、小茴香、生薑等天然調味品具有一定的誘變性和毒性，如飲食中喜愛厚重之味，大量使用調味品，有致人體細胞畸形、形成癌症的可能。輕者有口乾、咽喉痛、精神不振、失眠等感覺，還會誘發高血壓、胃腸炎等多種疾病。因此，日常飲食中以盡量少用調味作料為好。
- **爆炒禽畜肉好處多**：很多家庭主婦喜歡快火爆炒食物，認為這樣做好的菜餚色澤口味都很好。但事實上，爆炒是很不衛生的烹製方法。禽

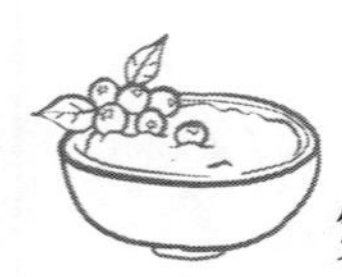

畜肉尤其是動物內臟，通常都攜帶大量禽畜病毒、病菌，爆炒時間過短，病毒、病菌不易被殺死，有的病毒要燒煮十幾分鐘後才能被殺死。吃了爆炒不熟的食物後，極易發生「人畜共患」。因此，禽畜肉還是煮熟、煮透了再吃才安全。

不宜多吃的食物

飲食過量有礙於身體健康和長壽。許多人都有這樣的體會，當飽食之後，會產生昏昏欲睡的感覺，其原因是機體內血液的分配發生了變化，大量血液集於消化器官中，使大腦供血減少所致。飽餐後還會引起大腦中一種叫做成纖維細胞生長因子的物質成萬倍地成長，這種物質會加速腦動脈硬化。如果一個人長期飲食過量，其後果可想而知，而且還有引發老年痴呆症的可能性。因此，營養衛生專家指出，限食可稱為長壽的靈丹妙藥。另外，對某些食品而言，也不宜過量食用。

- **皮蛋**：皮蛋在製作過程中會受到鉛的汙染。經常食用含鉛量高的皮蛋，會引起中毒。鉛在人體內能取代鈣質，會引起缺鈣。
- **味精**：味精每人每日攝取量不應超過 6 克，過多攝取會使血液中麩胺酸鈉的含量升高，限制了必需的二價陽離子鈣的利用，可引起短時期的頭痛、心悸、噁心等症狀，對女人的生殖系統也有影響。
- **泡麵**：泡麵中若含有食品色素與防腐劑等，常吃對身體不利。其次泡麵中缺乏人體必需的一些營養素，長期食用會造成營養缺乏。
- **葵花子**：葵花子中含有不飽和脂肪酸，多吃會消耗體內的大量的膽鹼，使體內脂肪代謝發生障礙。大量脂肪積聚於肝臟，會嚴重影響肝細胞的功能。

- **菠菜**：菠菜營養豐富，但含有較多的草酸，常食多食，易使食物中的鋅、鈣與草酸結合而排出體外，從而引起人體鋅與鈣的缺乏。
- **豬肝**：105 克豬肝膽固醇含量就達到 273 毫克，而一個人膽固醇攝取量太多會導致動脈硬化。因此，豬肝不宜吃得太多。
- **烤牛、羊肉**：烤牛、羊肉在熏烤過程中會被致癌物質汙染，如多環芳香烴等。
- **醃菜**：長期食用醃菜可引起鈉、水在體內滯留，增加心、肝負擔，易誘發心臟病。另外，如醃菜醃製不好，還會產生致癌物質亞硝酸鹽及亞硝胺。
- **油條**：油條的舊法製作加有明礬。明礬的主要成分是鋁，如天天吃含有鋁的油條，鋁很難由腎臟排出，可對大腦神經細胞產生毒害，甚至引發老年痴呆。
- **臭豆腐**：臭豆腐在發酵時極易被微生物汙染，還含有大量揮發性鹽基氮及硫化氫等，對人體有害。

要重視補鐵

有人計算，假使把人體內所有的鐵質全部提煉出來，大概也只能做一個兩寸長的小鐵釘。儘管鐵在人體和營養物質中所占的比例極低，但如果人體缺鐵，不僅皮膚、眼瞼、指甲蒼白，而且還會引起皮膚乾燥、毛髮脫落、頭暈、頭痛、疲乏無力、心慌氣短等現象。這是因為鐵是製造血紅素不可缺少的原料。人只要活著，就必須不停地呼出二氧化碳和吸進氧氣，人體裡的氧氣和二氧化碳的交換，是靠血液中的血紅素來完成的。血液中，每一個血紅素，都含有一個作為活性中心的鐵原子，有了它才能把氧運輸到人體的各部分，血紅素與氧結合，使血液帶上鮮紅色。倘若血液中

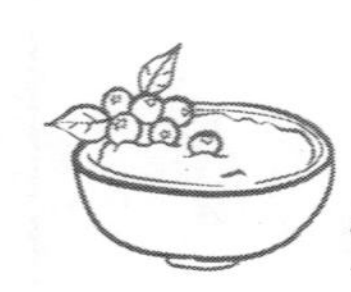

鐵量不足，氧就無法與血紅素結合，血液就會失去鮮紅的顏色，人的皮膚就變得蒼白，同時出現頭暈、心跳、氣喘、耳鳴、四肢無力等症狀，這便是貧血。嚴重的貧血，會影響行動，甚至危及生命。因此，即使是輕微的缺鐵，也會對人產生有害健康的不良後果。

鐵，對青少年來說，比成年人的需求更為重要，尤其是女性，由於月經失血，更需補充鐵質。青少年體內缺鐵，會引起肝脾腫大，精神渙散，記憶力減退，影響正常學習與工作。

根據行政院衛生署建議，成年男性的每日攝取量為 10 毫克，成年女性的攝取量為 15 毫克。13 歲以上青少年及成年人每日最大攝取量為 40 毫克。

鐵既然對人體如此重要，那怎樣才能使自己體內不至於缺鐵呢？唯一的好辦法就是注意日常飲食中的鐵攝取量，多吃富有鐵質的食物。

要注意飲食的多樣化，一定不要偏食，這樣就可使人體內各種營養素得到平衡。如果發現有貧血症狀，應趕快請醫生診治，在藥物治療的基礎上，要選擇一些含鐵量高的食品吃，諸如：黑木耳、海帶、紫菜、香菇等。動物性的食物可多吃蛋黃、瘦肉、動物的血與肝臟等。食物中芝麻醬的含鐵量最高，它比含鐵量較高的豬肝還要高出一倍。每 100 克芝麻醬含鐵量高達 58 毫克。值得重視的是，有的女孩不愛吃蔬菜，其實，大部分蔬菜都含有各種對人體有益的不同的維他命與礦物質，其中就有人體所需要的鐵質。

用食物治療貧血是最理想的方法，可以免除服用藥劑而產生的胃腸道副作用。但是只根據食物中鐵含量的多寡，而不考慮人體對這些鐵的具體吸收情況，效果也是不明顯。例如，菠菜中的鐵質的含量雖高，卻不易被吸收，所以多吃菠菜並不能治療貧血。蛋中的鐵質也較難吸收。此外如米、麥、豆中的鐵吸收率也很低。只有魚、瘦肉、動物肝臟中的鐵才易為

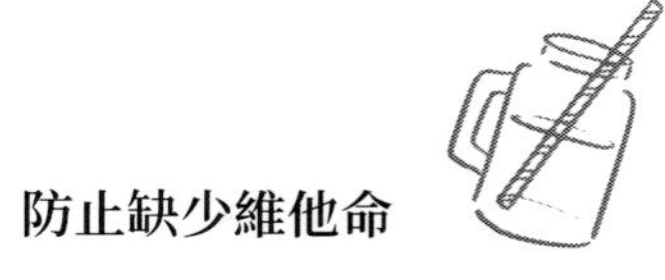

人體吸收與利用，適宜於貧血病人的食物治療。

鐵的吸收、利用，還與食物中蛋白質多少有關，高蛋白質飲食可以促進鐵的吸收。

鐵的吸收與胃腸道酸鹼度也有關，在食用酸性食物的情況下鐵的吸收、利用較多。

此外，動植物食品混合食用可以提高鐵的吸收率，如稻米中的鐵吸收率僅 1%，如與肉類、動物肝、綠葉蔬菜一起食用，吸收率可提高到 10% 以上；蛋中的鐵吸收率也較低，如同時進食綠葉蔬菜、橘子汁等，鐵質的吸收率也可大大提高。

防止缺少維他命

如妳的皮膚粗糙乾燥，呼吸道易感染，眼部有乾燥感，畏光、多淚，視覺逐漸模糊，這是缺少維他命 A 的症狀。若是缺乏維他命 B_1 時，則會引起消化不良，氣色不佳，有時手腳發麻，患多發性神經炎和腳氣病。缺少維他命 B_3 時，容易腹瀉、皮膚炎，頭痛，精神倦怠。要是妳缺少維他命 B_{12} 時，皮膚會變得蒼白，手腳有針刺痛感、精神不振、食慾不佳、嘔吐和腹瀉。而缺乏維他命 C 時，齒齦紅腫，容易流血，眼結膜、皮膚易出血，傷口不易癒合。至於缺乏維他命 D，會情緒焦慮、肌肉無力，成人會導致骨軟化症。如感到四肢無力，易出汗，頭髮分岔，精神易緊張，則可能缺少維他命 E。

為了防止缺少維他命，建議妳在日常生活中盡量多吃蔬菜、水果、魚、動物肝臟、根莖類和穀物。

比如，玉米、動物肝、奶製品、魚、紅蘿蔔、番茄和甜瓜等，均富含維他命 A。

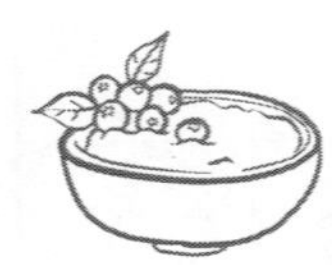

富含維他命B群的食物有雞肉、魚、動物肝、蛋、香蕉、杏仁、苦瓜、馬鈴薯、菱角、海帶、紫菜、菠菜、綠豆和葵花子等。綠豆、番茄、花菜、甜瓜、青椒、香蕉、柚子、哈密瓜，菱角都是維他命C的好來源。含有豐富的維他命D的食物有：香蕉、魚、紅棗、動物肝臟、魚油、香菇、蘑菇、木耳、銀耳等等。富含維他命E的食物有：葵花油、酪梨、杏仁、核桃、花生、大豆、豌豆、菠菜、雞蛋等等。

補鈣不容忽視

鈣是人體的常量元素，含量豐富，是骨骼的主要成分，能維持骨骼密度，以支持軀體和保護內臟。缺鈣不僅影響兒童的生長發育，對中老年人則使骨密度下降，骨堅硬度不夠，彎腰駝背，身材變矮，骨質疏鬆，甚而導致骨折。

鈣在人體內的作用幾乎可以影響到體內的每一個細胞，與生命活動息息相關。神經元與神經元間的資訊傳遞需要鈣離子，軀體運動的肌肉調節和收縮需要鈣離子，腺體的分泌需要鈣離子，細胞內酶的活性、血性凝固等許多重要生理活動都需要鈣的參加。人體內的鈣，尤其是血鈣，一定要保持穩定的範圍，不能多也不可少。

醫學研究表明，維他命D能促進鈣的吸收，而植物性食物中含有較多的磷酸、植物酸及草酸，容易與鈣結合生成不溶性鈣鹽，會妨礙腸道對鈣的吸收。

為了避免缺鈣，應該多吃一些含鈣且易被人吸收的食物，飲食最好做到葷素搭配。每天早餐一杯牛奶或豆漿，午餐和晚餐常配上250克豆腐或幾塊豆乾，再吃些鮮水果和蔬菜。如經常輪流選吃芝麻醬、蝦皮、小海魚、紅棗、蘿蔔乾、榨菜、白菜等含鈣高的食物，多數人就能達到每日規

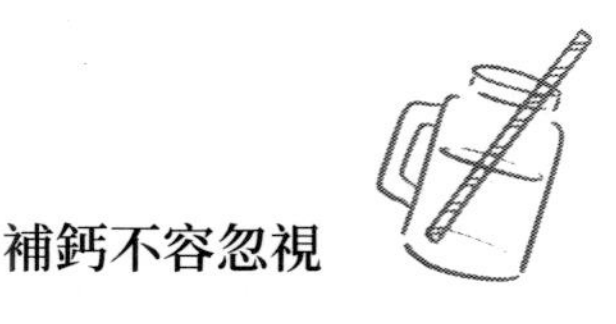

定的鈣需求量。對於患有胃腸病或食慾較差的老人，飲食受到限制，也可每天服用 1 ～ 2 片鈣片。明顯缺鈣的老年人，在適當補鈣基礎上，應加服一點魚肝油或維他命 AD 丸，將有助於補充鈣質。

另外需要補充一句：補鈣莫忘運動。研究證實：肌肉收縮或使骨骼承重對骨量增加具有相加效應。就是說，單純補鈣而缺乏運動，補鈣效果明顯降低。因為運動可刺激骨隨對攝取體內的鈣及其他礦物質的充分吸收和利用，從而達到防止骨質疏鬆的目的。

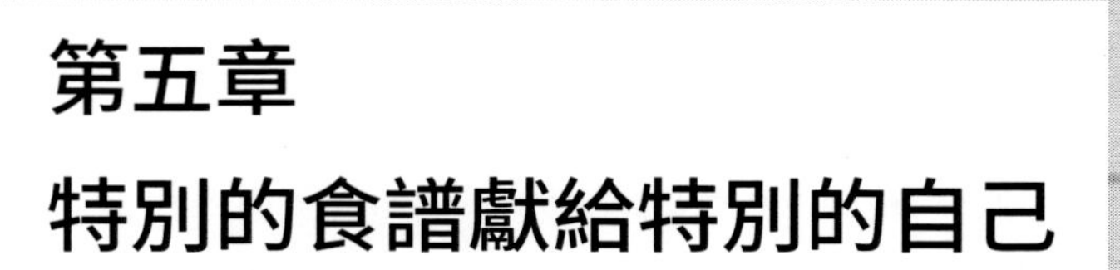

第五章
特別的食譜獻給特別的自己

女人是美麗的，同時女人的美麗又是十分脆弱。孕期、產期、更年期，是女人一生美麗攻略的三個關卡。大多數女人在突破越這些關卡時，付出了大量的美麗代價。只有少數聰明的女人，她們得以與美麗一路同行。

春夏秋冬，四季的刀似乎更殷勤地鐫刻著女人的容貌。誰來關愛女人？誰來呵護女人？答案當然是伴侶與親人。不過女人若能在享受愛情與親情的同時，為自己設計一個好的食譜，自己關愛自己，則會為自己的美麗錦上添花。

準媽媽亮麗食譜

懷孕的女人，一方面為即為人母而欣喜不已，一方面又會為身體的發福，臉上的妊娠斑、身上的妊娠紋而苦惱異常。其實，女性在懷孕期身體發福是正常的，也是必須的。至於妊娠斑與妊娠紋，只要飲食得當，也是可以避免或消除的。

雪裡紅燉豆腐

【原料】豆腐 5 塊，雪裡紅 150 克，豬油 40 克，精鹽、味精、蔥丁、薑末、清湯、花椒水各適量。

【製作方法】雪裡紅洗淨用冷水稍泡，擠出水，切成末；豆腐切成塊，放入沸水鍋內汆燙後撈出瀝水。炒鍋上火，放油燒熱，下蔥丁、薑末略炸，放入雪裡紅。炒出香味，加湯下豆腐（湯沒過豆腐），用大火燒開，轉小火燉，加鹽、花椒水，燉 4 分鐘，待豆腐入味，湯汁不多時，放味精，起鍋裝盤即成。

【用法】佐餐食，每日 1 ～ 2 次。

【應用】此菜含有大豆蛋白質、脂肪、碳水化合物和鈣、磷、鐵及胡蘿蔔素、維他命 B_2、菸鹼酸。適於孕婦食補，可令孕婦皮膚白嫩。

扒奶汁白菜

【原料】大白菜心 2 個（約 250 克），牛奶 100 克，高湯 200 克，花生油 50 克，鹽、味精、料酒、勾芡、蔥末各適量。

【製作方法】將白菜心洗淨，切成長條，將菜條放入鍋內，加開水適量，上火煮爛。炒鍋置火上，放油燒熱，下蔥末，加料酒、高湯、精鹽略燒，放白菜條，開鍋後轉小火燒至入味，加牛奶、味精炒勻，加勾芡淋明油，起鍋即成。

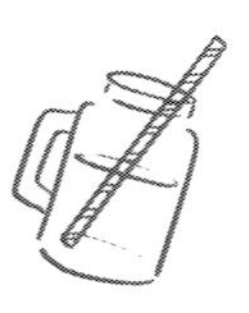
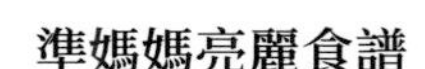

【用法】佐餐食用，每日1～2次。

【應用】通利腸胃，寬胸除煩，消食下氣。適於孕晚期孕婦食用，減少妊娠斑的出現。

乾燒長豆

【原料】嫩長豆500克，蝦米20克，花生油500克，精鹽、味精、雞湯適量，蔥末少許，香油、料酒各10克。

【製作方法】長豆擇洗乾淨，切段約長5公分；小蝦米洗淨，加溫水泡軟，撈出瀝水，剁成碎末。炒鍋上火，放入花生油，燒至六成熟，下長豆炸至面皺，撈出瀝油。原鍋留少許油，置大火上，下蔥末、蝦米略煸，倒入長豆炒拌，加料酒、精鹽、味精、雞湯，用大火將滷汁收乾，翻炒幾下，淋入香油即成。

【用法】佐餐食用，每日1～2次。

【應用】理中益氣，補腎健脾。適於妊娠晚期孕婦食用，可令孕婦面色紅潤。

白燒腐竹

【原料】乾腐竹150克，綠豆芽、水泡木耳各100克，花生油20克，香油、精鹽各5克，味精2克，勾芡15克，薑10克，黃豆芽湯200克。

【製作方法】腐竹放入盆內，倒開水上蓋，浸泡至無硬心時撈出，切成段；薑切末；綠豆芽擇洗淨，倒入開水鍋內汆一下撈出；木耳擇洗淨。炒鍋上火，放油少許熱鍋，下薑末略炸，放入豆芽、木耳煸炒幾下，加黃豆芽湯、精鹽、味精、腐竹，用小火慢燒3分鐘，轉大火收汁，加勾芡淋香油，盛入盤內即可。

【用法】佐餐食，每日1～2次。

【應用】含有豐富的蛋白質、脂肪、碳水化合物和鈣、磷、鐵、鋅、維他命 C 等多種營養成分。適於孕晚期孕婦食用，令孕婦肌膚保持彈性。

玉米麵粉蒸餃

【原料】細玉米麵粉 500 克，韭菜 300 克，水泡粉條 200 克，蝦皮 40 克，豬油、香油各 50 克，麵粉、麵醬、精鹽、味精、花椒粉各適量。

【製作方法】韭菜擇洗乾淨，切成碎末；蝦皮用清水漂洗乾淨，擠去水分；水泡粉條剁碎。將粉條、蝦皮放入盆內，加麵醬、精鹽、味精、花椒粉拌勻，再放入韭菜末，澆上豬油，香油，拌勻成餡。鍋置火上，加清水 375 克燒沸，把玉米麵粉徐徐撒入，用筷子攪拌，倒在砧板上放涼，用手揉和好，將麵糰按扁，用擀麵棍擀成直徑 10 公分的圓皮，包入餡料，上籠用大火蒸 15 分鐘即可。

【用法】作主食，每日 1 次。

【應用】含有多種維他命及碳水化合物、纖維素、鈣、磷、鐵、鋅等多種營養素。適用於孕晚期孕婦食用，可令孕婦容顏煥發。

豬肝菠菜湯

【原料】豬肝 150 克，菠菜 75 克，生薑、黃酒、味精、食鹽各適量。

【製作方法】豬肝洗淨切成薄片，加黃酒、食鹽漬片刻；菠菜切成段，用沸水略焯，撈起備用。水滾下肝片，加入薑片、黃酒、沸水中煮 3 分鐘，去浮沫，放入菠菜，大火煮沸，調味即可。

【用法】食肝、菜，喝湯。常食。

【應用】補血滋陰，適用於防治孕婦貧血，令孕婦膚色紅潤。

枸杞西瓜雞

【原料】西瓜1顆，枸杞20克，小母雞1隻，生薑、蔥，味精、料酒、菜油、食鹽各適量。

【製作方法】西瓜在近蒂部挖一個小洞，瓜皮留下作蓋；挖盡西瓜內的果肉，使之成為瓜盅，用沸水汆燙一下，備用；枸杞去雜質洗淨；小母雞宰殺後去毛、內臟，在沸水中燙2分鐘，撈起，待涼切成塊。熱鍋大火，下油，油熱至八成時，下雞肉塊、薑末、蔥花，略炒後加水1,000毫升，大火煮開，去浮沫，改小火燉20分鐘，將雞塊、湯都倒入西瓜盅內，加枸杞、料酒、食鹽，蓋上瓜皮，以大火蒸15分鐘，食前調入味精，即可。

【用法】吃肉，嚼枸杞，喝湯。分次佐餐或單食。

【應用】補肝滋腎，健脾益氣，潤養五臟。適用於孕婦食用，可給孕婦、胎兒供給營養，又可預防妊娠高血壓。

鴛鴦鵪鶉蛋

【原料】鵪鶉蛋7個，水泡金針，水泡木耳、豆腐各15克，火腿末、油菜末、豌豆各少許，香油、鹽各3克，味精、勾芡適量，料酒15克。

【製作方法】打1個鵪鶉蛋，倒入碗中，其他6個煮熟去殼；金針、木耳、豆腐剁碎，和在一起加鹽、味精、料酒、香油和蛋清調勻成餡；將每個鵪鶉蛋豎起切開，挖掉蛋黃，用餡填平，再用生蛋黃抹一下，用2粒豌豆點成眼睛，將火腿末和油菜末撒在兩邊，按此法逐個製成鴛鴦蛋造型，上蒸籠蒸10分鐘取出裝盤；炒鍋上火，放入鮮湯，加鹽、味精、料酒，湯沸時加入勾芡，澆在蛋在即成。

【用法】食料飲湯，每日1～2次。

【應用】鵪鶉蛋含有多種維他命，尤其富含卵磷脂，是高階神經活動不可缺少的營養物質，而且膽固醇含量較低。適宜嬰兒、孕產婦和老年、體弱者食用。

泡菜炒肉末

【原料】淨豬肉 100 克（肥 3 瘦 7），四川泡菜 200 克，花生油 50 克，精鹽 2 克，味精 1 克，白糖 3 克，料酒 3 克，花椒 10 粒。

【製作方法】豬肉剁末，泡菜剁末（擠去水），砂鍋放油燒熱，下花椒炸糊撈出，放入肉末，用手勺煸炒，待肉炒乾水時，加精鹽、白糖、料酒、味精、泡菜，翻炒均勻即可。

【用法】常食。

【應用】補充蛋白質、脂肪及鈣、磷、鐵等礦物質。適宜妊娠早期食用。

紫菜蝦皮蛋湯

【原料】紫菜 10 克，蝦皮 20 克，蛋 1 顆，黃酒、味精、麻油、食鹽各適量。

【製作方法】紫菜洗淨撕碎，放湯碗中。蝦皮用黃酒浸 20 分鐘後，加水適量煮 10 分鐘，攪入打勻的蛋液，放入食鹽、味精，沖入紫菜湯碗，淋上麻油即可。

【用法】佐餐食用。

【應用】補陽滋陰，化痰利尿。可補充孕婦鈣、磷、鐵、碘等多種物質。既能促進胎兒的生長發育，又有益於孕婦保持美麗。

醋椒魚

【原料】活鯉魚、雞湯各1,000克，香菜10克，豬油75克，精鹽4克，味精2克，白胡椒粉1克，醋10克，料酒25克，蔥、薑各15克。

【製作方法】鯉魚去鱗剖腹洗淨，在魚身上劃十字，用開水略燙。炒鍋上火，放豬油燒熱，下蔥、薑、胡椒粉，煸出香味後烹料酒，加雞湯、鹽、味精，用大火將湯煮沸幾次，把魚放入湯內再煮15分鐘，撈入湯盆內，加醋，倒人湯盆內，撒上蔥絲、香菜即成。

【用法】食料飲湯，每日1～2次。

【應用】此菜鮮美可口，去油解膩，助消化，誘人食慾。含有豐富的蛋白質及鈣、磷、鐵等多種礦物質和多種維他命。適於妊娠中、晚期孕婦食用。

奶湯鯽魚

【原料】鯽魚（約500克），熟火腿3片，豆苗、筍片各15克，白湯500克，豬油50克，料酒15克，蔥2段，薑2片，鹽、味精適量。

【製作方法】將鯽魚去鱗、鰓、內臟，洗淨，再將魚背用刀每隔1公分劃人字形刀紋。炒鍋置大火上，放豬油25克，下蔥、薑炒出香味時，再將魚兩面略煎，烹入料酒稍燜，加白湯及清水適量，豬油25克，煮3分鐘後，見湯汁白濃，轉中火再煮3分鐘，燜至魚熟時，放入筍片、火腿片、加鹽、味精，轉大火煮至湯濃呈乳白色，下豆苗略煮，去掉蔥、薑，裝盆即成。

【用法】食料飲湯，每日1～2次。

【應用】此湯具有多種營養，尤其含鈣、磷較多，對胎兒骨質發育有較好作用。並能預防嬰兒佝僂症、軟骨症等疾病。是妊娠期間補鈣的較好食補。適宜孕中期孕婦食補。

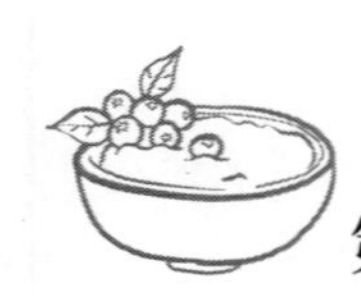

豆乾炒菠菜

【原料】菠菜 500 克，白豆乾 2 塊，花生油 40 克，鹽、味精適量。

【製作方法】將菠菜擇洗淨，切成段；豆乾洗淨切小片。炒鍋置大火上，放花生油燒熱。先將豆乾倒入略煸，再下菠菜煸至深綠色時，加鹽、味精，翻炒幾下即成。

【用法】佐餐食用，每日 1 ～ 2 次。

【應用】補血，助消化，通便，是妊娠晚期、坐月子補鐵的菜餚。適於妊娠貧血或缺鈣者食用。

蝦仁蘑菇奶

【原料】蝦仁 250 克，蘑菇 50 克，青豆 15 克，牛奶 100 克，蛋清 1 個，白糖、味精、黃酒、食鹽各適量。

【製作方法】蝦仁用淡鹽水洗淨，瀝乾水分後對半切開，拌入黃酒、蛋清、勾芡、食鹽，用溫油滑熟撈起瀝油。牛奶入鍋中，下蘑菇、青豆，煮沸，倒進炸蝦仁，放入調味品即可。

【用法】分次服食，喝牛奶，吃蝦、蘑菇、青豆。

【應用】因含有優質的蛋白質，豐富的維他命及鈣、鐵等。能提高孕婦免疫機能，增強孕婦的抗感染能力。

糖醋黃瓜

【原料】嫩黃瓜 300 克，香油 5 克，精鹽 2 克，白糖 30 克，白醋 15 克。

【製作方法】黃瓜洗淨切成長條，斜刀切成段，放入盆中，加鹽少許稍醃。將白糖、白醋放入碗內，用匙慢慢攪拌待糖研化，再將黃瓜擠去水分，放入糖醋汁中，再醃漬 1 小時，淋上香油即成。

【用法】佐餐食，每日 1 ～ 2 次。

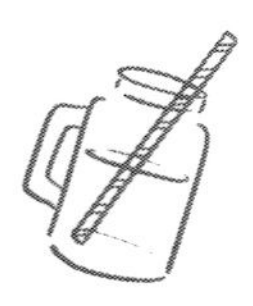

【應用】清熱解毒。適於孕晚期孕婦食用，可減少妊娠斑的出現。

青椒里脊片

【原料】豬里脊肉 200 克，青柿椒 150 克，蛋 1 顆，香油、精鹽、勾芡各 5 克，料酒 10 克，太白粉 6 克，花生油 500 克。

【製作方法】肉去筋膜洗淨，切成柳形薄片，放入清水漂淨血水，取出放入碗內，加精鹽、蛋清、麵粉，拌勻上漿；青椒洗淨切成與肉片相同大小的片。炒鍋上火，放入花生油，燒至四成熟，下里脊片滑熟，撈出瀝油。原鍋留少許油置火上，下青椒片煸至變色，加料酒、精鹽和清水 40 克煮沸，下勾芡，倒入里脊片，淋香油，盛於盤內即成。

【用法】佐餐食用，每日 1 ～ 2 次。有痔瘡出血者忌食。

【應用】此菜含有豐富的蛋白質、脂肪、鈣、磷、鐵、維他命 C、維他命 E，尤其是維他命 C 的含量極高。適於妊娠晚期孕婦食用。

漂亮媽咪食譜

寶寶是媽咪的負擔嗎？也許是吧，但那也是一個甜蜜的負擔。

許多女人生產之後，容顏突然由青春亮麗轉為憔悴不堪。女人的生產，難道真是女人美麗容顏邁不過的關卡嗎？非也，專家告訴我們：只要調理得當、飲食合理，媽咪照樣可以漂亮動人！

三仙羊肉

【原料】羊肉 500 克，黃耆 30 克，當歸 10 克，生薑 10 克，蔥、料酒、花椒、鹽、味精各適量。

【製作方法】將當歸、黃耆洗去浮灰，裝入紗布袋內備用；生薑切成片，蔥切成段，備用；羊肉洗淨不切，整塊放入砂鍋內，加水適量，放入

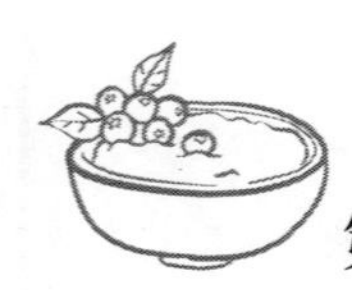

藥袋、生薑、蔥、花椒、料酒、鹽，先用大火燒開，撇去浮沫，用小火燉至羊肉熟透，取出，湯過濾後留用。將燉熟的羊肉切片，放入原湯內，煮沸，加入味精即成。

【用法】佐餐食，每日 1 次。

【應用】適用於產後氣血兩虛體弱者，可令女人面色紅潤。

歸地燉羊肉

【原料】當歸、地黃各 15 克，羊肉 250 克，蔥、薑、花椒、醬油、料酒、鹽、清湯各適量。

【製作方法】將地黃、當歸洗去浮灰，與花椒一同裝入紗布袋；蔥切成段，薑、蒜切厚片；羊肉洗淨切成 2 公分大小見方塊。鍋置火上，注入足量水，水燒開後放入羊肉塊，焯去血沫，撈出後用涼水洗淨。另起鍋，加入清湯和蔥、薑、蒜、醬油、料酒、鹽，用大火燒開後改用小火燉至羊肉熟爛，取出藥袋，揀出蔥段、薑片即成。

【用法】佐餐食用。

【應用】適用於產後氣血不足者，效果同上。

牛奶麥片粥

【原料】牛奶 50 克，麥片 150 克，白糖適量。

【製作方法】麥片用冷水泡軟，將其全部倒入鍋中（帶水），置火上燒開，煮兩三開後，加入牛奶，再煮 5 ～ 6 分鐘，待麥片軟爛，稀稠適度，盛入碗內，加白糖攪勻即成。

【用法】可作主食，每日 1 次。

【應用】健脾益氣，養血生津，除煩止渴，益腎養心，下氣利腸，生精催乳。適於產後婦女滋補養血。

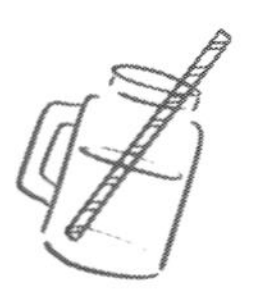
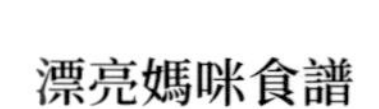

龍眼雞翅

【原料】雞翅 12 隻，龍眼 200 克，花生油 75 克，紅葡萄酒 100 克，白糖 20 克，醬油 10 克，精鹽 4 克，味精 2 克，勾芡 10 克，糖色少許，湯 1000 克，淨蔥 15 克。

【製作方法】雞翅洗淨，用醬油、精鹽醃漬；龍眼去皮去核；蔥切段。炒鍋上火，放油燒熱，下雞翅炸至呈金黃色撈出。鍋內留油少許，放入 10 克蔥，煸出香味，加湯、紅葡萄酒及雞翅，放鹽、白糖、糖色，調好色味，將雞翅燒至熟透，裝盤。龍眼用湯燒熱，圍在雞翅周圍。將餘下蔥在油中煸出香味，把雞翅的湯汁濾入，將勾芡澆在雞翅上即成。

【用法】佐餐食，每日 1 ～ 2 次。

【應用】適用於產後體弱者。對產後氣血虛弱有良好的補益作用。

蘭片燒海參

【原料】乾海參 60 克，水泡玉蘭片 100 克，火腿 50 克，熟豬肉 150 克，菜頭 300 克，豌豆尖 10 根，豬油 30 克，鮮湯 400 克，紹酒、味精、精鹽、薑片、蔥節各適量。

【製作方法】將乾海參用開水浸泡 12 小時，去雜物，洗淨泥沙，入開水鍋中微火煮 30 ～ 40 分鐘，再泡 10 小時，換水燒開後，繼續發脹洗淨，切成上厚下薄的片；水泡玉蘭片，切成薄片，火腿切成小片，熟豬肉切條片，菜頭切成條塊。淨鍋置中大火上，下油燒至五分熱，加薑、蔥炒香，摻鮮湯、菜頭、豬肉、蘭片、紹酒燒至菜熟時，如海參，火腿燒透，下豌豆尖、精鹽、味精收汁盛盤即成。

【用法】佐餐食用。

【應用】滋陰養血，補腎壯陽，益氣潤膚。適用於產後氣血不足，神

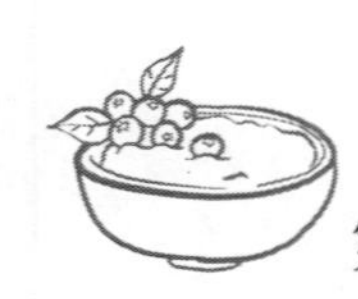

經衰弱等症。

紅杞蒸雞

【原料】枸杞15克，母雞1隻（約1,500克），料酒、胡椒粉、生薑、細蔥、味精、精鹽各適量。

【製作方法】將雞殺後除淨毛，剁去爪，剖腹去內臟，沖洗乾淨；枸杞洗淨，薑切片，蔥切段備用。將雞在沸水鍋中焯透，撈在涼水內洗乾淨，瀝淨水分，再把構杞裝入雞腹內，將腹部朝上放在盤子或大碗中，擺上薑、蔥，加入清湯、精鹽、料酒、胡椒粉上鍋蒸熟即成。

【用法】食雞，每日1次，分2次食完。

當歸茯苓豬血羹

【原料】當歸15克，肉蓯蓉15克，豬血125克。

【製作方法】將當歸、肉蓯蓉洗淨，加水適量，煮取藥液。再將豬血切塊，加入藥液中煮熟，與豬油、蔥白、食鹽、味精、香油一併混合均勻，趁熱空腹食用。

【用法】亦可佐餐服食。

【應用】養血潤腸通便。適用於產後血虛腸燥的大便祕結者。

豬排豬蹄雞骨湯

【原料】豬排骨200克，豬蹄1隻，雞骨200克，香菜10克，薑末、蔥花、味精、料酒、食鹽各適量。

【製作方法】將三物清洗，剁塊，同放鍋中，加水適量，大火燒沸，去浮沫，加薑末、料酒、食鹽，改小火煮至湯呈乳白色時，加香菜、蔥花、味精即成。

【用法】佐餐服食，吃料喝湯。

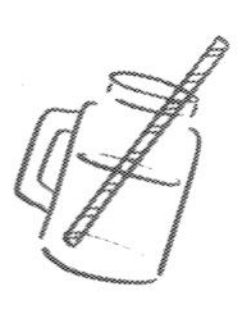
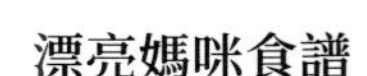

【應用】健脾益氣，補腎益精，通乳下氣。適用於產後乳汁分泌不足者。

奶油燜雞

【原料】母雞 1 隻，鮮牛奶 1,000 毫升，豬油 10 毫升，薑末、蔥花、味精、料酒、勾芡、食鹽各適量。

【製作方法】雞宰殺後去毛、內臟，洗淨，置沸水中燙 3 分鐘，撈起晾乾。鮮牛奶倒入鍋中，放少量鹽，大火煮沸，將雞放入，待沸騰，改小火煮至熟爛，撈起，切塊上盤。再用豬油、牛奶、薑末、蔥花、味精加入勾芡，淋在已裝盤的雞塊上即可。

【用法】佐餐食用。

【應用】補氣溫中，滋養五臟，生津潤腸。適用於產後機體的復原。

梅花雞味魷魚羹

【原料】鮮梅花 15 朵，乾魷魚、母雞胸肉（去皮）各 150 克，鮮湯 750 克，精鹽、味精、胡椒粉、黃酒、醋、食鹼、雞油各適量

【製作方法】梅花取花瓣洗淨擰乾水分；雞胸肉打成泥；魷魚放入溫水泡 1 小時，去頭尾，切成均勻極薄的片，放入盆內，用熱水淘洗乾淨，用食鹼拌勻，放入開水，蓋上蓋，燜泡至水溫不燙手時，水倒出一半，再倒入滾開水蓋上燜泡。如此重複 3 ～ 4 次，使魷魚顏色發白，透明，質軟，泡入清水內待用。炒鍋上火，放入鮮湯煮滾，雞泥用湯沖入鍋內，待雞泥凝固，用小漏勺撈出雞泥不要。砂鍋上火，放入鮮湯燒沸，倒入魷魚 3 ～ 4 分鐘後瀝去湯，再重複操作一次。湯內加入黃酒、精鹽、胡椒粉、味精、撇去浮沫，倒入梅花瓣，淋上雞油，盛入放魷魚的湯碗內即成。

【用法】佐餐食用。

【應用】補血脈，滋肝腎，利胎產，調經帶，助消化。適用於產後食慾欠佳，氣血虧虛，體質較弱者。

鳳凰展翅

【原料】母雞1隻（1,000～1,500克），水泡魚翅300克，蔥、薑、胡椒粉、料酒、鹽、味精、清湯各適量。

【製作方法】先將蔥切成段，薑切成片，備用。魚翅洗淨，放入砂鍋內，注入清湯，反覆煨至魚腥味減輕。再將雞宰殺，除去毛和內臟，洗淨，放入沸水鍋內汆5分鐘，撈出後用涼水洗淨血沫，瀝乾水分備用。最後將汆好的雞端正放置湯盆內，將煨好的魚翅擺放在雞背上，放上蔥段、薑片、胡椒粉·料酒、鹽，注入適量清湯，蓋嚴盆蓋，上籠蒸，用大火蒸2～3小時後取出湯盆，揀出蔥段、薑片，加入味精調味即成。

【用法】佐餐食用。

【應用】補中益氣。適用於年老體弱、產後體虛等脾虛氣弱之人。

黃耆燉母雞

【原料】黃耆30克，母雞1隻（約250克），黃酒、薑片適量。

【製作方法】將黃耆切段，母雞宰後去內臟，洗淨切塊，同放燉盅內，加黃酒、薑片、適量清水，隔火燉熟。

【用法】吃肉飲湯。

【應用】益氣補虛。適用於產後氣虛者。

排骨湯麵

【原料】麵條500克，豬排骨1,000克，植物油50克，精鹽30克，蔥段、薑片、白糖、料酒各10克，味精適量。

【製作方法】排骨洗淨，剁成5公分長塊，炒鍋上火，放入植物油，燒至七分熱，下蔥段，薑片稍炸，倒入排骨，加料酒、鹽、煸炒至排骨變色，加水燒沸，轉中火煨至排骨熟透，加白糖、味精調味，揀去蔥、薑。

【用法】取排骨湯及少量排骨，加清水煮沸，下麵條200克，煮熟後，食麵條，飲湯。每日1次。

【應用】此麵含有豐富的優質肉類蛋白質、脂肪、碳水化合物等多種營養素，適於產婦食用。

小米紅棗粥

【原料】小米200克，紅棗15個，紅糖50克。

【製作方法】將紅棗洗淨去核，小米洗淨。把小米、紅棗同倒入鍋內，加清水適量，大火煮沸後，小火煮1小時，加入紅糖，再煮至紅糖完全溶解即可。

【用法】隨量食用。

【應用】健脾補血，清解虛熱。適用於產後氣血虛弱者，及產後面色皎白，自汗盜汗，口乾渴飲，倦怠乏力者食用。

素麵臥蛋

【原料】細素麵100克，蛋2顆，羊肉絲、菠菜葉各50克，香油10克，醬油、精鹽、味精適量，蔥、薑少許。

【製作方法】熟羊肉絲放碗內，加醬油、精鹽、味精、蔥絲、薑絲、香油拌勻。鍋置火上，放水燒沸，下素麵，打入蛋，待蛋煮熟，麵八分熟，倒入拌好的羊肉絲攪勻，再放入菠菜葉，稍煮即可。

【用法】作主食，每日1次。

【應用】此麵營養豐富，含豐富的蛋白質、脂肪、碳水化合物及維他命A、維他命C及菸鹼酸等營養素。適於產後食補。

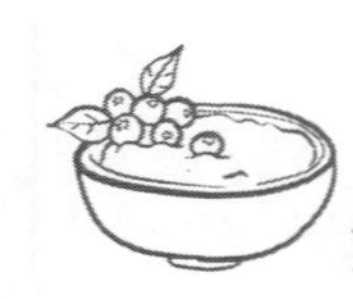

豬血燒豆腐

【原料】豬血 500 克，豆腐 300 克，瘦豬肉和紅蘿蔔各 100 克，豌豆 30 克，蒜苗 30 克，薑片 10 克，蒜片 15 克，豬油、胡椒粉、精鹽、味精各適量。

【製作方法】豬血、豆腐分別洗淨切成塊；豬肉洗淨切成薄片；紅蘿蔔洗淨切塊；豌豆和蒜苗洗淨，蒜苗掐成段。豬油入淨鍋燒至五分熱，加薑片、蒜片炸一下，摻入鮮湯、紅蘿蔔、胡椒粉至滾，再加豬肉片、豆腐、豬血滾至熟透，汁少時，加入精鹽、味精、豌豆、蒜苗、翻炒幾下，出鍋即成。

【用法】佐餐用。

【應用】補血生血，寬中益氣，補脾和胃。適用於產後血虛體弱者。

板栗燒雞

【原料】雞 1 隻（約 700 克）、栗子 350 克，醬油 30 克，精鹽 4 克，味精 2 克，料酒 25 克，蔥、薑各 15 克，勾芡 10 克，花生油 500 克，熟油、白糖各少許。

【製作方法】雞去內臟洗淨，剁成 5 公分的方塊，加少許醬油拌勻；栗子煮熟，剝去外殼、內皮；蔥切段；薑切塊拍鬆。炒鍋上火，放入花生油，燒七分熱，下雞塊炸至呈金黃色撈出。再將栗子入鍋炸一下，撈出備用。炒鍋留油適量，上火燒熱，下蔥、薑炸出香味，放入雞塊，加料酒、醬油、白糖、精鹽和適量清水燒沸，轉小火把雞肉燜至七分熟時，放入栗子燒煮，至雞肉，栗子軟爛，轉大火收汁，將雞、栗裝盤，鍋中滷汁加勾芡，放味精，淋少許熟油，澆在雞肉上即成。

【用法】佐餐食料，每日 1 ～ 2 次。

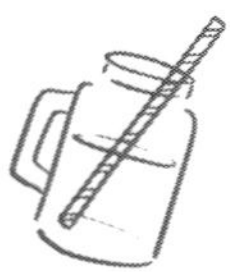
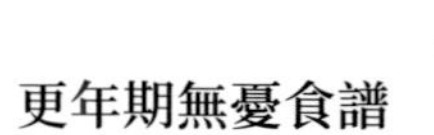

【應用】養胃健脾，補腎強筋，活血止血，生精養血。適用於產後食補，有利於子宮復原。

棗蓮蛋糕

【原料】麵粉 500 克，蛋 500 克，紅棗 250 克，蓮子 100 克，白砂糖 400 克，菜油適量。

【製作方法】棗、蓮子洗淨去心放入鍋中加清水煮至熟透，再用乾淨白布包著揉成泥狀；將蛋打入盆內，邊攪邊撒白糖，待蛋漿由淡黃色轉變為白色時，再逐漸加入麵粉、蓮肉泥，調和均勻。再將蒸籠墊上乾淨紗布，放入方框架，抹上菜油後，先將蛋糊的二分之一倒入框內抹平，再加入紅棗泥，接著將剩下的蛋糊覆蓋在棗泥上抹平，入籠蒸熟，切成方塊即可。

【用法】每日 2 次，每次 1 塊。

【應用】補血養心安神。適用於氣血虧虛引起的失眠多夢症。

更年期無憂食譜

女性 45 ～ 55 歲之間，由生育期轉入絕經期的這一過渡階段稱更年期。此期女性卵巢功能逐漸趨向衰退，失去週期性的排卵規律，直至不再排卵，月經週期發生紊亂。臨床上部分更年期婦女因不能適應這種改變，而出現心慌氣短、潮熱、失眠、月經失調、頭暈頭痛、血壓升高等一系列症狀，稱更年期症候群。

處在更年期的女性，容顏會因身體的各種不適而受到摧殘。但如果調養得當，女人瀟灑走過更年期，成為「祖母級」美女也並非難事。

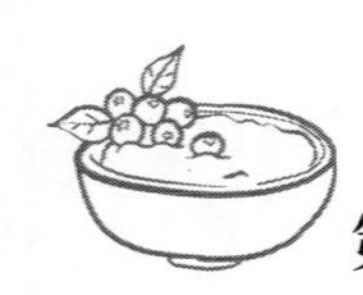

豬腰粥

【原料】豬腎一個，粳米 50 克，蔥、薑片、鹽、五香粉各適量。

【製作方法】先將豬腎洗淨，去筋膜、腰筋，切成絲，和洗淨的粳米同入鍋內，加入清水適量煮成粥，至熟加入蔥末、薑末、鹽、五香粉調味，即可食用。

【用法】每日 1 次，晚睡前服用。

【應用】補腎強腰，固齒聰耳。適用於更年期婦女腎陰虛所致的牙齒鬆動，牙齦紅腫、疼痛難忍，耳鳴耳聾者。

駐春丹

【原料】白茯苓 120 克，麵粉 500 克，人蔘末 30 克，川椒末（去目）、精鹽各 1 匙。

【製作方法】白茯苓（去皮）研成末。用水 2 大碗，煎人蔘末、川椒末、精鹽，煎至藥汁 1 碗時與茯苓末、麵粉和勻，用大火煮滾，即可。

【用法】每日 2 次，3 日服完。

【應用】健脾，溫腎。適用於更年期婦女腎陰虛所致的腰膝痠軟，耳鳴，耳聾等症。

枸杞燉羊腦

【原料】枸杞 50 克，羊腦 1 個，料酒、蔥、薑、精鹽、味精各適量。

【製作方法】選用寧夏枸杞，洗淨；羊腦髓去紅筋，保持完整，放入砂鍋加適量水，加入枸杞、鹽、蔥節、薑絲、料酒及味精，隔水燉至熟即可。

【用法】空腹或佐餐食用。

【應用】補腎健腦，延年益壽。適用於更年期婦女頭昏，失眠，健忘者。

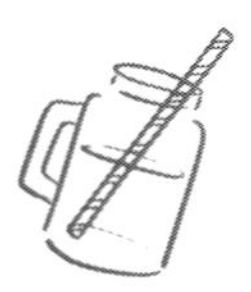
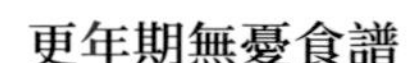

冰糖燕窩湯

【原料】燕窩 80 克，冰糖 250 克。

【製作方法】燕窩用清水泡 4 ～ 5 小時，去除雜物，再用開水泡脹，倒掉水，又加入開水，連續反覆幾次後，將燕窩撈出盛入盤內；冰糖放入淨鍋內，加適量清水置火上煮沸使冰糖溶化，涼後過濾。過濾糖水入鍋，放入燕窩，攪勻煮沸後起鍋即成。

【用法】飲湯食料。

【應用】養陰潤肺，化痰止咳。適用於更年期婦女陰虛口渴，煩熱，或肺熱咳嗽等症。

栗子枸杞羊肉湯

【原料】羊肉 60 克，栗子 20 克，枸杞 15 克。

【製作方法】將羊肉洗淨切片，與栗子、枸杞同入鍋中，加水適量，先用大火煮沸，去浮沫，改小火煮至羊肉、栗子熟爛即可。

【用法】每日 1 次，連服 6 天。

【應用】補肝腎，健脾胃，益氣血，強腰膝。適用於更年期婦女肝腎虧虛，氣血不足所致的頭暈，耳鳴，視力減退，腰膝痠軟者。

涼拌海蜇

【原料】海蜇 100 克，黑芝麻 50 克，食醋適量。

【製作方法】將海蜇用清水反覆漂洗乾淨，切成細絲，用冷開水再洗，晾乾水分，上碟備用。把黑芝麻洗淨，晾乾，起鍋，下芝麻炒，令微香即可盛起，撒在海蜇絲上，加適量醋調勻即可。

【用法】隨時食用。

【應用】滋肝潛陽，化痰軟堅。適用於更年期症候群患者。

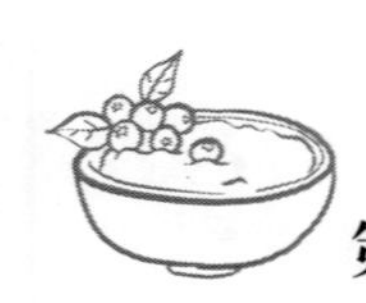

海參羊肉粥

【原料】海參 20 克，羊肉、粳米各 10 克，鹽、薑、蔥各適量。

【製作方法】海參水泡去腸洗淨，切片；羊肉切片；粳米洗淨後放入砂鍋內，加水適量。鍋置火上，大火燒沸後改為小火熬至熟，再放入海參、羊肉，稍煮片刻，羊肉熟後加入調味品即成。

【用法】每日 1 次，早、晚溫服。

【應用】補腎溫脾。適用於脾腎陽虛，四肢不溫，腰膝冷痛，小便清長者。

龍眼肉雙仙羊肉湯

【原料】羊肉 250 克，仙靈脾 15 克，仙茅、龍眼肉各 10 克。

【製作方法】將仙茅、仙靈脾洗淨，用紗布包裹備用；羊肉洗淨，切小塊。把全部用料一起放入砂鍋，加清水適量，大火煮沸後，小火煮 3 小時，去藥包，調味即可。

【用法】隨量飲用。

【應用】溫腎壯陽。適用於更年期症候群屬腎陽虛者。

何首烏黃耆烏雞湯

【原料】烏雞肉 200 克，制何首烏 20 克，黃耆 15 克，紅棗 10 顆。

【製作方法】將黃耆、制何首烏洗淨，用棉布袋裝，封口；紅棗（去核）洗淨；烏雞肉洗淨，去脂肪，切成小切。把全部用料一齊放入砂鍋內，加清水適量，大火煮沸後，小火煮 2 小時，去藥袋後，調味即可。

【用法】隨量飲用。

【應用】補氣血，滋肝腎。適用於更年期症候群屬氣虛血弱，肝腎不足者。

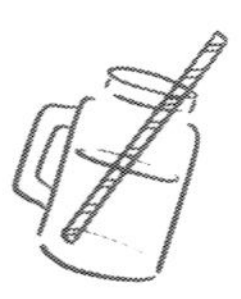

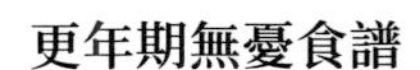

鵪鶉蛋奶

【原料】鵪鶉蛋 2 個，鮮牛奶 200 克，白糖少許。

【製作方法】將牛奶放入鍋內煮沸。把鵪鶉蛋去殼，加入牛奶中，小火煮至剛熟，加入少量白糖即可。

【用法】隨量食用。

【應用】補益氣血，養心安神。適於更年期婦女。

板栗燉豬蹄

【原料】豬蹄 2 隻，板栗 400 克，生薑 10 克，蔥節 15 克，味精、精鹽各適量。

【製作方法】將豬蹄去毛及腳硬殼，洗淨；板栗去外殼及內皮；薑、蔥洗淨。砂鍋置火上，加入適量水，放入豬蹄，燒開後撇去浮沫，加入板栗、生薑、蔥節，用中火燉至豬蹄熟爛能與骨分離時，加入味精、鹽調味即可。

【用法】飲湯食料或佐餐用。每週 1 ～ 2 次。

【應用】補脾健胃，滋陰養血，抗衰防老，延年益壽。適於更年期婦女保健或病後脾胃虛弱，無食慾，貧血等。

雪耳哈士蟆湯

【原料】蛤士蟆油 20 克，雪耳 25 克，冰糖 150 克，清湯 500 克。

【製作方法】哈士蟆油用溫水泡脹，挑去筋，洗淨；雪耳泡水發脹，去雜質洗淨，撕成小朵；蛤士蟆油盛入碗內，入籠蒸化，再將雪耳放入，加冰糖、清湯，再入籠內蒸 1 個半小時左右至雪耳爛、湯汁濃稠即成。

【用法】飲湯食料。外感風寒咳嗽、脾虛溼盛、便溏者，忌食。

【應用】養陰潤肺，補腎益精，止咳化痰。適用於更年期婦女神經衰弱者，失眠，多夢，頭昏，健忘者。

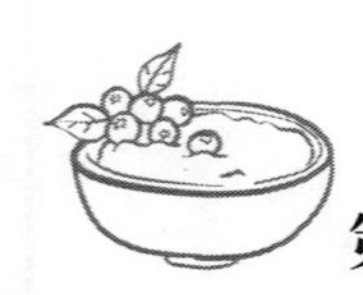

地黃蒸鴨

【原料】地黃100克，淮山藥200克，枸杞30克，白鴨1隻（約2,000克），蔥、薑、胡椒粉、黃酒、清湯、鹽、味精各適量。

【製作方法】先將鴨去淨毛、內臟及鴨骨，洗淨，用鹽、胡椒粉、黃酒塗在鴨體內外，加入蔥、薑醃1小時。地黃裝入紗布袋，墊在一大碗底；把醃好的鴨肉切成1公分的小丁，山藥去皮切丁，與枸杞放在地黃袋上，注入清湯，上籠蒸約2小時，至鴨肉熟爛翻扣盤中，除去中藥袋，即可食用。

【用法】佐餐食之，每食適量。

【應用】滋腎養陰。適用於更年期婦女腰膝痠軟，形體消瘦，眩暈耳鳴，午後潮熱

胡桃蓮肉豬骨粥

【原料】豬骨200克，胡桃肉和蓮肉各50克，稻米100克，鹽、味精適量。

【製作方法】豬骨洗淨，砍成小塊；胡桃肉、蓮肉、稻米分別洗淨後放入鍋內，加入豬骨，放水適量，先大火煮沸，後小火煮熬至成粥，再加入適量鹽和味精調味即可。

【用法】隨量食用。

【應用】補腎健脾，溫肺斂氣。適用於更年期症候群，脾腎兩虛者。

海松仁什錦飯

【原料】海松子50克，嫩雞肉400克，豬瘦肉300克，蛋3顆，紅蘿蔔2根，香菇50克，稻米1,000克，豬油50克，嫩豌豆100克，紹酒、醬油、味精、精鹽各適量。

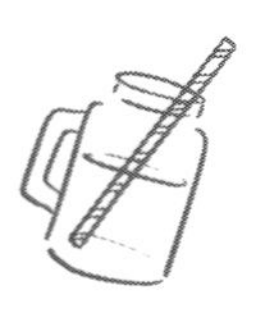

【製作方法】海松子去殼取仁，去皮炒熟；雞肉、豬肉、紅蘿蔔洗淨，切薄片；香菇洗淨切片；蛋打入碗內，加鹽攪勻，鍋置火上加豬油30克至五分熱時注入蛋汁炒散成粒備用；再將鍋置大火上加油燒至六分熱時，下入雞肉、豬肉、紅蘿蔔、嫩豌豆炒變色，摻適量鮮湯燒開，加入紹酒、醬抽，加蓋煮熟，再加入松子仁、味精、炒蛋粒調勻即成，然後將此海松仁什錦羹澆在煮熟的米飯上即成。

【用法】正餐食用，每日2次。

【應用】補益氣血，止渴潤腸，光潤肌膚，美豔容顏。適用於更年期婦女體虛消瘦，皮膚乾燥，口渴便祕，氣短心悸者。

黑芝麻山藥糕

【原料】黑芝麻500克，白糖250克，豬油220克，淮山藥粉50克，制何首烏100克，旱蓮草50克，酒炒女貞子50克。

【製作方法】將制何首烏、旱蓮草、酒炒女貞子去灰渣，洗淨，晾乾，烘乾後研成粉末；芝麻淘洗乾淨，晒乾，炒熟，碾成粉；將黑芝麻粉中加入白糖、淮山藥粉。上述中藥粉調勻，加入豬油，反覆揉勻後裝入糕箱盒內按平壓緊再切成長方塊即成。

【用法】每日3次，每次1塊，沖開水飲之。可長期飲用。

【應用】補腎精，益肝血，強筋骨，烏黑髮。適於婦女更年期肝腎不足，腰膝痠軟，頭髮早白，頭暈眼花，失眠多夢，易耳鳴者。

麥片牛奶粥

【原料】麥片、白糖各100克，牛奶300克，奶油5克。

【製作方法】將麥片加適量水煮成粥，將熟時放入牛奶、奶油、白糖及少量鹽。麥片開花即可食用，不必煮得太過。若用微波爐高溫1.5分鐘即可。

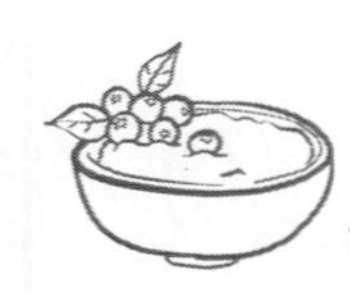

【用法】每日 2 次，分早、晚餐食用。

【應用】益氣健脾，美顏健身。適用於更年期婦女脾失健運所致的納呆，面色無華者。

桂圓紅棗燉羊心

【原料】桂圓肉、紅棗各20克，羊心1副，精鹽、醬油、味精各適量。

【製作方法】羊心用清水洗淨，切成小塊，將紅棗洗淨。羊心、紅棗與桂圓放入沙鍋內，加清水適量，小火燉煮，羊心塊熟爛時加入精鹽、醬油、味精適量即可。

【用法】每日 1 次，連食數日。

【應用】補心脾，益氣血。適用於更年期婦女氣血不足，心悸，心煩失眠，健忘等症。

桑葚牛骨湯

【原料】桑葚 25 克，牛骨 250 ～ 500 克。

【製作方法】將桑葚洗淨，加酒、糖少許蒸制。另將牛骨置鍋中，水煮，開鍋後撇去面上浮沫，加薑、蔥再煮，見牛骨發白時，表明牛骨的鈣、磷、骨膠等已溶解到湯中，隨即撈出牛骨，加入已蒸制的桑葚，開鍋後再去浮沫，調味後即可。

【用法】飲湯。

【應用】滋陰補血，益腎強筋。適用於骨質疏鬆症、更年期症候群患者。對肝腎陰虧引起的失眠，頭暈，耳鳴，耳聾，神經衰弱等症也有療效。

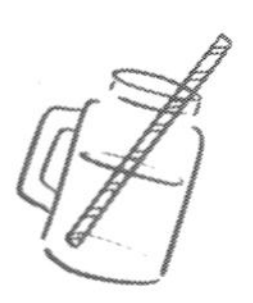

女人春季美容保健食譜

「因時養生」是中醫養生學的一條重要原則。《黃帝內經》中說：「故智者之養生也，必順四時而適寒暑」，並提出「春夏養陽，秋冬養陰」的學說，這些論述告訴我們，必須順應四時的自然變化而養生，從而加強人體適應季節與氣候變化的能力，以保證身體健康。季節遊走，飲食隨季節調劑。只有飲食順應了四時，才能保養體內的陰陽氣血，達到自身的平衡，使正氣存內，邪氣不乾。

《黃帝內經》指出：「春夏養陽，秋冬養陰，以從其根」。那麼，女人飲食上如何養陰養陽呢？明代醫學家李時珍說：「春食涼，夏食寒，以養陽；秋食溫，冬食熱，以養陰」。這就是說，所進食物的食性與四時寒熱溫涼的關係要相適應，如夏日酷熱，則需寒涼性的食物以清熱解暑。反之，冬天氣候嚴寒，則需辛溫或辛熱的食物以溫陽散寒。這一古老的食療食養的原則，也已為現代醫學和營養學所證實。如在寒冷的冬季，人體的基礎代謝率增加 10% ～ 15%，總熱量的需求量最高，故冬季應多食富含蛋白質和脂肪的食物，如牛肉、羊肉及豆製品。而且冬季氣候乾燥，易發生唇炎、口角炎和皮膚乾燥，適當地進食富含維他命 B_2 的食物，如豬肝、蛋類、豆類等，是必須的。而在酷熱高溫的夏季，人體出汗很多，從而使身體內的鉀、鈉大量流失，致使礦物質代謝紊亂和血清鉀濃度下降，水溶性維他命大量丟失。所以，夏天就應該多吃含鉀豐富的大豆、綠豆、黑豆、黃瓜、馬鈴薯等食物，並且常食用消暑生津的食物，如綠豆湯、酸梅湯、西瓜等。

四季的氣候不同，食補的方式也不相同。一般來說，春季萬物生發向上，可用升補；夏季炎熱酷暑，人喜涼快，宜用清補；秋季氣候涼爽，則

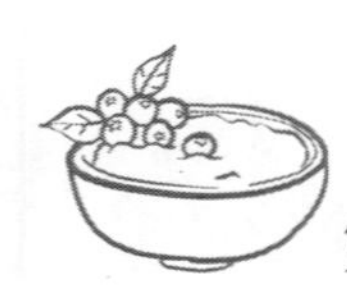

宜平補；冬季寒冷，適宜滋補；而四季之中又宜通補。春季可選食豬肝、豬肉、蛋、大豆及其製品、韭黃、春筍、豌豆苗、鯽魚等，可補中益氣、清脾胃、利大腸；夏季可選用綠豆湯、荷葉粥、涼拌豆芽、糖拌番茄、百合紅棗湯、西瓜荔枝湯等；秋季宜食銀耳、紅棗、蜂蜜、杏仁、核桃、蓮子、桂圓等；冬季可選食牛肉、羊肉、魚、核桃、紅糖等。四季通補就是不分季節均可選用的食補方法，宜平緩溫和，常用的有紅豆、扁豆、黑豆、豌豆、山藥、絲瓜、木耳、蘑菇、馬鈴薯、紅棗、鯉魚、蛋等食物，均可選食。

早春時節，氣溫仍較寒冷，為了禦寒，女人的機體仍要消耗一定的熱量來維持基礎體溫，因此，早春時期的營養構成應以高熱量為主，除穀類食物外，還要選用大豆、芝麻、花生、核桃等食物來及時補充熱量。由於寒冷的刺激，可使體內蛋白質的分解加速，導致機體抵抗力降低而患病。所以，早春季節必須補充優質蛋白質食物，如蛋、魚、蝦、牛肉、雞肉、兔肉和豆製品等。這些食物中還含有豐富的蛋胺酸，而蛋胺酸具有增強人體耐寒的功能。

春季由寒轉暖，氣溫變化較大，而各種細菌、病毒等微生物繁殖、活力增強，極易侵犯人體而致病。因此，春季的飲食應注意攝取足夠的維他命和礦物質、小白菜、油菜、甜椒、番茄等蔬菜以及柑、橘、檸檬等水果，均富含維他命 C，具有抗病毒的作用。紅蘿蔔、莧菜等黃綠色蔬菜富含胡蘿蔔素，具有保護和增強上呼吸道黏膜和呼吸器官上皮細胞的功能，可以抵抗各種致病因素的侵襲。芝麻、高麗菜、菜花等食物富含維他命 E，經常食用可以提高人體的免疫功能，增強機體的抗病能力。春季的飲食調養宜選辛、甘、溫之品，忌食酸澀食物，飲食宜清淡可口、少食生冷及刺激性食物，使人體順應春季萬物生根發芽之氣，利於肝臟疏瀉、生發

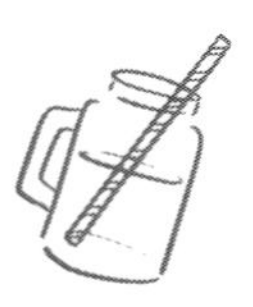

功能，這是春季飲食強身的根本。

春季的山野菜，富含維他命，對人體大有益處，可採摘食用，但要嚴防誤食中毒等問題。

根據春季的特性，本著取材容易、價格便宜、簡便易行、安全可靠的精神，精選春季女人保健食譜。

紅椒栗子燜酥肉

【主料】栗子 10 粒，五花豬肉 500 克

【輔料】鮮紅椒半個，蔥兩根

【調料】醬油、糖、料酒、食用油、勾芡、雞精、香油、清湯各適量

【製作方法】

1. 五花肉刮淨沖洗後切成 2 ～ 3 公分的小塊；鮮紅椒洗淨去蒂去籽，切成菱形塊，蔥洗淨切成小段備用。
2. 炒鍋上火，倒入食用油，待油熱後，放入肉塊、栗子、蔥段（一半）、料酒、醬油、糖，然後翻炒。待到肉塊上色後，關火裝碗。放入蒸鍋，用大火蒸熟待用。（大約蒸 1 小時。切記蒸熟即可，不可太爛）
3. 炒鍋再放入少許食油，油熱至三成時，將剩餘的蔥段放入鍋中煸出香味，倒入栗子和肉塊，放入紅椒、料酒、醬油、清湯，將湯燒沸後放入雞精，再用適量勾芡後淋入香油，裝盤即可食用。

【功效】養胃健脾、補腎壯腰、強筋骨。

【特點分析】栗子又稱板栗、毛栗，素有「乾果之王」的美稱，營養非常豐富，口味甘甜清香。相關資料表明：每 100 克栗子含澱粉 62 ～ 70 克，蛋白質 5.1 ～ 10.7 克，脂肪 2 ～ 7.4 克，而且含有維他命 B_1、維他命 B_2、維他命 C、菸鹼酸及礦物質。現代醫學認為，栗子所含的不飽和脂肪

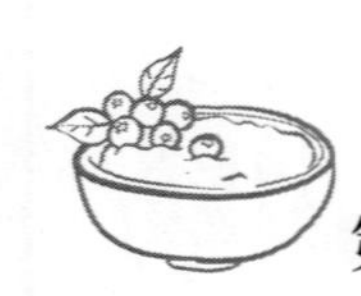

酸和多種維他命，對冠心病、高血壓和動脈硬化等疾病，有較好的預防和治療作用。女人常食栗子，可達到留住青春腳步的目的。

中醫學也認為，栗子味甘、性溫，有養胃、健脾、補腎、壯腰、強筋、活血、止血和消腫等功效。

豬肉味甘、鹹，性平，入脾、胃、腎經。有滋陰、潤燥、補虛的功用。

本菜肉質軟爛，色澤江潤、栗香濃郁，尤其適宜年齡較大或消化不良的女人食用。

酥炸牛肉丸

【主料】牛肉 250 克

【輔料】薺菜 100 克，蛋 1 顆

【調料】鹽、味精、陳皮末、薑、酥炸粉、麵粉、胡椒粉、香油等各適量

【製作方法】

1. 牛肉洗淨，薺菜擇摘沖洗乾淨。然後將牛肉和薺菜用刀剁成泥狀。
2. 薑、陳皮洗淨後切成末。
3. 蛋打入碗內，用筷子打開後加入適量的鹽、味精、胡椒粉、香油、麵粉，再加入少許清水攪勻成糊。
4. 將上述調料糊倒入牛肉薺菜泥中，順著同一方向攪勻，然後將肉餡做成大小如桂圓的丸子。
5. 將做好的牛肉丸放入蒸籠內，用大火蒸熟取出，待稍涼後倒去餘汁，用酥炸粉滾勻待用。
6. 將鍋燒熱，倒入 500 克左右的食用油。待油九分熱時，將滾勻酥炸粉

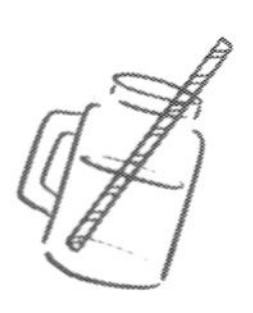

的牛肉丸放入油鍋內，炸至呈深黃色時即成。

7. 食用時，可蘸辣醬油、花椒鹽。

【功效】補脾胃，益氣血，強筋骨。

【特點分析】牛肉味甘、性平，入脾、胃經。有補脾胃、益氣血、強筋骨、止消渴的功效。

薺菜又稱護生菜，味甘、性平，入心、肝、脾經，有和脾、利水、止血、解熱、治痢的功效。

調料中的陳皮、薑，有行氣健脾、燥溼化痰、降逆嘔的功效。

清燉牛肉

【主料】牛肉 500 克（不要用淨瘦肉）

【輔料】白蘿蔔 200 克

【調料】蔥、薑、鹽、料酒、花椒、味精等各適量

【製作方法】

1. 牛肉洗淨，切成 3 公分左右的塊狀，用涼水浸泡約半小時撈出，控去水分。
2. 白蘿蔔洗淨切滾刀塊；蔥切成段；薑拍破待用。
3. 鍋上火加入水燒開（水量要沒過牛肉），然後放入牛肉。待鍋中水再開後，撇去泡沫，要隨起隨撇，直到不見泡沫翻起為止。
4. 加入蔥、薑、花椒、料酒，將鍋移至小火。待牛肉燉到九成爛時再放入白蘿蔔。
5. 待蘿蔔燉爛後，加入鹽、味精，稍待片刻即可出鍋。

【功效】補脾胃，益氣血，可寬中消滯，化痰止咳。

【特點分析】本菜肉質軟爛，蘿蔔味美可口，既好吃，又易於消化。

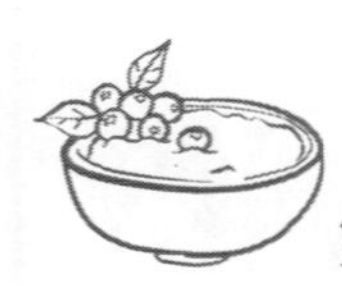

牛肉性味甘平，可補脾胃、益氣血、強筋骨；白蘿蔔性味辛、甘、涼，有清熱解毒、利尿消炎、下氣寬中、消積滯、化痰止咳等功效。現代醫學證明：白蘿蔔中含有消化酵素澱粉酶，能分解食物中的澱粉、脂肪等成分，促進人體消化吸收。其所含木質素，能提高巨噬細胞的活力，有抗癌作用。

白蘿蔔與牛肉一起燉，可去除牛肉的腥氣味，使味道更加鮮美。

如果所用牛肉較老，可在前一天晚上在大塊牛肉上抹一層芥茉粉，次日煮前洗去芥茉粉，如此做出的牛肉，不僅肉爛，而且質嫩。

雞絲炒薺菜

【主料】雞胸肉 100 克，薺菜 250 克

【輔料】蛋清 1 份

【調料】黃酒、鹽、食用油、味精各適量

【製作方法】

1. 雞胸肉洗淨切絲，上蛋清漿。
2. 薺菜擇摘洗淨，切小段備用。
3. 炒鍋上火，加入適量食用油，油熱後放入薺菜，炒熟盛盤待用。
4. 炒鍋中加入 300 克左右食用油，待油熱至五六成時，下入漿好的雞絲，將雞絲劃散撈出。
5. 鍋中留少許底油，倒入已過油劃散的雞絲，加黃酒、鹽少許翻炒，再放入薺菜攪拌均勻。放適量味精後出鍋。

【功效】溫中益氣，解毒降壓明目。

【特點分析】中醫認為，薺菜味甘、性平、無毒，具有和脾、利水明目、健胃、解毒等功效。現代藥理學的研究更進一步證實：薺菜含有較豐

富的膽鹼、乙酰膽鹼、薺菜酸鉀等成分，有降低血壓的功能；所含黃酮素、藝香苷等有擴張冠狀動脈的作用。

雞肉性味甘、溫，入脾、胃經。雞肉含豐富的蛋白質，其脂肪中含不飽和脂肪酸，有溫中、益氣、補精、添髓、降逆的功效。因此，是女人和心血管疾病患者較好的蛋白質食品。

薺菜與雞肉，一是甘平益氣，一是甘溫助陽，相得益彰，實為一道味美且營養豐富的佳饌。此菜白綠相間，色澤豔麗，更增食慾，對體質虛弱、病後初癒的老年女性食用更為適宜。

薺菜羹

【主料】薺菜 250 克

【輔料】豬肉 50 克，蛋 1 顆，筍、豆腐少許

【調料】醬油、鹽、味精、勾芡、香油各適量

【製作方法】

1. 薺菜擇摘洗淨後切小段；豬肉洗淨切成小丁；筍、豆腐切成小丁；蛋打成蛋液待用。
2. 炒鍋上火，加入適量食用油，待油至五分熟時，放入肉丁炒熟。
3. 然後加入適量熱水煮開，再放入薺菜、筍丁、豆腐丁略煮。
4. 加入醬油、鹽，用少許勾芡勾成薄芡。
5. 將蛋液打散，撒入鍋內成蛋花。點入味精、香油後出鍋。

【功效】解毒降壓，健脾益氣。

【特點分析】此羹色澤淡雅，鮮嫩味香，營養豐富且易消化。

薺菜性味甘、平，入肝、腎、脾經。別名護生草，言外之意具有濟世護生之能，被稱為菜中甘草。藥理研究證明：薺菜能促進呼吸，降低血壓

等作用。中醫還認為薺菜有和脾、利水解毒、止血及明目的功效。適合於高血壓、冠心病、尿道感染、結石及乳糜尿者，如經常食用，有防治作用。

本羹除薺菜為主外，配以豬肉滋陰潤燥，蛋中含豐富的卵磷脂、維他命和微量元素，竹筍清熱利尿、豆腐生津解毒，使之營養豐富、搭配合理，不失為女人經常食用的美味菜。

紅棗煨肘

【主料】豬腳 1,000 克，紅棗 500 克

【輔料】冰糖 150 克

【製作方法】

1. 豬腳刮洗乾淨；紅棗洗淨。
2. 將 30 克冰糖炒成深黃色糖汁，待用。
3. 沙鍋底上墊幾塊豬骨，放入 1,500 克清湯，將豬腳放入燒開，撇去浮沫。
4. 將紅棗、冰糖汁及其餘的冰糖放入沙鍋內，用小火慢慢煨，煨至豬腳軟爛，汁濃黏稠即成。

【功效】補脾益胃，滋陰養血。

【特點分析】紅棗性味甘、溫，入脾、胃經。紅棗的營養豐富，內含蛋白質、脂肪、醣類、有機酸、磷、鈣、鐵、胡蘿蔔素及維他命 B、維他命 C、維他命 P 等成分，其中維他命 B_2 含量較一般果品高。《本草備要》中稱紅棗能：「補中益氣，滋脾土，潤心肺，調營衛，緩陰血，生津液，悅顏色，通九竅，助十二經，和百藥。」中醫常用紅棗養胃健脾，益血壯神，用於治療脾胃虛弱、氣血不足、貧血萎黃、肺虛咳嗽、倦怠乏力、失

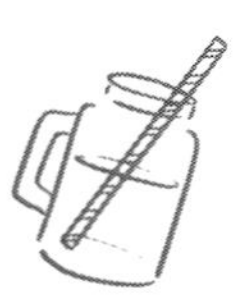

眠、過敏性紫斑、血小板減少、肝炎、高血壓等病症。現代醫學還證明：紅棗中維他命 C 含量較高，而且具有 cAMP 活性及抗變態反應、抑制中樞神經、保肝強壯、降低膽固醇、抑制癌細胞增殖等作用。

豬腳即豬的腿，含有蛋白質、脂肪、醣類、鈣、磷、鐵、維他命 B_1、維他命 B_2、維他命 C 等營養成分，具有滋陰潤燥的功效。

冰糖性味甘、平，入脾、肺經，有補中益氣、和胃潤肺、止咳嗽、化痰症的功效。

紅棗、豬腳、冰糖一同煨透，對脾胃虛弱、陰虛血虛、血小板減少者尤為適宜。健康人食用也能防病強身。但是，有牙病、蟲病、下腹部脹滿、大便祕結者，不宜食用。

本菜肉質軟爛、甜而不膩。

陳皮兔

【主料】淨兔肉 250 克

【輔料】陳皮 5 克

【調料】食用油、鹽、料酒、蔥、薑、乾辣椒、白糖、醬油、辣椒油、花椒、醋、鮮湯、香油各適量

【製作方法】

1. 兔肉洗淨，切成肉丁；蔥洗淨切小段，薑切片；乾辣椒去籽切段；陳皮用溫水泡 10 分鐘左右，切成小塊。
2. 兔肉丁放入碗內，加鹽、食用油、料酒、蔥段、薑片等拌勻，醃製 30 分鐘。
3. 白糖、醬油、鮮湯入碗，加味精調成醬。
4. 炒鍋置大火上，倒入食用油，至七分熟時，放入乾辣椒，炸至棕黃

色，下兔肉丁炒至肉色發白，再加入陳皮、花椒、薑、蔥，繼續炒至兔肉丁至乾酥，烹醬和醋，放入辣椒油。

5. 待湯汁收乾，肉丁呈深棕紅色，起鍋裝盤，上桌前揀去薑、蔥，淋上香油即成。

【功效】理氣健胃、補益氣血。

【特點分析】兔肉性味甘、涼，入肝、大腸經。有補中益氣、止渴健脾、涼血解毒、利大腸的功能，可治消渴羸瘦、胃熱嘔吐、便血、乏力等症。

兔肉含蛋白質高於牛肉、羊肉和豬肉，為完全蛋白質食品。因肌肉纖維細膩疏鬆，水分多，所以肉質細嫩，易於消化吸收，其營養價值和味道都可與雞肉比好。女人病後體虛、冠心病、動脈硬化、血脂過高者食用尤為適宜，亦是肥胖者和糖尿病患者（可除去白糖）理想的肉類食品。

陳皮有行氣健脾、燥溼化痰、降逆止嘔的功效，在此既有調味品的作用，又有理氣健胃的功能。

油燜筍

【主料】鮮筍肉 200 克

【調料】醬油、花椒、白糖、料酒、植物油、味精、香油各適量

【製作方法】

1. 將鮮筍肉洗淨切成 5 公分長的條形，用刀略微拍鬆。
2. 炒鍋置大火上，放入植物油，待油熱後，放入花椒，炸至花椒發黑時將花椒撈出。
3. 將筍條放入油鍋中煸炒，不斷炒拌，至筍肉略收縮、色澤微黃時，加入料酒、醬油、白糖適量，顛鍋翻炒片刻。

4. 往鍋內加入適量的沸水，改小火燜約七八分鐘，待湯汁收乾時，淋入香油、點少許味精出鍋即可。

【功效】清熱利尿、活血祛風。

【特點分析】竹筍品種很多，臺灣食用的有綠竹筍、箭竹筍、麻竹筍、桂竹筍及孟宗竹筍等。竹筍自古以來就被視為菜中珍品，故有「山珍」之稱。竹筍鮮嫩而且營養豐富，含有蛋白質、脂肪、碳水化合物、鈣、磷、鐵、維他命 B_1、維他命 B_2、維他命 E 及人體所需的纖維素等營養成分，同時還含有 16 種胺基酸，常食有利身體健康。

竹筍味性甘、寒，入胃、大腸經有清熱消痰、利尿消腫、活血祛風、降濁升清、益氣舒鬱的功效。

本菜鮮嫩爽口，香脆偏甜，適宜痰熱咳嗽、腎炎、心臟病、肝臟病等患者食用。因竹筍富含膳食纖維，食之還有減肥輕身的作用。

酥鯽魚

【主料】鮮鯽魚 500 克（長 8 公分左右即可）

【調料】蔥、料酒、鹽、醬油、醋、白糖、植物油、香油各適量

【製作方法】

1. 鯽魚去鱗、鰓、剖腹去內臟，洗淨並瀝乾水分後待用。
2. 將蔥洗淨，切成 3 公分長的小段。
3. 炒鍋上火，放入適量的植物油，將鯽魚逐一煎過。
4. 壓力鍋底放一層蔥段，將煎好的魚依次放在蔥段上，然後在其上再蓋一層蔥段，並將一直徑合適的碟子反扣在蔥上。
5. 炒鍋中放料酒、醋、醬油、白糖、鹽、香油，燒開後澆在魚上。如湯汁未沒過碟子，可加適量熱水。

6. 壓力鍋置大火上，開鍋扣閥限壓 20 分鐘，待壓力鍋減壓後，將鍋內鯽魚放涼後取出裝盤。

【功效】益氣健脾、利水消腫、清熱解毒。

【特點分析】本酥魚大蔥軟香、魚骨軟爛，非常適宜老年女性食用。

鯽魚性味甘、平，入脾、胃、大腸經。有益氣健脾、利水消腫、清熱解毒、通脈下乳的功效，常作為脾胃虛弱、痢疾、便血、水腫、淋病、潰瘍等病的食療之用。

大蔥性味辛、溫，入肺、胃經．具有發表、通陽、解毒的功效。現代醫學還證明，大蔥能刺激汗腺，有發汗解表的作用，並能促進消化液的分泌，有健胃的功效。大蔥表皮含有揮發油，有特殊的香辣味，能幫助消化並可殺滅和抑制多種致病菌：如志賀氏桿菌、結核桿菌、葡萄球菌、鏈球菌和白喉桿菌等。大蔥所含的蘋果酸和磷酸等，有活絡神經系統、促進血液循環、促使消化液分泌的作用。

此菜含有較高的蛋白質、鈣、磷和胡蘿蔔素，是適合女人、營養豐富的滋補菜。

需要注意的是，此菜熟後一定要等放涼後再行出鍋裝盤，否則魚易碎。

香椿拌豆腐

【主料】豆腐 250 克，鮮香椿 100 克

【輔料】黃豆 50 克

【調料】香油、味精、鹽、白糖各適量

【製作方法】

1. 豆腐洗淨，用筷子攪碎。

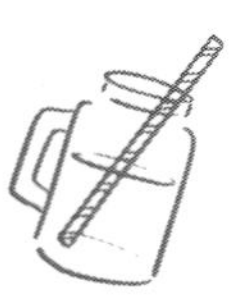

2. 香椿洗淨，用沸水焯過切末。
3. 黃豆用溫水泡漲後煮熟放涼。
4. 將攪碎的豆腐、香椿末、熟黃豆裝盤，加入鹽、味精、白糖、香油拌勻，即可食用。

【功效】健脾補中，清熱解毒，消腫利溼。

【特點分析】黃豆是豆類中營養價值最高的「豆中之王」，在百種天然食品中名列榜首。黃豆富含蛋白質，且所含胺基酸較全，尤其是離胺酸含量較高，正好補充了穀類離胺酸不足的缺陷，穀豆混食，使蛋白質互補，這是科學的膳食方法。黃豆不僅含膽固醇少，而且富含皂角苷，它有減少體內膽固醇的作用。其中所含的鈣、磷對中老年女人易患的骨骼中鈣質流失及神經衰弱和體虛者很相宜。而黃豆中所含的鐵不僅量大，而且容易被人體吸收，對缺鐵性貧血的病人很有益處。中醫說：黃豆性味甘、平，入脾、大腸經，有健脾補中，解毒消腫，利水下氣，益氣止痛的功能。

豆腐是黃豆經加工後製出的豆製品，性味甘、涼，入脾、胃、大腸經，具有生津潤燥、清熱解毒的功效。因此，黃豆及其製品是高血壓、動脈硬化、心臟病等心血管病人的有益食品。

中醫藥學認為香椿性味苦、溫，入肝、胃、腎經。有祛痰利溼、清熱解毒的功效。香椿不僅味道鮮香，營養亦十分豐富，含有蛋白質、脂肪、碳水化合物、膳食纖維以及鈣、磷、鐵、胡蘿蔔素、維他命 B_1、維他命 B_2，尤其是維他命含量較高。自古以來，香椿就是時令名品。據相關資料介紹，香椿煎劑對金黃色葡萄球菌、肺炎球菌、傷寒桿菌、甲型副傷寒桿菌、弗氏志賀氏桿菌、綠膿桿菌、大腸桿菌等均有抑制作用。但《藥性解》中提示香椿「味苦澀，性溫，有小毒，入心、肝、脾三經。」，因此，慢性病者不宜食用，健康人食用也要適量。

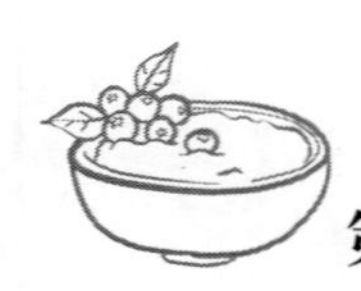

「香椿拌豆腐」，是一道時令菜，色彩分明，清香鬆軟，營養豐富，頗具風味。

炒螺螄

【主料】螺螄 300 克

【輔料】紅甜椒 1 個

【調料】大蒜 2 瓣、蔥段、薑片、醬油、糖、料酒、食用油各適量

【製作方法】

1. 螺螄先泡水滴油養約 3 小時，使其吐盡泥沙，洗淨，用剪刀剪掉尾部尖端部位。
2. 大蒜切片，紅椒切絲。
3. 炒鍋置火上，加入食用油燒熱，先爆香大蒜片、蔥段、薑片、紅椒絲，再放入螺螄快速熱炒。
4. 淋上料酒，加入醬油、糖，翻炒均勻即可。

【功效】清熱、利水、明日、止淋濁。

【特點分析】螺螄亦稱蝸螺，性味甘、寒，入膀胱經。含有蛋白質、脂肪、醣類、鈣、磷、鐵、維他命（A、B_1、B_2）、菸鹼酸等營養成分，尤其是蛋白質和鈣的含量較高。有清熱、利水、明目、止淋濁的功效，還可「解酒熱、消黃疸、清火眼、利大小腸」（《本草彙言》）。但有風熱實邪者忌用，脾虛便溏者也宜少食。

腐乳雞翅

【主料】雞翅（中段 6 隻），紅豆腐乳 2 塊

【調料】食用油、鹽、味精、料酒、香油、勾芡各適量

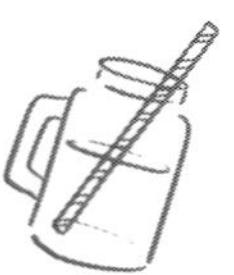

【製作方法】

1. 雞翅洗淨，在背面切兩橫刀
2. 炒鍋置火上加入食用油，放入雞翅炸至金黃色，撈起備用。
3. 炒鍋留底油燒熱，放入豆腐乳炒散後加入鹽、料酒、雞翅及少許清水，小火燜煮5分鐘，再加入味精，以勾芡勾薄芡，並淋上香油即可。

【功效】溫中益氣，補精填髓。

【特點分析】雞肉是人們日常生活中最常食用的肉食之一。某味甘、性溫，含有蛋白質、脂肪、鈣、磷、鐵、鉀、多種維他命（A、B_1、B_2、C、E）和菸鹼酸等營養成分，極適宜虛勞瘦弱、脾虛瀉、消渴及老年女性、心血管病患者食用。豆腐乳有養胃調中的作用，在此可開胃健脾，能助胃氣而且還有調色調味的作用。

百合牛肉

【主料】鮮百合150克，牛里脊肉225克

【調料】蔥段、薑片、醬油、糖、料酒、太白粉、食用油、鹽、胡椒粉、香油各適量

【製作方法】

1. 鮮百合一瓣一瓣剝下，洗淨。
2. 牛肉洗淨切小片，用醬油、糖、料酒、太白粉拌勻醃漬10分鐘。
3. 炒鍋上火，加入食用油，燒至五六分熟時倒入牛肉片，炒散，待肉片色變白，取出瀝乾餘油。
4. 倒出鍋中油，留底油燒熱，放入百合、蔥段、薑片，翻炒均勻。
5. 加入牛肉片，再加入鹽、胡椒粉、香油，拌炒均勻即可盛出。

註：由於鮮百合易發黑，因此，炒制後宜立即食用，不宜放置過久。

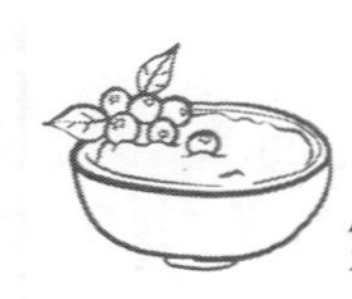

【功效】補氣養血，補脾胃，強筋骨，潤肺止咳，清心安神。

【特點分析】牛肉味甘、性平，入脾、胃經。含有蛋白質、脂肪、維他命 B_1、維他命 B_2、鈣、磷、鐵等成分，尤其是其蛋白質所含必需胺基酸多，營養價值極高，有健脾胃、強筋骨、補氣養血的功效。百合醇香可口，營養豐富，為滋補佳品，補益而兼清潤，補無助火，清不傷正，內有虛火的衰弱症者最宜。

蝦仁炒蛋

【主料】蝦仁 150 克，蛋 4 顆

【調料】食用油、鹽、料酒、胡椒粉、太白粉各適量

【製作方法】

1. 蝦仁洗淨，瀝乾水分，加入鹽、料酒、太白粉、胡椒粉，拌勻醃約 15 分鐘。
2. 蔥洗淨切末。
3. 炒鍋置火上，加入食用油燒熱，放入蝦仁，待蝦色轉紅，撈出，倒出炸油。
4. 蛋打散，加入鹽、料酒、蔥末及蝦仁攪拌均勻。
5. 炒鍋留底油，燒熱，倒入蛋汁，待蛋汁呈半凝結狀時，再快速炒開，炒開即可盛盤。

【功效】補腎壯陽、通乳、解毒、祛風痰。

【特點分析】蝦仁味甘、性溫。含蛋白質、脂肪、醣類、磷、鐵、維他命 A、維他命 B_1、維他命 B_2、菸鹼酸等成分。可壯陽，祛風痰，通乳解毒，有營養強壯作用。蛋也是極好的營養品，其蛋白質含人體必需的多

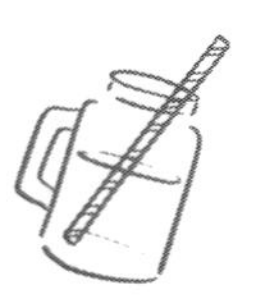

種胺基酸，是完全蛋白質，與人體蛋白質組成相近，吸收率高。而且蛋還含有多種礦物質，鐵的含量較牛奶要高。兩者合烹，相輔相成，是病弱體質理想的食品。

薺菜豆腐羹

【主料】薺菜 150 克，嫩豆腐 1 盒

【輔料】水泡蠶豆瓣 75 克（新鮮豆瓣更好）

【調料】食用油、鹽、勾芡、香油各適量

【製作方法】

1. 薺菜剪修老葉，洗淨，切成約 1 公分長的小段；嫩豆腐切小丁；蠶豆瓣洗淨。
2. 炒鍋上火，加入食用油燒熱，放入豆瓣。
3. 待豆瓣炒透，加入鹽和適量水，並倒入豆腐丁。
4. 湯汁燒開後，再加入薺菜。待湯汁再次沸滾，用勾芡勾薄芡，淋上香油即可。

【功效】生津潤燥，清熱解毒，和脾利水。

【特點分析】薺菜營養豐富，蛋白質、脂肪、醣、維他命、鈣、磷、鐵等含量都比較高，葉綠素和膳食纖維的含量也很豐富。薺菜有明目、清涼解熱、利尿等功效。治療消化不良、腹瀉病有特殊功效，還有降血壓、治流鼻血、咳血、功能性子宮出血和痢疾等功能。常吃薺菜可以預防高血壓、中風，又可延年益壽。豆腐是大家喜愛的食品，其營養豐富，具有益氣和中、生津潤燥、清熱解毒的作用。兩者相合，所制菜餚既是美味又是功效不錯的食療方。

蒜泥白肉

【主料】五花肉 600 克

【輔料】香菜 30 克

【調料】蔥、薑、蒜、醬油、料酒、糖、辣油、醋、香油、味精各適量

【製作方法】

1. 蒜去皮洗淨，剁成泥，與醬油、糖、辣油、醋、香油、味精一起攪拌成醬料。
2. 五花肉洗淨，整塊放入鍋中，加水（高過肉塊）、料酒、蔥、薑等，燒開後改小火繼續悶煮 30 分鐘，取出五花肉，待涼後切成薄片，再入開水中一燙即取出盛入盤中，擺放整齊。
3. 香菜洗淨，切小段。醬料淋在肉片上，撒上香菜段即成。

【功效】滋陰潤燥，益氣止渴。

【特點分析】豬肉有滋補營養作用，味甘、鹹，性平，入脾、胃、腎經。有滋陰、潤燥、益氣的功效，適用於先天、後天之不足或諸虛百損之人。此菜辣香鮮嫩，蒜泥味濃，爽口無渣，肥而不膩，有下飯開胃之功效，無積脂肥胖之憂慮。

滷水鵝

【主料】肥鵝 1 隻

【輔料】香菜適量

【調料】八角 5 克、甘草 2 片、草果 1 個、丁香 3 克、沙薑 5 克、陳皮 1 塊、醬油 75 毫升、玫瑰露酒 75 毫升、冰糖 50 克、鹽 15 克

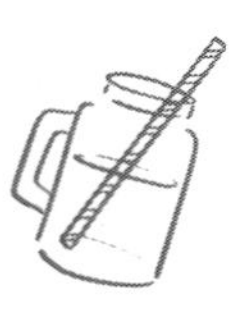

【製作方法】

1. 將鵝洗淨放入大鍋中，用沸水氽煮片刻取出。
2. 用大沙鍋（或大瓦鍋）放入全部調味料，加入 1,500 克左右的清水，用中火煮 30 分鐘。
3. 再將水氽過的鵝放入滷汁內，用小火煮至鵝肉熟爛。收火後再浸 1 小時即成。
4. 取出候涼，切片上碟，香菜洗淨，伴放碟邊供用。

【功效】益氣補虛。

【特點分析】鵝為補虛益氣之佳品，其性味甘平。古人曰其有「補虛益氣、暖胃生津」之功。為春季補益之常品。

女人夏季美容保健食譜

夏季天氣炎熱，飲食與健康的關係就更為密切。飲食得當，就能順利地度過夏天；如果不加注意就有可能感染疾病，有損於健康。對於大家來說，夏季的飲食保健是極為重要的。

古代醫學認為，夏季在五行中屬火，在自然界主長養，也就是說自然界的萬物在這個季節裡茁壯成長，欣欣向榮。心在五行中也屬火，所以，夏季是心火當令的季節，心在五味中主苦。肺在五行中屬金，在五味中主辛。火克金，苦味克制辛味，因此心火過旺則克制肺金。苦味之物能助心氣而克制肺氣。這就是說，夏季應少食苦味的食品，多食辛味食品，以培補肺氣並調理胃氣。

夏季人體陽氣趨於外，腠理疏鬆，出汗較多，要適當食用酸味和鹹味食品。這是因為酸味有收斂作用，可固肌表，防出汗過多。而鹹味食品可

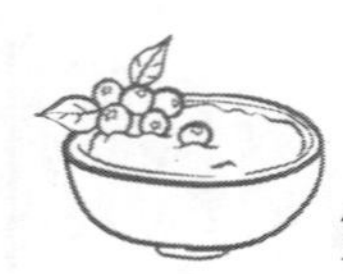

補充因出汗多而丟失的鹽分，以防汗多損傷心氣。夏季吃酸味食品，還有利肝、補腎、蓄養精氣的功效，使五臟得到保養。

中醫理論認為，夏季陰氣潛伏於體內，而酷熱的暑氣卻在體外「橫行」，這時人體是外陽內陰，胃腸功能虛弱，如果此時不加節制地吃冷食，且為求涼快任意地吹冷風，那麼人就很容易給自己帶來暴瀉之患。這是因為冷寒之物則易傷脾胃，令人吐瀉。夏季氣溫高，人體神經經常處於緊張狀態，某些分泌腺的功能也受到影響，因而常出現消化功能減弱、食慾不振等症狀。因此胃腸功能較弱的老年女性，夏季不宜過食肥甘之味，多吃清淡易消化食物，這樣才能讓筋脈通暢，骨骼結實。

夏季時節女人要切記選擇新鮮的果、菜、肉等食品。飲食要注意飲溫食軟，一次不要吃得太飽，可少量多餐，最好常喝一些綠豆湯、紅豆湯，以防暑清熱，解毒開胃；也可經常飲用菊花茶、酸梅湯等飲料，既解暑熱，又爽身提神。

肉片絲瓜湯

【主料】瘦豬肉 150 克，絲瓜 300 克

【輔料】水泡木耳少許，蛋半顆

【調料】蔥末、精鹽、味精、太白粉、食用油各適量

【製作方法】

1. 將豬肉洗淨、瀝水，切成薄片，裝入盤內放入鹽、蛋、太白粉，拌勻。
2. 用刀刮淨絲瓜皮，洗淨，瀝水，切成滾刀塊。木耳洗淨待用。
3. 炒鍋放火上，加入少量食用油，待油達到五分熟時，放入絲瓜，煸炒幾下，放入適量清水，燒開。再加入豬肉片，開鍋後撇去浮沫，放入木耳、鹽、味精、蔥末，裝碗即成。

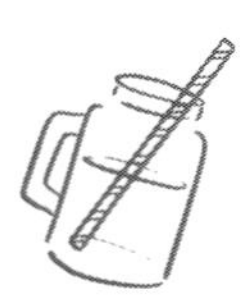

【功效】清暑滌熱、解毒明目。

【特點分析】絲瓜性味甘、涼，入肝、胃經，有清熱化痰、止咳平喘、涼血解毒之功效。絲瓜內含蛋白質、維他命、礦物質及皂苷、植物黏液、木糖膠等物質，藥用價值較高，全身都可入藥。

絲瓜幼嫩時可供食用。此湯肉質鮮嫩，湯味清淡，色彩美觀，是夏日湯中佳品。適用於中暑、傷暑、煩渴引飲、眼紅疼痛、痱毒痛腫、咳嗽痰喘等病症。

注意：脾胃虛寒的人忌食。

綠豆南瓜湯

【主料】綠豆 50 克，南瓜 500 克

【調料】食鹽少許

【製作方法】

1. 綠豆用清水淘去泥沙，濾去水，趁水未乾時加入食鹽少許（約 3 克），拌合均勻，略醃 3 分鐘後用清水沖洗乾淨。
2. 南瓜刮去表皮，去瓜果肉，用清水沖洗乾淨，切成約 2 公分方形小塊待用。
3. 鍋內注入清水約 600 毫升，置大火上燒沸後，先下綠豆煮沸 2 分鐘，淋入少許涼水，再沸，然後將南瓜塊下入鍋內，蓋上蓋，用小火煮沸至綠豆開口即可，吃時可適當加少許食鹽調味。

【功效】清熱解暑，潤肺益氣，消渴解毒，溫中利水。

【特點分析】南瓜性味甘、溫，入脾、胃經，瓜肉有潤肺、益氣的功效。果肉具有清熱利溼、解毒的功效，適用於燒傷、燙傷等。南瓜子味甘、性溫，入胃、大腸經，是有效的驅蟲劑。用南瓜子驅蟲無毒副作用。

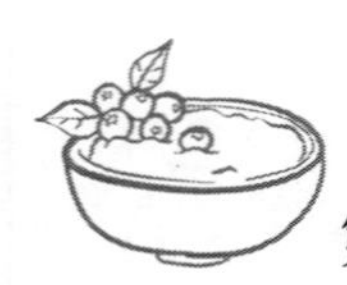

老熟的南瓜，含澱粉、鈣、鐵、胡蘿蔔素。嫩南瓜維他命 C 及葡萄糖較豐富。

綠豆性味甘、涼，入心、胃經，主要功能是清熱解毒、消暑利水。綠豆是夏季家庭常備的清暑食品，其清熱之力在於皮，解毒之功在於肉。而且營養價值也較高，含蛋白質、脂肪、碳水化合物、鈣、磷、鐵、胡蘿蔔素、維他命 B_1、維他命 B_2、菸鹼酸、磷脂等。

因此，對於夏季傷暑心煩、口渴身熱、頭暈乏力、尿赤而少等病症，以及陰虛火旺型的高血壓者，咽喉腫痛、大便祕結者，飲用此湯均有一定療效。

苦瓜燉蛤

【主料】苦瓜 250 克，文蛤 500 克

【調料】料酒、精鹽、蒜、薑汁、白糖、香油、食用油各適量

【製作方法】

1. 苦瓜洗淨，從中剖開，剔除果肉和籽，切片。放入沸水鍋中焯透，浸入冷水，浸去苦味後撈出。
2. 文蛤沖淨後放入沸水鍋中煮張殼。撈出去殼挖肉，去內臟洗淨。
3. 蒜拍碎，搗成蒜泥。
4. 炒鍋置大火，放入植物油，待油熱後將蛤肉下鍋爆炒，加少量薑汁、料酒、鹽拌勻。
5. 將苦瓜片鋪在沙鍋底，將蛤肉放上面，將蒜泥、白糖放入，並再加適量的薑汁、料酒、鹽，加入適量的清水，置小火燉至蛤肉熟透入味，淋上香油即可。

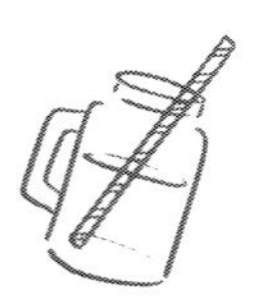

【功效】清心明目，益氣解熱，軟堅散結，滋陰美顏，利尿化痰。

【特點分析】苦瓜是人們喜愛的保健食品，其營養豐富，內含蛋白質、脂肪、澱粉、多種胺基酸、半乳糖醛酸、果膠，多種維他命及鈣、磷、鐵等。尤其是維他命C的含量很高，據測定每100克苦瓜含維他命C達84毫克。

苦瓜性味苦寒，入心、脾、胃經，有清暑滌熱、明目解毒的功效，可防治中暑、胃腸炎、痢疾、皮膚病、喉炎、結膜炎等症。現代醫學的藥理試驗還發現，苦瓜中的蛋白質有提高免疫功能、「指揮」免疫細胞「殲滅入侵之敵」的作用，而且還有潤膚美容、延緩衰老的作用。

蛤蜊肉性味鹹、寒，入胃經。含有蛋白質、脂肪、鈣、磷、鐵、維他命、菸鹼酸、碘等營養成分，具有滋陰、消渴、利尿化痰、軟堅散結的功效。

兩物合制，夏季極宜女性朋友食用，但是脾、胃虛寒者慎用。

西瓜羹

【主料】西瓜1個

【輔料】水泡銀耳、冰糖各適量

【製作方法】

1. 選用紋路清晰、熟透的西瓜1個，洗淨，在蒂處開一圓口，取下蓋，挖出果肉和籽，保持瓜殼完整。將整瓜殼洗淨，並用開水沖燙瓜殼內壁。
2. 再把挖出的果肉、籽包於紗布之中擠壓，取其汁水。
3. 將沙鍋置火上，加水燒沸後下入冰糖，煮化後加入水泡銀耳。
4. 再將西瓜汁倒入冰糖銀耳中，待燒開後，倒入西瓜殼中，蓋上瓜蓋，置於盤中即成。

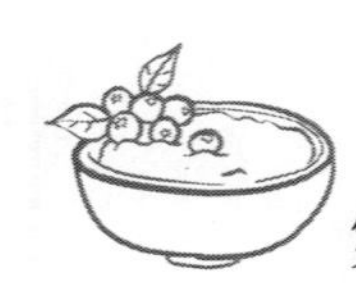

【功效】滋陰潤肺，清熱解暑，除煩止渴。

【特點分析】西瓜性味甘、寒，清熱祛暑力強，長於清陽明氣分之實熱。李時珍說：「西瓜有消煩解渴，解暑熱，療喉痺，寬中下氣，利小水，治血痢，解酒毒」的功效。

銀耳是食用菌，被譽為菌中之冠，既是名貴的營養滋補佳品，又是一味扶正強壯的良藥。現代醫學已證明，銀耳中的多醣類物質能增強人體的免疫力，調動淋巴細胞，加強白細胞的吞噬能力，興奮骨髓造血功能，多醣 A 具有一定的抗輻射作用。銀耳要選擇黃白色、朵大、光澤、肉厚者為佳。

冰糖性味甘、平，歸脾、肺經，有補中益氣、和胃潤肺、止咳化痰、養陰止汗的功效。冰糖最為滋補，因此服用補藥、補品時使用冰糖比白砂糖、紅砂糖為佳。冰糖雖然甘甜，性質卻比較平和，沒有紅砂糖溫熱之弊，相對地說，不易留溼、生痰、化熱。

本西瓜羹可用於治陽明熱甚，舌燥煩渴，或神情昏聵，不寐等肺胃津傷之候，也可用於尿急、尿頻、尿痛之熱淋症。

本羹造型美觀，湯汁透紅味鮮，不燙不冷，不傷脾胃，是是患有高血壓、血管硬化、便祕的中老年女性夏季食用的佳饌。

需要注意的是，脾胃虛寒、溼盛者不宜多食。

冬瓜盅

【主料】小冬瓜 1 個（750 克左右）

【輔料】海參 100 克，熟雞肉 100 克，白肉 100 克，蝦米 50 克，冬菇 25 克，火腿 25 克，冬筍 100 克

【調料】料酒、味精、鹽適量，雞湯 500 毫升

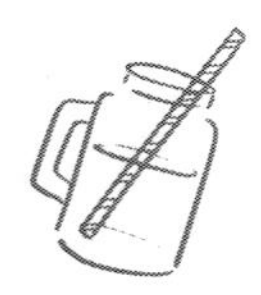

【製作方法】

1. 將小冬瓜刮去外邊的薄皮（不宜刮得大多，要保持綠色），把上端切下 1/3 做為蓋（要切齊），挖去果肉和籽，洗淨，用開水燙六成熟，撈在冷水裡浸泡，以保持綠色。
2. 海參、雞肉、冬菇、火腿、冬筍均切成 1 公分左右的小丁，並將海參、冬菇、冬筍用開水焯一下，撈出瀝乾水分。
3. 以上幾種配料放在同一碗內，加料酒、鹽、味精拌勻，裝入冬瓜內，再加入適量雞湯。蓋上蓋，上屜蒸 15 分鐘左右，熟透取出放大碗內。
4. 將餘下的雞湯煮沸，調入味精、料酒、鹽，倒入裝有冬瓜的碗內。

【功效】清熱利水，消腫解毒，生津除煩。

【特點分析】冬瓜性味甘、淡、涼，入肺、大腸、膀胱經，有清熱、利水、消腫的功效。冬瓜含有許多維他命、蛋白質和礦物質，籽、皮、肉、果肉均可入藥。

冬瓜含醣量低，水分含量較高，對糖尿病、冠心病、動脈硬化、高血壓等疾病有較好的治療作用。冬瓜還有解魚毒、酒毒的功能。經常食用冬瓜，能利水消腫，去掉過剩堆積的體脂，對肥胖病患者有良好的治療作用。夏季天熱，對於中暑煩渴者，食用冬瓜能收到顯著的解暑止渴效果。《本草備要》記載，冬瓜「寒瀉熱，甘益脾，利二便，消水腫，止消渴，散熱毒癰腫」。冬瓜中含鈉量較低，是腎臟病、浮腫病患者理想的蔬菜。

因冬瓜性偏涼，凡屬虛寒者，久病滑泄者忌食。

此菜口味清淡，美觀大方，營養豐富，極宜女性夏季食用。

海帶扣鴨條

【主料】嫩光鴨 1 隻（約 1,500 克），海帶 100 克

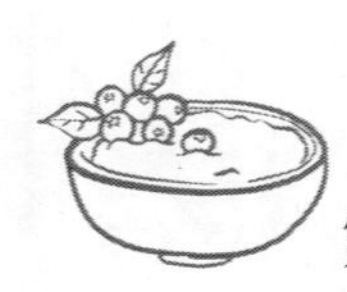

【調料】黃酒、鹽、味精、胡椒粉、花椒、香油各適量；蔥 100 克，薑 100 克，鮮湯 250 毫升

【製作方法】

1. 將光鴨除去內臟和絨毛，洗淨，放入開水鍋中汆一下撈出，再放入冷水中洗淨汙穢，盛入盤內，加黃酒、鹽、蔥、薑、花椒，上籠蒸熟後取出，待其冷卻。
2. 海帶用溫水浸發後，刮洗乾淨，切成細絲，放入開水鍋汆兩次撈起，放在大扣碗內，加少許鹽、鮮湯、胡椒粉、蔥、薑，上籠用大火蒸酥後取出。
3. 鴨子去骨，切成 5 公分長的雞柳，排放在碗內（皮朝碗底），放上海帶絲、加鮮湯、鹽、味精、胡椒粉，上籠蒸熟後取出，覆扣在湯盆內，淋上香油少許即成。

【功效】滋陰養胃，利水消腫，健脾補虛。

【特點分析】鴨肉性味甘、寒，入脾、胃、肺、腎經。有滋陰補益、強壯、利水消腫的功用，常用於治療骨蒸潮熱、咳嗽痰少、虛性水腫等病症。體內有熱、有火的人適合吃鴨肉，尤其是有低熱、食少便乾、水腫、盜汗、咽乾口渴者食之為宜。

海帶，也稱昆布，性味鹹、寒、入肝、胃、腎經。具有軟堅散結、清熱利水、鎮咳平喘、祛脂降壓，止血等功效。

藥理研究證明，海帶中的褐藻酸鈉，有預防白血病和骨痛病的作用，對動脈出血亦有止血作用，口服可減少放射性元素鍶在腸道內的吸收。褐藻胺酸具有降壓作用。海藻澱粉硫酸脂為多醣類物質，具有降血脂作用。海帶的萃取物具有抗癌作用。

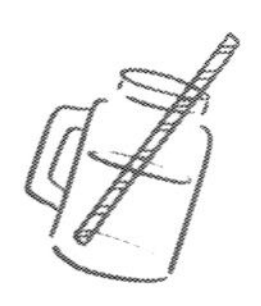

此菜鴨肉鮮美，清香爽口，但對於陽虛脾弱，外感未清，腹脹便泄者忌食。

煎鑲鮮茄

【主料】鮮茄子 500 克

【輔料】魚肉 180 克，豬肉（肥瘦各半）180 克

（調料】醬油、食用油、蒜末、蔥、薑、料酒、豆瓣醬、白糖、精鹽、太白粉各適量

【製作方法】

1. 將茄子去蒂洗淨，切成單片 1 公分厚的雙連片，放清水中浸 10 分鐘（浸去黑色和澀味），撈出瀝乾水分，將太白粉均勻地塗在雙連片內。
2. 魚肉洗淨，抹乾水後剁爛、拌勻，並攪拌至起膠。
3. 豬肉洗淨後切成細粒，然後將魚肉、豬肉拌在一起，加蔥、薑、醬油、料酒、鹽、味精攪勻做餡。
4. 將肉餡鑲入塗有太白粉的茄子雙連片內。
5. 將炒鍋置大火上燒熱，放入 50 毫升食用油，油熱後放入帶餡的茄片，煎成兩面金黃色後出鍋。
6. 炒鍋內可再加入少量食用油，油熱後，放入蒜末、豆瓣醬爆出香味，再加入糖、醬油、清水，水沸後，加入茄片和適量精鹽，用中火煮約 10 分鐘後，用少許澱粉勾芡即成。

【功效】清熱散淤，消腫止痛，健脾和胃，祛風通絡，止血利尿。

【特點分析】茄子性味甘、寒，入脾、胃、大腸經。茄子含有多種維他命（B、C 和 P）、脂肪、蛋白質、醣類及礦物質等。茄子中維他命 P 的含量在諸多蔬菜中首屈一指。每百克鮮紫茄中含量高達 700 毫克以上，就

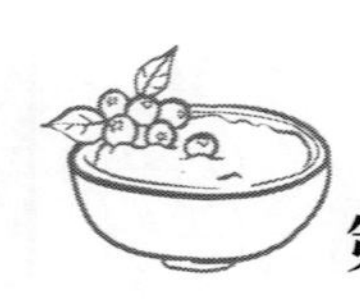

是許多水果也無法相比。維他命 P 可以降低毛細血管的脆性和通透性，增加毛細血管壁細胞的黏合修補能力，提高毛細血管對疾病的抵抗力，並可防止出血，對微小血管有保護作用。所以，常吃茄子對高血壓、皮膚瘀青、敗血病、腦溢血、動脈硬化、咳血等患者，有一定的緩解功效。現代醫學研究指出，茄子還具有降低膽固醇、抗細菌、利尿及抗癌的作用。

此菜中魚肉、豬肉含有優質蛋白質，與茄子共食，營養價值更高、更合理。

提示：體質虛冷、慢性腹瀉的女性不宜多食。

木須馬鈴薯片

【主料】馬鈴薯 250 克

【輔料】蛋 2 顆，水泡黑木耳少許

【調料】醬油、食用油、精鹽、料酒、味精、太白粉、高湯各適量

【製作方法】

1. 馬鈴薯削皮洗淨後，切成薄片（若馬鈴薯太大，可先切成兩半或四半後再切成薄片），然後放入冷水中浸泡，以除掉馬鈴薯片表面的澱粉，並防止變色。
2. 蛋在碗裡打散；水泡木耳洗淨，去皮，切成小片。
3. 炒鍋置大火上燒熱，放入食用油，油熱後將蛋倒入，炒熟，炒碎後盛入碗內。
4. 炒鍋再加入食用油，油熱後倒入馬鈴薯片、木耳一起炒。然後加入料酒、精鹽、醬油和適量高湯，蓋上鍋蓋煮開數分鐘，至馬鈴薯片熟後倒入炒好的蛋翻炒。用太白粉加高湯勾芡，然後加入味精，炒勻後出鍋即可。

【功效】益氣健脾，調中和胃，消炎，滋陰潤燥。

【特點分析】馬鈴薯，性味甘、平，入胃、大腸經，有益氣健脾，調中和胃，消炎的功效。

馬鈴薯內含蛋白質、脂肪、礦物質、維他命和碳水化合物。近年來，用馬鈴薯製作的食品較多，如洋芋片、薯條等，在市場上很受歡迎。

蛋性味甘、平，入心、脾、肝經。有滋陰潤燥，安五臟、益氣、鎮心、止驚、養血的功效。黑木耳潤燥利腸、涼血止血，是夏季的適宜菜餚，也是冠心病、動脈硬化、體質虛弱的女性朋友應常吃的一道菜。

絲瓜豆腐

【主料】嫩絲瓜 200 克，嫩豆腐 300 克

【調料】食用油、醬油、白糖、蔥花、澱粉、味精、香油、高湯各適量

【製作方法】

1. 刮去絲瓜皮，削去柄梗和花蒂，洗淨，切成 3 公分長的滾刀塊。
2. 豆腐洗淨切成 2 公分見方的小塊，放在開水鍋中置小火上煮 4 ～ 5 分鐘。
3. 炒鍋置大火上，加入食用油適量，待油熱後，倒入絲瓜，炒至絲瓜變軟。然後加入適量高湯、醬油、白糖、蔥花，用炒勺翻動幾下，燒開。
4. 將煮過的豆腐用清水沖一下，瀝去水分，倒入鍋中與絲瓜一起燒，開鍋後蓋鍋用小火燜燒 2 分鐘，至豆腐鼓起，改用大火，用澱粉勾芡，加入少許味精，淋香油後出鍋裝盤。

【功效】活血通絡，益氣和中，生津潤燥，清熱解毒。

【特點分析】絲瓜內含蛋白質、維他命、礦物質及皂苷植物黏液、木糖膠等物質，藥用價值極高，全身都可入藥。

絲瓜味甘、性涼，有清熱化痰、止咳平喘、涼血解毒、通絡活血的功效。可以治療熱病煩渴、咳嗽痰喘、便血尿血、崩漏帶下、瘡癰腫毒等症。

豆腐性味甘、涼，含有蛋白質、脂肪、醣類、鈣、磷、鐵、維他命 B_1、維他命 B_2、維他命 C 等，具有益氣和中，生津潤燥，清熱解毒的功效。

絲瓜、豆腐合用，性味相同，營養平衡，是夏季的一道理想菜餚。而且成菜色澤豔麗，白綠相間，味鮮且嫩，女人食用極宜。

腐乳空心菜

【主料】空心菜 1,000 克

【輔料】南方腐乳 50 克

【調料】鹽、白糖、食用油各適量

【製作方法】

1. 將空心菜擇好，洗淨。一般不切段，若菜過長，可稍切一兩刀。
2. 炒鍋內放油，加入腐乳煸炒，把腐乳炒碎，再加入鹽、白糖適量，略炒後，放入空心菜翻炒：待腐乳汁完全被空心菜吸收後，即可出鍋裝盤。

【功效】清熱涼血，潤腸通便。

【特點分析】此菜為廣東風味，香中略甜，烹製方法簡單，口味適宜，是夏季家庭中常食用的菜餚。

空心菜，又名蕹菜，味甘、性寒，入腸、胃經，有清熱、解毒、利尿、止血的功效。可用於治療便祕、痔瘡、便血、小便渾濁、瘡癰腫毒、鼻衄等症。

空心菜中含有多種營養成分和維他命，在嫩梢中，蛋白質的含量比分量相同的番茄高 4 倍多，鈣含量比番茄高 12 倍多，各種維他命的含量也比番茄、大白菜要高，是營養豐富的綠葉菜。

空心菜可做湯，可煮麵，可炒，可汆燙後涼拌，冷熱食皆宜，葷素皆美，紫色空心菜中還含有胰島素樣成分。經常食用空心菜，能增進食慾，不僅對糖尿病患者適合，因其能清胃腸熱，可潤腸通便，對口臭、便祕者更為適宜。

脾虛瀉者不宜多食。

冬菇扒生菜

【主料】萵苣（西生菜）600 克，鮮香菇 75 克

【輔料】薑 35 克

【調料】蠔油、食用油、鹽、味精、太白粉、香油、高湯各適量

【製作方法】

1. 香菇用鹽水浸泡 10 分鐘後，取出用清水洗淨，切薄片備用。
2. 萵苣菜洗淨切成小塊，薑洗淨切成末。
3. 炒鍋上火，倒入植物油，待油熱，放入薑未爆香，再放入萵苣菜拌炒（為防止鐵鍋炒生菜發生變色，可加數滴白醋，使生菜色澤鮮綠，但忌過量，否則菜會有酸味）。加鹽調味，炒熟後將湯汁瀝出裝盤。
4. 炒鍋加少許油，香菇片入內炒出香味後放入高湯，加蠔油、鹽調味，用澱粉勾成薄芡，加入味精，淋上香油後澆在萵苣菜上即可。

【功效】清熱利水，通乳，益胃氣。

【特點分析】萵苣含有多種營養成分，如蛋白質、醣、胡蘿蔔素、維他命 B_1、維他命 B_2、維他命 C 以及鈣、磷、鐵等。其味甘、苦，性涼，有清熱、利尿、通乳之功效，可治療小便赤熱短水、尿血、乳汁不通等症。而香菇清香鮮美，能增進食慾，降低血脂，可提高免疫功能並有一定的抗癌作用。此菜是夏季食用的理想菜餚。

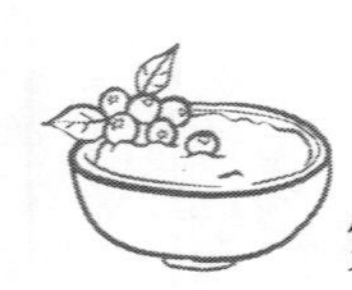

蠶豆燒櫻桃肉

【主料】豬肉 250 克

【輔料】水泡蠶豆 150 克

【調料】鹽、味精、料酒、白糖、醋、紅麴、蔥、薑、食用油各適量

【製作方法】

1. 豬肉洗淨，切成 1.5 公分見方的肉丁。蔥薑洗淨，用刀略拍一下，切成末。蠶豆去皮分成兩瓣。
2. 取紅麴 5 克，用少許開水泡開，去掉粒，將汁倒入碗內。
3. 將肉丁入開水鍋中汆一下，使其表面成熟，撈出瀝乾水分，立即放入紅麴汁的碗中，使其著色。
4. 炒鍋上火，加入食用油，放入蔥薑末，煸出香味，隨即放入料酒、鹽、味精、白糖、醋及清水 200 毫升，將肉丁放入，用大火燒開，再改用小火燒煮至八成熟時，將蠶豆放入，待原料全部熟爛後，用大火將汁收濃，即可裝盤。

【功效】健脾益氣，滋陰潤燥。

【特點分析】豬肉可滋陰、潤燥、益氣，有滋補營養作用；蠶豆可「補中益氣」（《本草從新》），「健脾開胃」（《隨息居飲食譜》）。現代醫學研究指出蠶豆具有止血、止帶、降血壓、健脾利溼的功效，但因其有小毒，故不宜多食。

成菜色澤金紅，口感軟爛，略有酸甜味。收汁時注意要不停地翻動，以免受熱不勻而燒焦，影響口味。

醬淋茭白筍

【主料】茭白筍 3 根

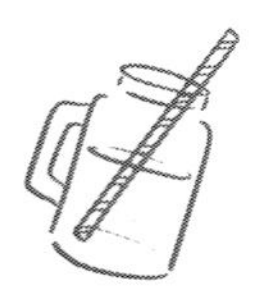

【調料】芝麻醬、醬油、糖、醋、香油各適量

【製作方法】

1. 選外皮白皙、肥滿圓渾、無斑點、品質好的茭白筍洗淨，放入蒸鍋中蒸熟，取出放涼，切滾刀塊放盤內。
2. 將所有調料淋在茭白筍上，食用時拌勻即可。（如喜吃辣味，可加少許辣油）
3. 此菜夏季冰涼後吃，口感更好。放入冰箱前要用保鮮膜包好，以免直接冰涼時外皮乾縮。

【功效】清熱除煩，止渴，利大小便。

【特點分析】茭白筍是水生蔬菜，含有豐富的營養成分，包括蛋白質、醣、鈣、磷、鐵、膳食纖維和礦物質等，此外，還含有維他命 B_1、維他命 B_2、維他命 C 等，並且具有一定的藥用價值。其味甘，性寒，入肺、脾經。可以「利五臟邪氣，酒皻面赤，白癩，癧瘍，目赤，熱毒風氣，卒心痛」（見《食療本草》）。「去煩熱，止渴，除目黃，利大小便，止熱痢，解酒毒」（見《本草拾遺》）。

冬筍雪菜

【主料】冬筍 2 支，鹹雪裡紅 150 克

【製作方法】

1. 冬筍去殼，消去老皮，洗淨，切 3 公分長、2 公分寬的厚片。雪裡紅洗淨，切 3 公分長段。
2. 鍋中加入清水和冬筍（水需漫過冬筍），蓋上鍋蓋，煮約 1 小時，待筍色變微黃色時，即表示筍熟了。
3. 再將雪裡紅加入，續煮 20 分鐘後即可。

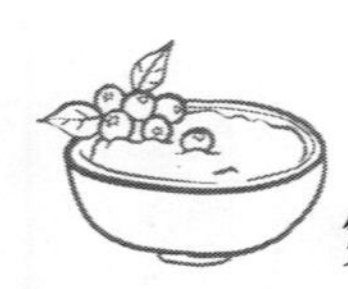

註：因鹹雪裡紅已具鹹味，筍又帶鮮味，故此菜不宜添加任何調料。

【功效】清熱消痰，利尿消腫，溫胃散寒。

【特點分析】冬筍自古被視為菜中珍品，有「山珍」之稱。其味甘、性寒，入胃、大腸經。有清熱除痰、利水道、舒鬱、降濁升清等功效。雪裡紅亦可通肺開胃，利氣豁痰，而且性溫。兩者寒溫相抵，優勢互補，功效更強。

醬燒茄子

【主料】茄子 250 克（長形為佳）

【配料】蔥 2 根

【調料】甜麵醬、醬油、糖、食用油各適量

【製作方法】

1. 茄子洗淨，先切小段，再切成長條。用鹽水浸泡，然後撈出，瀝淨水分。
2. 蔥洗淨切丁。將甜麵醬、醬油、糖放在一起調勻備用。
3. 炒鍋上火，加入 500 毫升食用油燒至五分熟，放入茄條，在熱油中炸軟撈出。
4. 倒出炸油，鍋內留底油，倒入調味料爆炒至香，再放入茄子，炒勻後撒下蔥花即可出鍋裝盤。

【功效】清熱散淤，消腫止痛，健脾和胃，祛風通絡，止血利尿。

【特點分析】茄子味甘、性涼，入脾、胃、大腸經。茄子含多種維他命、脂肪、蛋白質、醣類及礦物質等。其中醣類的含量比番茄多 1 倍，礦物質多 2 ～ 3 倍。維他命 P 能增強人體細胞間的黏著力，提高微血管對疾病的抵抗力，並可防止出血，對微小血管有保護作用，所以高血壓、動脈

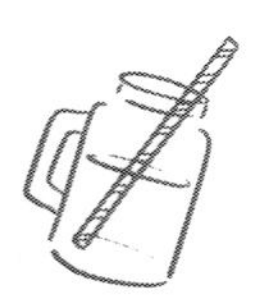

硬化症、咳血、紫癜等患者食之有益。據現代醫學研究證明，茄子還有降低膽固醇、抗細菌、利尿及抗癌的作用。

因茄子性寒，食時往往配以溫熱的蔥、薑、蒜、香菜等。所以，體質虛冷、慢性腹瀉者不宜多食。

女人秋季美容保健食譜

秋季，在五行中主金。肺在四時中與秋相應，在五行中也屬金。此時人體的肺氣旺盛，在五味中屬於辛味。根據五行學說，金能克木。木和五臟中的肝臟相應，在五味中肝臟屬於酸味。〈臟氣法時論〉說：「肺主秋，手太陰陽明主治，其日庚辛，肺苦氣上逆，急食苦以泄之。」這就是說酸味收斂補肺，辛味發散瀉肺。秋天宜收不宜散，故盡可能少食辛味之品，適當多食一點酸味果蔬，以利肺氣和補養肝氣。一般來說，春秋兩季，舊病最易復發，每個人要根據自己的情況，合理安排飲食保健，使肺氣得到更好的調養。

秋季，氣候比較乾燥，對人體則易傷津耗液，劫損肺陰，出現口鼻、咽喉、皮膚乾燥等症，又常引起肺燥咳嗽，使之氣逆。因此，秋季飲食調理應該以滋陰潤燥為主。《飲膳正要》就指出：「秋氣燥，宜食麻，以潤其燥。」其意就是說，要多食柔潤之品，少食辛辣熱燥之物，以潤燥生津，保養肺陰，益於健康。

秋季，也是調養生機、適宜進補的季節，稍加滋補，便能收到祛病延年的功效。對於冬季易患慢性心肺疾病的女性朋友，更應該在秋天打好營養基礎，以增強機體的抗病能力，為冬季減少病毒感染和防止舊病復發做好充分的準備。

秋季進補，應選用「補而不峻」、「防燥不膩」的平補之品，具有這類作用的食物有茭白筍、南瓜、蓮子、桂圓、黑芝麻、紅棗、核桃等。對於脾胃虛弱、消化不良的女性可以服食健補脾胃的蓮子、山藥、扁豆等，為防秋燥可選用滋陰潤燥、補中益氣的銀耳、百合等。總之。秋季進補的總原則就是養肺陰，潤肺燥。

精選女性秋季美容保健食譜如下。

百合蜜

【主料】乾百合 100 克，蜂蜜 150 克

【製作方法】將乾百合洗淨，置器皿中，加入蜂蜜，上屜大火蒸 1 小時左右。取出趁熱攪勻。稍涼裝瓶備用。每日早晚服食，每次一湯匙。

【功效】潤肺止咳，清心安神。

【特點分析】百合含有澱粉、蛋白質、脂肪、鈣、磷、鐵、維他命 B_1、維他命 B_2、維他命 C、泛酸及胡蘿蔔素等，並含有特殊的有效成分，如秋水仙鹼等多種生物鹼。這些成分綜合作用於人體，具有良好的營養滋補作用。它白如瑤旨，潤似瓊玉，醇香可口，營養豐富，為滋補佳品，補益又兼清潤，補無助火，清不傷正。

中醫認為，百合味甘、微苦，性平，入心、肺經，有潤肺止咳、清心安神的功效，對熱病後餘熱未消、虛煩驚悸、神志恍惚和肺癆久咳、咳血等均適宜。其所含的秋水仙鹼是療效較好的抗腫瘤藥，對多種癌症有效，尤其是放射治療後出現體虛乏力、口乾心煩、乾咳痰少、咳血、身有虛熱、心悸失眠者等服用更佳。 蜂蜜具有抗生素及有使人鎮靜入眠的作用，還可增進肝肝醣儲存，可以加強肝臟過濾解毒功能，對肝臟有較好的保護作用。南北朝時期，名醫陶弘景說：「道家之丸，多用蜂蜜；修仙之一，單食蜂蜜，謂能長生。」近代科學家對 100 多名百歲老人進行調查，發現老壽星之中有 80 位以上的人常食蜂蜜或在養蜂場工作過。蜂蜜性味甘、平，

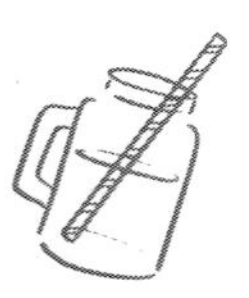

入肺、脾、大腸經。蜂蜜中葡萄糖、果糖混合物含量較高，利於吸收。

本「百合蜜」以百合為主，滋陰清肺，潤肺止咳；以蜂蜜為輔佐，潤肺止咳以助百合之力，兼可調味，兩者合用，共奏滋陰潤肺之功效，益於虛火勞嗽、咳血的老年女性，有助於增強體質。同時，還可抑制腫瘤細胞的生長，緩解放療的反應。

百合煲豬骨湯

【主料】鮮百合 50 克，豬脊骨 500 克

【調料】食鹽、味精各適量

【製作方法】

1. 將百合洗淨分瓣去衣（若無鮮百合，可用乾百合 25 克水泡發後代用）。
2. 豬脊骨洗淨，剁成塊。
3. 炒鍋上火，加水適量，煮沸後加入豬脊骨。待再沸時，撇去浮沫，要隨開隨撇。直至撇淨為止。
4. 加入百合共煮。
5. 待豬骨上的肉熟爛時，加入鹽、味精調好口味即可出鍋裝碗。

【功效】養陰潤肺，清心安神，補陰益髓。

【特點分析】百合性味甘平，入心、肺經，有養陰潤肺、止咳、清心安神的功效。常用於肺燥咳嗽及肺虛久咳、痰中帶血、熱病後餘熱未盡、神思恍惚、煩躁失眠等症。豬脊骨性味甘溫，有補陰益髓的功效，常用於治療勞熱骨蒸，帶濁遺精，消渴，瘡瘍等，宜為老年女性選用。

百合與豬脊骨合煲，補髓養陰，益精潤肺，還可養心安神，強壯筋骨，女性不妨經常食用。

韭菜炒銀魚

【主料】銀魚 150 克，韭菜 100 克

【配料】水泡黑木耳 10 克，火腿 10 克，蛋 1 顆

【調料】料酒、精鹽、味精、食用油、雞油各適量

【製作方法】

1. 銀魚洗淨去頭；韭菜擇摘乾淨，洗後切成 2 公分長的段。
2. 火腿切成小片；大的木耳切成兩片。
3. 炒鍋上火，加入少許食用油，將蛋打入攤成蛋皮，並切成小片。
4. 炒鍋再上火，加入食用油，待油熱後，放入銀魚烹一下，加入料酒，然後將火腿片、木耳倒入翻炒。
5. 再將蛋皮、韭菜、精鹽放入翻炒幾下後，加味精並淋上雞油後出鍋（或用香油亦可）。

【功效】健脾益氣，補虛潤肺。

【特點分析】銀魚性味甘、平，入脾、胃經，有補虛、健胃、益肺、利水、消積的功效。據相關資料介紹，用銀魚治咳嗽，可配淡菜；產後虛者可加精肉同炒煮；治小兒疳積除炒蛋外，煮湯加麻油飲更佳。銀魚除含蛋白質、脂肪外，更富含鈣和磷。銀魚為開胃佳品，但是胃寒者，宜加蔥、薑同炒食。

韭菜是經常食用的蔬菜，不僅質嫩味鮮，營養也很豐富。韭菜除含有較多的纖維素，能增加胃腸蠕動，對習慣性便祕和預防腸癌有重要作用外，還含有揮發油及硫化合物，具有促進食慾、殺菌和降低血脂的作用，因此，對高脂血症、冠心病患者有益。韭菜性味辛、溫，入肝、胃、腎經。

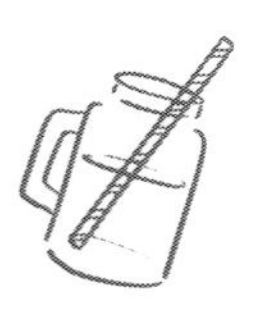

本菜取銀魚補虛、健胃、益肺之功效，並以韭菜補虛，調和肝臟的作用以助之，宜於老年體弱者選用，但是，陰虛內熱及瘡瘍、目疾患者忌食。

鳳梨雞片

【主料】鳳梨 250 克，雞胸肉 150 克

【調料】豬油 15 毫升，薑絲、精鹽、料酒、香油、太白粉各適量

【製作方法】

1. 鳳梨削皮洗淨後用淡鹽水浸泡片刻，然後切成扇形片。
2. 雞胸肉切成薄片，用精鹽、料酒、太白粉各少許拌勻上味。
3. 炒鍋上火燒熱，放入豬油，油熱後，放入薑絲，用小火將薑絲炒片刻，然後放入雞片，用大火翻炒幾下，再放入鳳梨片翻炒。
4. 放入少許清水和適量精鹽，蓋上鍋蓋稍燜幾分鐘，然後淋入香油出鍋裝盤。

【功效】生津潤燥，消食止瀉，溫中益氣。

【特點分析】此菜鮮香滑嫩，口感甜香，極具風味。

鳳梨內含醣類、脂肪、蛋白質、維他命 C、有機酸、蘋果酸及檸檬酸等。其性平、味甘、微澀，有清涼解渴，消食止瀉的作用。鳳梨含豐富的鳳梨蛋白酶，在胃中可分解蛋白質幫助消化。因此，食用肉類及油膩食物後，吃鳳梨最為有益。鳳梨中的醣、鹽及酶有利尿作用，對腎炎、高血壓有輔助治療作用，對治療支氣管炎也有一定功效。

雞肉味甘、性溫，含有豐富的營養成分。如蛋白質、脂肪、鈣、磷、鐵、鉀、維他命 A、維他命 B_1、維他命 B_2、維他命 C、維他命 E 和菸鹼酸等。具有溫中益氣，補精填髓的功效。

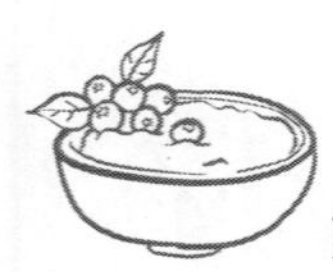

鳳梨、雞肉合用，共成生津潤燥，消食止瀉，溫中益氣之佳餚。

需要提請女性朋友們注意的是，因鳳梨中含有大量的有機酸，會讓一些人出現過敏反應或中毒症狀，如腹痛、噁心、嘔吐、四肢及口舌麻木等不適反應。因此，食用時應削去外皮、剔去果丁，然後放在淡鹽水中浸泡半小時左右，這樣不僅可使部分有機酸溶解在鹽水裡，還可使鳳梨更加甜潤爽口。

此菜對於胃酸過多者不宜。

淡菜海帶冬瓜湯

【主料】淡菜 100 克，水泡海帶 200 克，冬瓜 400 克

【調料】料酒、精鹽、味精、蔥、薑、食用油各適量

【製作方法】

1. 將蔥洗淨，打成蔥結，薑洗淨，切成片。
2. 淡菜用冷水泡軟，去盡泥沙及毛，放在沙鍋內，加少許水、料酒、蔥結、薑片，用中火煮至軟爛。
3. 海帶洗淨切成 3 公分長的菱形塊。
4. 冬瓜去皮去籽，洗淨，切成 3 公分長、1 公分厚的塊。
5. 炒鍋上火，加入食用油，燒至五分熟時，放入冬瓜、海帶煸炒 3 分鐘左右，放入開水約 1,000 毫升，用大火煮 30 分鐘左右，再加入淡菜及原湯，用大火繼續煮，直至冬瓜熟爛後，加入精鹽、味精，調好口味後裝入湯碗內即成。

【功效】補肝腎，益精血，清熱利水，生津除煩，醒脾開胃。

【特點分析】此家常菜中，淡菜色澤金黃，酥軟味香，海帶軟爛，冬瓜細嫩，湯汁乳白，清香爽口。

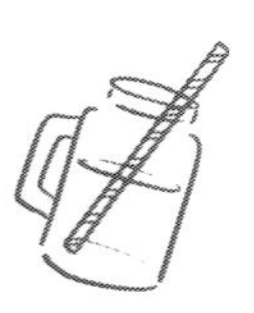

淡菜是中醫柔肝補腎的食療名菜，性味鹹、溫，入肝、腎經，營養佳、味鮮美，有補肝腎、益精血、消癭瘤、止血、壯陽的功效。

海帶性味鹹寒，入肝、脾經。有清熱利水，軟堅消瘦，止血的功效。同時現代藥理研究還證明，海帶中的褐藻酸鈉鹽，有預防白血病和骨痛病的作用，對動脈出血有止血作用，褐藻胺酸有降壓作用，海帶的提取物有抗癌作用。

冬瓜性味甘、淡、涼，入肺、大腸、膀胱經。冬瓜含醣量低，水分含量較高。能利水消腫，可去掉過剩堆積的體脂，對糖尿病、冠心病、動脈硬化、高血壓及肥胖病患者均有較好的治療作用。冬瓜中含鈉量較低，是腎病、浮腫病患者理想的蔬菜。

三菜合烹，補肝腎，醒脾開胃，清熱利水，是女性朋友在秋天應該常吃的一道佳餚。

凡屬虛寒者，久病滑瀉者慎用。

桃仁肉丁

【主料】豬肉 200 克，核桃仁 100 克

【調料】食用油、太白粉、甜麵醬各適量

【製作方法】

1. 豬肉洗淨，切成肉丁，拌太白粉後過油。
2. 核桃仁剝去內衣用油炸過。
3. 炒鍋留少許底油，肉丁、桃仁同放鍋中，加甜麵醬一起拌炒，翻炒兩下即出鍋。

【功效】補腎固精，溫肺定喘，潤燥化痰。

【特點分析】成菜醬香四溢，肉軟嫩，桃仁酥脆，甜鹹可口。

核桃仁性味甘、溫，入腎、肺經。其含有豐富的營養素，每百克含蛋白質 15 ～ 20 克，脂肪 60 ～ 70 克，除含有人體必需的鈣、磷、鐵、錳、鋅等多種礦物質外，還含有胡蘿蔔素、維他命 B_2 等多種維他命。核桃所含脂肪的主要成分是亞油酸甘油脂，食後不但不會使膽固醇升高，還能減少腸道對膽固醇的吸收，因此，可作為高血壓、動脈硬化患者的滋補品。此外，這些油脂還可供給大腦基質的需求。核桃所含的微量元素鋅和錳是腦垂體的重要成分，有健腦益智作用。中醫認為核桃有滋補肝腎、強健筋骨之功效，可治虛勞咳嗽、氣不歸元、下焦虛寒等症。

本菜以核桃仁為主，補氣養血，潤燥化痰，溫肺潤腸，輔以豬肉滋陰、潤腸、益氣，對於患有腰膝痠軟，全身無力的女性朋友，還可形成滋補治療作用。

燴三鮮銀耳

【主料】銀耳 25 克，蘑菇 25 克，鮮豌豆 50 克（若無鮮豌豆，可用鮮黃瓜丁代用），鮮貝或干貝數粒

【調料】鹽、味精、雞湯各適量

【製作方法】

1. 將銀耳泡發好，去根，擇洗乾淨，開水焯透；蘑菇洗淨，切小塊；豌豆剝好，洗淨；干貝發好，待用。
2. 鍋內放雞湯適量，將銀耳、蘑菇、豌豆、鮮貝（或泡好的干貝）一起放入。
3. 雞湯煮沸後，稍候片刻，加鹽、味精調好口味，用少許太白粉勾芡，似米湯狀即可。

【功效】滋陰潤肺，補益腸胃，化痰理氣。

【特點分析】此菜清香鮮美，色澤清麗。

銀耳是食用菌，被譽為菌中之冠，其性味甘、平，入肺、胃、腎經，既是名貴的營養佳品，又是一味扶正強壯的良藥。現代藥理研究證明，銀耳中的多醣類物質能增強人體的免疫力，調動淋巴細胞加強白細胞的吞噬能力，興奮骨髓造血功能，多醣 A 具有一定的抗輻射作用。對於肺虛咳嗽、虛勞咳嗽、痰中帶血、陰虛口渴等症，以及高血壓、血管硬化、便祕等患者，均可經常食用。

蘑菇性味甘、涼，入腸、胃、肺經。蘑菇味道鮮美，能增進食慾，益胃氣。體虛者食用，可增強機體的免疫功能。

以銀耳和蘑菇為主，滋陰潤肺，補益腸胃，並配以鮮豌豆（或黃瓜丁）、鮮貝等，除助其功效外，還可使成菜色澤豔麗，味道鮮美。

十全大補雞

【主料】母雞 1 隻（約 1,500 克）

【輔料】雪梨 500 克，冰糖 250 克，紅棗 50 克，銀耳 10 克，蓮子 25 克，薏仁米 25 克，干貝 10 克，金桔餅 25 克，荸薺 250 克

【製作方法】

1. 將雞宰殺，退毛，去內臟，洗淨後切為大塊，再入沸水中汆一下，盛入蒸盆內。
2. 將銀耳用水泡發後洗淨，分成小朵；紅棗洗淨去核；蓮子去皮、去芯；荸薺去皮；雪梨去皮、去核，切成塊；金桔餅切碎，薏仁、干貝洗淨，均用水泡發；冰糖敲成小塊。
3. 將上述加工好的配料放入已盛入雞塊的蒸盆內，拌勻後上屜，用次火蒸熟即成。

【功效】益精填髓，滋陰潤肺，益氣生津，和胃調中，消積利溼，清熱化痰。

【特點分析】成菜甜香軟爛，味道鮮美。

菜中以雞肉為主，雞肉可補氣血、益精髓。佐以荸薺、雪梨、薏仁米、橘餅等寒涼之品，以清熱化痰，生津潤燥，利水，理氣止咳之功。加之銀耳、蓮子、干貝、冰糖以養陰益氣，養心益腎，和胃調中。並配以紅棗，補脾和胃，調營衛，降血脂。

無論是從營養全面，還是從全身臟腑調理上，本菜都不失為補益之精品。尤其是對於氣血虧虛，虛弱勞損，久病體衰的中老年女性非常適宜。

芝麻魚排

【主料】大黃魚 1 條（約 500 克），芝麻 75 克

【輔料】蛋 1 顆

【調料】食用油、料酒、食鹽、白糖、蔥、薑、蒜、太白粉各適量

【製作方法】

1. 芝麻水浸，洗淨，入鍋炒熟，去皮；大黃魚去鱗，去內臟，斬去頭尾，剖為兩片，去大骨後，切為 4 片，放入碗中，加上食鹽、料酒、蔥、薑末，拌勻後醃幾分鐘；蛋打入碗內，加太白粉調成稀糊。
2. 炒鍋上大火，倒入約 500 毫升食用油，待油五六分熟時，將醃製好的魚片掛好蛋糊後外黏芝麻放入溫油中，逐片炸熟即可食用。

【功效】補益臟氣，調和脾胃，潤膚烏髮。

【特點分析】本菜色澤金黃，外酥內嫩，鮮香味美，營養豐富。

大黃魚性味甘、平，入胃、脾經；有健脾開胃、補氣填精、安神壯陽及明目的功效。大黃魚含有蛋白質、脂肪、鈣、磷、鐵、維他命 B_1、維他

命 B_2、菸鹼酸等營養成分，且每百克中含碘 12 微克，對於失眠、視物模糊、食少等症者，均適宜食用。

芝麻性味甘、平，有補肝腎、潤五臟、養血增乳的功效，芝麻含多種營養物質，每百克中，含蛋白質 21.9 克，脂肪 61.7 克，鈣 564 毫克，磷 360 毫克、鐵的含量極高，每百克中含 50 毫克，而且還含有維他命 D、維他命 E 等，同時還含有豐富的卵磷脂和亞油酸，不但可以治療動脈粥狀硬化、補腦、增強記憶力，而且有防止頭髮過早變白、脫落及美容潤膚，保持和恢復青春活力的作用。

另外，腰膝痠軟，步履艱難，病後虛弱，大便祕結，皮膚乾燥的女性朋友若經常食用，可益壽延年。

素燒南瓜

【主料】南瓜 1,000 克

【調料】嫩薑 2 片，食用油、鹽適量

【製作方法】

1. 南瓜洗淨後剖開，挖掉籽，切成 4 公分左右的長方塊。
2. 炒鍋上火加入食用油，油熱後先下薑片炒出香味，再放入南瓜塊，加適量清水燒開後，改小火煮 10 分鐘，加鹽調味。
3. 燒至湯汁收於即可食用（若南瓜本身甜度低，可在調味時加少許糖）。

【功效】清熱利溼，補中益氣，殺蟲解毒。

【特點分析】南瓜性溫，味甘，有潤肺、益氣的功效。而現代醫學的研究還證明，南瓜中的特殊物質能改善醣在人體內的轉化、利用、分解和代謝功能，因此有防癌抗癌的作用。

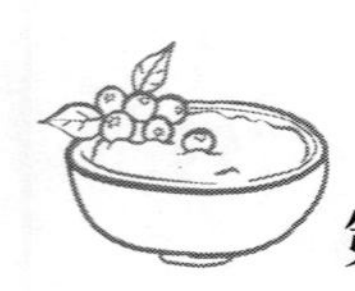

紅燒素肉

【主料】冬瓜 1 塊（約 15 公分見方）

【調料】薑片、醬油、糖、食用油各適量

【製作方法】

該菜色、味頗像紅燒肉，故稱紅燒素肉。

1. 冬瓜去皮洗淨，整塊入鍋蒸 20 分鐘。
2. 炒鍋置火上，加入食用油燒熱，放入薑片、冬瓜、醬油、糖及少許水燒開。
3. 改小火燜至冬瓜入味即可。

【功效】清熱利水，消腫解毒，生津除煩。

【特點分析】冬瓜性味甘、淡、涼，入肺、大腸、膀胱經。冬瓜的含醣量低，水分含量較高，能利水消腫，清熱解毒，去掉過剩堆積的體脂，對糖尿病、動脈硬化、高血壓及肥胖病有良好的治療作用。冬瓜中含鈉量較低，是腎臟病、浮腫病患者理想的蔬菜。

酥炸絲瓜

【主料】絲瓜 500 克

【調料】太白粉、地瓜粉、麵粉、奶油各 200 克，蛋黃 1 個，食用油、味精各適量

【製作方法】

1. 除食用油外，將各調料加水在碗中調勻成麵糊，然後加入少許食用油拌勻。
2. 絲瓜去皮洗淨，切片。放入麵糊中沾裹均勻。

3. 炒鍋置火上，加入 750 毫升的食用油，待油溫至六分熟時，放入沾了麵糊的絲瓜，炸至金黃色，撈起，瀝乾油，即可放入盤中。
4. 食用時可蘸椒鹽或其他醬。

【功效】清熱化痰，涼血解毒。

【特點分析】絲瓜性味甘、涼，入肝、胃經。絲瓜內含蛋白質、維他命、礦物質及皂苷、植物黏液、木糖膠等物質，藥用價值較高。凡經脈不通，肺熱咳嗽，痰喘咳嗽等症，均可食用。成菜色澤豔麗，皮香酥，瓜軟柔，而且可吃到絲瓜甘美的原味。

蓮藕燉排骨

【主料】豬小排骨 450 克，蓮藕 300 克

【調料】薑、鹽各適量

【製作方法】

1. 排骨洗淨切小塊，入滾水鍋中汆燙，再洗淨血水。
2. 蓮藕洗淨略拍碎，切不規則塊狀。
3. 薑洗淨切片。
4. 將上述材料一起放在燉盅中，添加三倍的水，用錫箔紙密封容器口，入蒸籠大火燉 2 小時後取出，加鹽調味後食用。

【功效】清熱潤肺，清淤生新，潤燥涼血，滋陰養胃。

【特點分析】蓮藕性味甘、寒，入心、肝、脾、胃四經，生食甘涼入胃，可消淤涼血，清熱潤肺，開胃增食慾。熟食，則性溫，長於補脾胃，有養胃滋陰的功效。佐以排骨補髓養陰，更加符合秋季飲食調理以「滋陰潤燥為主」的原則。

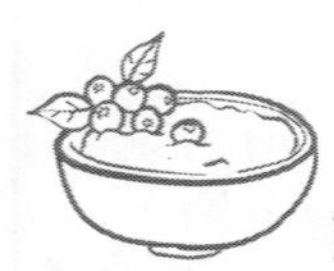

第五章　特別的食譜獻給特別的自己

山楂梨絲

【主料】梨 500 克，山楂 200 克

【輔料】白糖適量

【製作方法】

1. 將山楂洗淨去核；梨洗淨削去皮，去核，切成長的細絲放在盤子中心。
2. 鍋中放糖，加少量水熬至糖起黏絲時，放入山楂至糖汁透入起鍋。把山楂一個個圍在梨絲四周即成。

【功效】清潤生津，開胃消食，止咳化痰，活血散淤。

【特點分析】梨味甘甜，微酸，性寒，有潤肺、消痰、止咳、降火、清心之功能。飯後吃梨，能促進胃酸分泌，幫助消化。山楂也是人們喜愛的水果，同時也是常用的中藥。除含多種營養成分外，還含有酸類物質（蘋果酸、琥珀酸、檸檬酸），尤其是維他命 C 含量極為豐富，因此，有促進胃液分泌，增加胃內酵素分泌的作用。現代醫學研究還指出，山楂除了有開胃消食、化滯消積、活血化淤、收斂止痢的功效外，還能夠擴張冠狀動脈，舒張血管，增加冠脈血流量，改善心臟活力，興奮中樞神經系統，具有降血脂、降低血壓、強心、抗心律不整等作用。此款食品價廉物美，療效顯著，實在是在秋季的食療之上品。

烏龍銀耳羹

【主料】水泡海參 150 克，銀耳 25 克

【調料】料酒、精鹽、味精、清湯、太白粉各適量

【製作方法】

1. 銀耳用溫水泡開，去掉根蒂，用清水洗淨。
2. 海參去內臟及泥沙，洗淨切成小抹刀片。

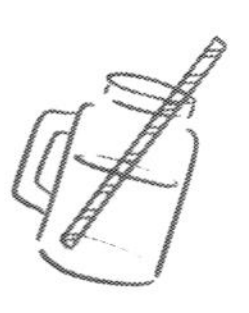

3. 把銀耳、海參一起放入開水鍋中汆透撈出，瀝乾水分。
4. 鍋中放入清湯、精鹽、味精、料酒，把銀耳、海參亦放入湯內，大火燒沸後，改用小火煨 5 分鐘。
5. 再開大火，淋上太白粉水，勾芡成羹即出鍋倒入湯碗內。

【功效】滋陰補肺，養血潤燥。

【特點分析】海參被稱為「海味八珍」之一，為補養之美食。其味鹹，性溫，入心、腎經，有多種藥效：補腎益精，益血潤燥，止血消炎，和胃止渴，是滋陰助陽的好食品。氣血兩虛的人可以用來調養身體，因海參不寒不燥，性質溫和，所以四季食用都有益處。銀耳作為食用菌，被譽為菌中之冠，既是名貴的營養滋補佳品，又是一味扶正固本的強壯良藥。銀耳含多種維他命、礦物質，是高蛋白低脂肪類、營養齊全的現代高級食物和保健食品，其主要功效是滋陰潤肺。現代醫學研究還證明銀耳中的多醣類物質能增強人體的免疫力，調動淋巴細胞，加強白細胞的吞噬能力，興奮骨髓造血功能，多醣 A 具有一定的抗輻射作用。

「八珍之一」與「菌中之冠」相烹，是珠聯璧合之美味。

女人冬季美容保健食譜

中華傳統文化認為，冬主水而通於腎氣，冬主天地之閉藏，腎主藏五臟六腑之精。寒為冬之主氣，寒為陰邪，易傷陽氣。腎為元陽，為人體陽氣之根本，故冬季的飲食調養重在散寒邪，補腎陽，這樣，可以平衡陰陽，疏通經絡，調和氣血，使腎精充足，達到防病強身的目的。

現代醫學認為，冬季進補能提高人體的免疫功能，促進新陳代謝，使畏寒的現象得到改善，而且能調節體內的物質代謝，使營養物質轉化的熱量最大限度地儲存於體內，有助於體內陽氣的升發，為來年的身體健康打好基礎。俗話說，「三九補一冬，來年無病痛」就是這個道理。

精選女人冬季美容保健食譜如下。

火腿燒海參

【主料】水泡海參 200 克，火腿 50 克

【調料】食用油、太白粉、薑、蔥、醬酒、黃酒、食鹽、白糖各適量

【製作方法】

1. 水泡海參洗淨，切成條塊，放入開水中略燙後撈出備用。
2. 火腿切片備用；蔥、薑洗淨切末備用。
3. 炒鍋上火燒熱，加入食用油，待油熱後放入海參、火腿翻炒。再加黃酒、白糖、醬油、食鹽、清水，改小火煨燉，燒至湯汁濃稠時，用太白粉勾芡即成。

【功效】補腎益精，養血充髓。

【特點分析】海參性味鹹、溫，入心、腎經。有補腎益精、養血潤燥、止血消炎、和胃止渴的作用。現代醫學研究指出，海參不但含有蛋白質、多醣類、鈣、磷、維他命等營養成分，還含有海參素，是抗霉劑，能抑制多種黴菌；煮食海參，平時適用於腎虛引起的陽痿、早洩、遺精、小便頻數，以及各種失血後的貧血、腸燥便祕、肺結核、神經衰弱等人食用。

火腿性味鹹溫，有健脾開胃、生津益血等功用。

本菜以海參為主，補腎氣，益精血；以火腿為輔佐，益氣血、充精髓，以增強海參補腎益精之功。兩者合用，共成補腎益精、養血充髓之方。本菜是食療方，氣血並補，陰陽並調，主要用於氣血兩虛，陽衰精虧之虛弱勞怯。

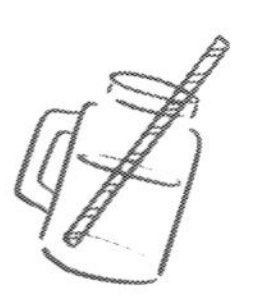

另註：如海參配豬肉煨食，重在溫補養血，主要用於虛冷勞傷；如去火腿，加蝦仁煨食，重在溫腎益精，專用於陽痿；如去火腿加老鴨燉食，重在滋補肺腎，主要用於虛勞咳嗽咳血。以本菜去火腿，加木耳、豬大腸燉食，則專入大腸，用於虛火燥結。

注意：外感未清及痰溼盛者不宜食用。

枸杞燉羊肉

【主料】羊腿肉 1,000 克，枸杞 20 克

【調料】料酒、蔥、薑、雞精、食鹽、清湯各適量

【製作方法】

1. 羊肉整塊洗淨後入開水鍋內煮透，撈出放入冷水中洗淨血沫後切成方塊。
2. 蔥、薑洗淨後，蔥切段，薑切片待用。
3. 炒鍋上火燒熱，下羊肉、薑片煸炒，烹入料酒熗鍋。炒透後將羊肉同薑片一起倒入大沙鍋中。
4. 放入枸杞、清湯、鹽、蔥段燒開，撇盡浮沫，改用小火燉至羊肉軟爛，調好鹹淡，挑出蔥、薑，放入雞精即可。

【功效】補腎強筋，益氣補虛，溫中暖下。

【特點分析】羊肉性味甘、溫，入脾、腎經，歷來作為補陽佳品，尤以冬月食之為宜。冬天吃羊肉可促進血液循環，以增溫禦寒。因此，體弱者、陽氣虛而手足不溫的女性吃羊肉十分有益。羊肉肉質細嫩，味道鮮美，含有豐富的營養，每 100 克羊肉中含蛋白質 13.3 克，脂肪 34.6 克，醣類 0.7 克，鈣 11 毫克，磷 129 毫克，鐵 2 毫克，還含有維他命 B 群、維他命 A、菸鹼酸等。中醫學認為，它能助元陽、補精血、療肺虛、益勞

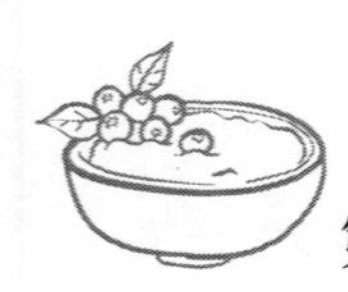

損，是滋補強壯之食品。

枸杞性味甘、平，入肝、腎經，有養陰補血，益精明目的功效。對肝腎虛損、精血不足所致的腰膝痠軟、頭昏、耳鳴、遺精、眼目昏花、視力減退等症，均有補益和治療作用。

羊肉、枸杞兩者共用，使益氣補虛，強筋補腎，溫中暖下的功效更強。

注意：凡外感發熱、熱病初癒、急性炎症、皮膚瘡瘍、內有宿熱者應忌食。

盤龍大鱔

【主料】白鱔魚一條（900 克左右）

【配料】紅辣椒 2 個，蔥 2 根，豆豉半碗，大蒜 10 餘瓣

【調料】醬油、糖、麻油、黃酒、麵粉各適量

【製作方法】

1. 蔥洗淨切絲；大蒜去皮洗淨切末；紅辣椒洗淨後，其一半切成末，另一半切成絲；豆豉洗淨，切碎。
2. 鱔魚去內臟，洗淨，瀝乾水分，肚皮朝下，從魚頭處每隔五公分切一刀，但不切斷，用麵粉捏勻後再捲成圓形排入盤中。放上蒜末、碎豆豉、紅辣椒末。放入醬油 2 大匙，黃酒、糖、麻油各一小匙，然後，放進蒸籠隔水蒸約 20 分鐘。
3. 待鱔魚蒸至熟透，取出，撒上蔥絲及紅辣椒絲點綴即成。

【功效】驅風活血，壯陽益腎。

【特點分析】鱔魚性味甘、溫，入肝、脾、腎經。有祛虛損、除風溼、強筋骨、止痔血的功效。鱔魚肉嫩滑嫩，味道鮮美，並含有蛋白質、

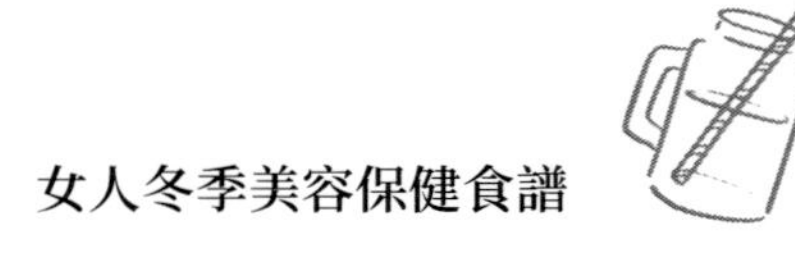

脂肪、鈣、磷、鐵以及維他命等營養素，對體虛乏力、風寒溼痺、下痢膿血、痔瘡、臁瘡等症有一定的治療作用。女性朋友食用可固本益腎，驅風活血。

成菜造型別緻，色澤豔麗，口味鮮美。

金龍繡銀絲

【主料】中型海蝦 600 克

【配料】粉絲一把，老薑一塊

【調料】食用油、黃酒、鹽、糖、蕃茄醬、澱粉、高湯各適量

【製作方法】

1. 老薑洗淨、拍碎；海蝦剪去蝦鬚，剔除泥腸，洗淨；粉絲冷水浸泡 30 分鐘，撈出，再放入鍋中加高湯煮至軟透，盛入盤底。
2. 炒鍋上火加熱後倒入兩大匙油燒熱，爆香老薑，放入海蝦快炒，待蝦身微微捲起，加入黃酒一大匙，鹽、糖各兩小匙，蕃茄醬兩大匙拌炒，並挑除薑塊，再蓋上鍋蓋燜煮約 3 ～ 5 分鐘後，用澱粉勾芡盛起，鋪在粉絲上即可。

【功效】補腎壯陽，益氣開胃，袪風通絡。

【特點分析】海蝦味甘、鹹，性溫，入肝、腎經，含有蛋白質、脂肪、醣類、鈣、磷、鐵、維他命 A、維他命 B_1、維他命 B_2、菸鹼酸等營養成分；蝦肉含原肌球蛋白、副肌球蛋白等成分；殼亦有鎮靜作用。對陽痿、畏寒、體倦、腰膝痠軟等症有一定的治療作用，對神經衰弱、腎虛、手腳寒涼的體質，亦有改善的作用。

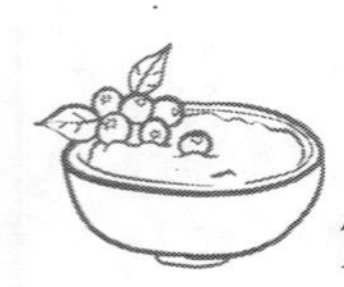

烏龍戲珠

【主料】水泡海參 200 克（烏龍）

【配料】鵪鶉蛋 15 個（珠）

【調料】醬油、料酒、醋、鹽、雞精、白糖、勾芡、蔥、薑、食用油、雞湯各適量

【製作方法】

1. 將海參洗淨，去掉汙物，切成長 5 公分、寬 2 公分的條狀，放在開水鍋內汆一下；鵪鶉蛋放在清水中煮熟，去皮後備用；蔥切段，薑切塊。
2. 炒鍋上火，加入食用油 30 克左右，放入蔥段、薑塊煸出香味後去掉，加入料酒、醬油、雞湯、醋、鹽、白糖，和勻，放入海參，開鍋後去掉浮沫，燒 3 分鐘，再將鵪鶉蛋放入一起煮。
3. 燒片刻後，加入雞精並將勾芡淋入鍋中，把汁收濃後即可裝盤。裝盤造型：可將海參條放在盤子的周邊，形成一個圓圈，再將鵪鶉蛋放在中間，意為烏龍戲珠。

【功效】補腎益精，滋陰壯陽，養血潤燥。

【特點分析】此菜鹹香味濃，海參烏黑，鵪鶉蛋潔白，造型新穎，口味豐富，是一道家常美味。

海參味甘，微鹹，性溫，入心、腎、脾、肺經。海參素有「海中人蔘」之稱。《五雜俎》記載：「其性溫補，足敵人蔘，故名海參」，有補腎益精、壯陽、養血潤燥、滋陰、通腸、止血消炎的功能。

海參不僅是美味菜餚，還具有較高的營養價值和藥用價值。它含蛋白質、醣類、多種必需的胺基酸及微量元素，尤其是含碘量很高。另外，海參所含的明膠比魚類多，並含有大量的黏蛋白，其中包括硫酸軟骨素的成分。老年學研究證明，硫酸軟骨素的減少同肌肉的衰老現象有關。海參體內富集釩，含釩量居諸食物之首，釩是人體必需的微量元素之一，參與脂肪代謝，能降低血脂，對防治心血管疾病有益。從海參中提取黏多醣，能抑制某些癌細胞的生長和轉移。所提取結構類似皂角苷類物質，對中風導致的痙攣性麻痺有療效。現代醫學把海參作為降血壓食品之一，因海參不含膽固醇，很適合心腦血管病人食用，而且對腎虛所致的陽痿、遺精、小便頻數、陰虛腸燥之便祕、血虛以及肺結核、神經衰弱等病症，均有一定的輔助治療作用。鵪鶉蛋具有補益氣血，強身健腦，降脂降壓的作用，與海參同烹，更具補益之功。

鹿茸燉羊腎

【主料】鹿茸 5 克，羊腎一對

【輔料】菟絲子 15 克，小茴香 9 克

【調料】食用油、料酒、蔥段、薑片、食鹽、胡椒粉各適量

【製作方法】

1. 將鹿茸潤透切片，烘乾碾成末；羊腎剖開，去臊膜，洗去尿臊味，切成片；菟絲子、小茴香去雜洗淨，裝入紗布袋中扎口。
2. 炒鍋上火加熱後放食用油，待油燒熱後，放入羊腎片稍煸幾下，將藥袋、蔥段、薑片、料酒、鹽同入鍋中，注入清水，用大火燒沸，撇去浮沫後改為小火燉至羊腎熟且入味。
3. 揀出藥包、蔥、薑，放入鹿茸末，燒沸後用鹽、胡椒粉調味即成。

【功效】溫補腎陽，益精填髓，延年益壽。

【特點分析】此菜以名貴中藥材鹿茸配菟絲子、羊腎而成。鹿茸具有壯元陽，補氣血，益精髓，強筋骨之功效，還能提高人體免疫力。羊腎能補腎氣，益精髓。菟絲子能溫腎助陽。冬季食用，可溫補腎陽，益精填

髓，抗衰老而延年益壽。適用於腎陽不足而致的尿頻之女性朋友。

注意：陰虛火旺者慎用。

貴婦鳳翼

【主料】雞翅（中段）6克，絞肉300克

（輔料】青江菜250克，熟筍1個，蔥2根

【調料】食用油、鹽、醬油、糖、薑末、蒜末、香油、蠔油、料酒、蕃茄醬、味精、胡椒粉各適量

【製作方法】

1. 絞肉用醬油、糖、香油、薑末、蒜末醃拌成肉餡。
2. 蔥洗淨切小段；熟筍切片；青江菜擇洗乾淨。
3. 雞翅洗淨，去骨後，將肉餡塞入。
4. 鍋置火上，加500毫升食用油，待油至五分熟時，放入雞翅，並將火改為中火，將雞翅炸至金黃色撈出（炸雞翅時，火力不宜過大，才能達到外酥內嫩的效果）。
5. 倒出炸油，鍋內留底油，放入蔥段、蠔油、醬油、料酒、蕃茄醬、糖、胡椒粉炒香後，加入半杯清水、雞翅及熟筍片，滾煮3分鐘，至湯汁收乾。
6. 起鍋，加入食用油燒熱，放入青江菜翻炒，加入鹽、料酒、味精，大火快炒至菜熟，盛入盤中，再將燒好的雞翅盛放在油菜上即可。

【功效】溫中益氣。

【特點分析】雞翅、絞肉補中、溫中、益氣；青江菜、筍以清利為補，又可防過膩而不易消化，是冬季進補之佳品。

成菜外酥內嫩，滑嫩甘美。

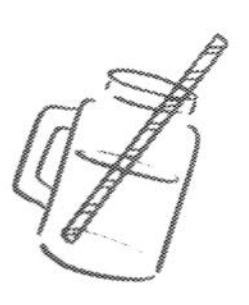

蓯蓉燉乳鴿

【主料】乳鴿一隻

【配料】肉蓯蓉 12 克，紅棗 10 顆

【調料】生薑 2 片，麻油、鹽適量

【製作方法】

1. 將乳鴿剖好洗淨，放入沸水中焯一下，瀝乾水分備用。
2. 將肉蓯蓉、紅棗、薑片洗淨與乳鴿一起放入沙鍋內，加水適量，小火煮至乳鴿軟爛。
3. 加入精鹽調好口味，淋上麻油，即可食用。

【功效】溫腎助陽，益氣添精。

【特點分析】鴿肉性味成、平，入肝、腎、肺經，有補肝腎、益氣血、填精髓、祛風解毒等功效，對於氣短、乏力、記憶力減退、腦外傷引起的頭昏頭痛、白癲瘋、惡瘡疥痱等均有輔助治療作用。

肉蓯蓉味甘、鹹，性溫，歸腎、大腸經。有補腎益精、潤腸通便的功效，用於腎虛陽痿、遺精早洩、耳鳴、頭暈、小便頻數，以及腎虛腰痛、白帶過多、肝腎不足、兩目昏花、脾腎兩虛、便祕腹瀉等症。

肉蓯蓉燉乳鴿，溫腎助陽，益氣填精之效更顯著，凡是陽虛陰盛，體弱多病，有氣無力者，可經常食用。

醋溜高麗菜

【主料】水泡木耳 50 克，高麗菜 250 克

【調料】精鹽、雞精、醬油、醋、白糖、勾芡、香油、食用油各適量

【製作方法】

1. 木耳洗淨，擠乾水分。

2. 高麗菜去掉老葉洗淨，切成大片，瀝乾水分。
3. 炒鍋放入食用油，燒至七分熟，放入木耳、高麗菜煸炒，加精鹽、醬油、白糖、雞精，燒沸後用澱粉勾芡，加醋，點香油，起鍋裝盤即成。

【功效】補腎壯骨，填精健腦，清熱散結，健胃通絡。

【特點分析】高麗菜即洋白菜，味甘，性平。有「久食大益腎、填髓腦、利五臟、調六腑」的功效（〈千金食治〉）。《本草拾遺》中也記有「補骨髓、利五臟六腑、利關節、通經絡中結氣、明耳目、健入壯筋骨」的作用。高麗菜含有多種營養成分，尤其是維他命E的含量較其他食物高。維他命E作為體內重要的抗氧化劑，具有延緩衰老的作用。木耳含有豐富的核酸物質，有健膚美容、抗衰老的作用，因其營養豐富，大量的碳水化合物，較高的鈣、鐵含量，脂肪中的卵磷脂和腦磷脂等，被譽為「素中之葷」，是滋補強壯之品。兩物相配為肴，經濟實用、簡便易行，常食可起補腎壯骨，填精健腦，健胃通絡的功效，對於慢性膽囊炎、慢性潰瘍病、甲亢患者也宜常食。

蘿蔔羊肉湯

【主料】蘿蔔500克，羊肉500克

【調料】精鹽、胡椒粉、蔥花、料酒各適量

【製作方法】

1. 將羊肉洗淨去筋膜，切成小塊，放入沸水中焯一下，撈出洗淨。
2. 蘿蔔洗淨，切成菱形片待用。
3. 鍋上火加入清水，放入羊肉燒開，改小火燉至熟，加入蔥花、料酒、精鹽、蘿蔔片一同燒至肉熟爛、蘿蔔片入味，最後加入胡椒粉調味，即可出鍋食用。

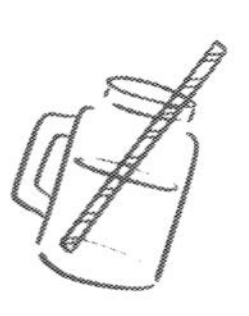

【功效】助陽，補虛，消食，潤肌膚。

【特點分析】蘿蔔亦稱萊菔，民間稱之為「小人蔘」。蘿蔔有消食順氣、醒酒、化痰、消喘、利尿、散淤、補虛的作用。它含有豐富的維他命C、胺基酸等營養物質，能降低體內膽固醇，減少高血壓、冠心病的發生。羊肉含蛋白質、脂肪、鈣、鐵、磷、維他命A、維他命B等，有溫中祛寒、溫補氣血、益胃氣、補形衰、潤肌膚等作用。兩物組合，益氣補虛，溫中暖胃，下氣消食，化痰之功效更明顯。本湯菜最適宜冬季食用。因此，老年女性，體弱者，陽氣虛而手足不溫者以及反胃吐食者均可食之。

翡翠蝦仁

【主料】蝦仁 300 克

【配料】油菜葉 200 克

【調料】鹽、雞精、胡椒粉、蔥、薑、太白粉、料酒、食用油各適量，蛋清 1 份

【製作方法】

1. 將蝦仁洗淨，去掉沙腸，加入鹽 2 克，料酒 3 毫升，蛋清 1 個，太白粉 2 克上漿，抓勻。
2. 蔥 10 克洗淨剖開，切成 0.5 公分長的段；薑 10 克洗淨，切成長均為 0.5 公分、厚 0.1 公分的片。
3. 油菜葉洗淨，切成絲，放入 2 克鹽，醃約 2 分鐘，用一塊乾淨的薄布包好擠壓，將菜汁擠在碗內，其汁色澤濃綠。
4. 在盛有菜汁的碗內加入鹽、雞精、料酒、胡椒粉、蔥、薑、太白粉和少許清水，調成汁攪勻。

5. 炒鍋上火，加入食用油燒熱，將蝦仁放入炒熟，立即烹入調味菜汁翻炒，汁掛均勻後即可裝盤。

【功效】補腎壯陽，通乳祛風痰。

【特點分析】蝦仁味甘，性溫，入肝、腎經，含蛋白質、脂肪、醣類、磷、鐵、維他命 A，維他命 B_1、維他命 B_2、菸鹼酸等營養成分。有補腎壯陽、通乳、排毒、祛風痰的功效和蓄養強壯身體的作用。因此腎陽虛衰、脾虛食少者可選食。

此菜口味鹹鮮，色澤翠綠。烹製時要注意用大火快炒。

涼拌腰花

【主料】豬腎 300 克

【配料】黃瓜 1 根，紅蘿蔔半根，木耳 5 克

【調料】食醋、醬油、精鹽、白糖、雞精、辣油、香油各適量

【製作方法】

1. 豬腎對剖後去內臟腺體，再切成腰花，放入鹼水中浸泡半小時，然後換水洗淨。
2. 黃瓜、紅蘿蔔洗淨切片，用鹽稍醃，並用涼開水沖洗後瀝去水分，然後，加糖、醋、雞精、香油調味拌勻。
3. 木耳用水泡發洗淨後，用沸水汆透瀝水，加鹽、醬油拌勻。
4. 腰花用水煮 3 分鐘，撈出瀝水，加鹽、香油拌勻。
5. 黃瓜片、紅蘿蔔片間隔排在盤邊，木耳平鋪中間，腰花擺在木耳上成為拼盤。
6. 再將糖、醬油、醋、辣油、雞精、香油調勻成汁，供腰花蘸食之用。

【功效】補腎壯腰，補虛勞。

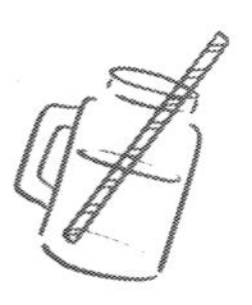

【特點分析】豬腎味鹹，性平，入腎經。具有補腎的功效，用於腎虛腰痛、身面浮腫、遺精、盜汗、老年性耳聾等症，也是治療老年女性久瀉的理想食品。

寶貴火腿

【主料】金華火腿 600 克

【輔料】冰糖 2 杯

【調料】勾芡適量

【製作方法】

1. 鍋中倒入半鍋水，放入金華火腿煮開，改小火燜煮 10 分鐘，取出。放入蒸盤中加 1/3 的冰糖及 2 杯水，放進蒸鍋，蒸熟取出。
2. 盤中的糖水倒掉，再加入 1/3 的冰糖，放進蒸鍋，蒸片刻取出，待涼，切薄片。
3. 將火腿片排入蒸盤中，均勻加入剩餘的 1/3 冰糖，放進蒸鍋，蒸片刻取出。
4. 盤中的湯汁倒入熱鍋中，加半杯水煮開，再用勾芡調勻，淋在火腿片上即成。

【功效】健脾開胃，生精，益氣血，止瀉。

【特點分析】火腿，味甘、鹹，性平，含有蛋白質、脂肪、醣類、鈣、磷、鐵、維他命 B_1、維他命 B_2、菸鹼酸等成分，有「生津，益血脈，固骨髓，壯陽，止瀉，虛痢，怔仲，開胃安神」的功效（《藏藥祕訣》）。而《隨息居飲食譜》也指出：火腿有「補脾開胃，滋腎生津，益氣血，充精髓，治虛勞怔仲，止虛痢瀉，健腰腳，愈漏瘡」的作用。但文中也告誡我們：「外感未清，溼熱內戀，積滯未淨，脹悶未消者均忌」。

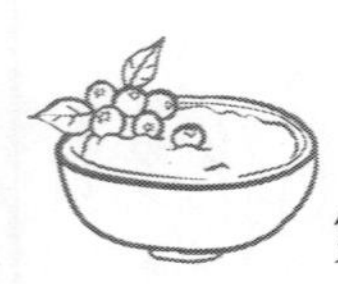

滑蛋牛肉

【主料】嫩牛肉 250 克，蛋 5 顆

【輔料】蔥兩根

【調料】食用油、醬油、料酒、鹽、勾芡各適量

【製作方法】

1. 牛肉洗淨，逆絲切薄片，加入料酒、醬油、少許太白粉醃 10 分鐘後，再加入少許食用油，繼續再醃 10 分鐘。
2. 蛋打散，加入鹽和勾芡調勻；蔥洗淨切丁。
3. 炒鍋上火，倒入 500 毫升食用油，待油至五分熟時將醃過的牛肉片放入油中劃散，然後撈出瀝乾餘油，倒入蛋液中。
4. 炒鍋留底油，將蔥花爆香，再倒入蛋液牛肉滑炒，待蛋液凝固時即可盛盤食用。

【功效】健脾益胃，滋陰潤燥，養心安神，強筋骨。

【特點分析】牛肉味甘，性平，入脾、胃經。牛肉蛋白質中所含人體必需胺基酸多，營養價值極高。中醫認為牛肉健脾益胃，理虛弱，益氣血。輔以蛋所含的蛋白質為完全蛋白質，吸收率高，以及豐富的礦物質，更加突出了本菜餚的營養價值和藥用價值。故凡久病體虛、中氣下陷、氣短、唇白、面色萎黃、大便溏、手足厥冷者，均可食用。

紅燒栗子雞

【主料】雞半隻，栗子 150 克

【調料】蔥段、薑片、醬油、料酒、糖、鹽、食用油各適量

【製作方法】

1. 雞洗淨，剁塊，用醬油醃浸 5 分鐘。
2. 栗子用熱水泡軟，再入開水鍋煮至酥鬆，撈出去內皮，瀝乾水分。
3. 起油鍋，燒熱，投入雞塊和栗子，待炸上色後，撈出瀝淨餘油。
4. 鍋中留底油，加入蔥段、薑片及雞塊同炒。
5. 加入料酒、糖、醬油、鹽等調味料，加水與雞塊面齊平，蓋上鍋蓋，先大火燒開醬汁，再改小火燒至汁收乾，即可盛盤。

【功效】溫中益氣，補精填髓，養胃健脾，補腎強筋。

【特點分析】雞肉含豐富的蛋白質，其脂肪中含不飽和脂肪酸，是愛美女士較好的蛋白質食品，也是體質虛弱、病後康復的理想補品，這是由於雞肉味甘，性溫，入脾、胃經，有溫中、益氣、補精、填髓的功效。本菜又輔以板栗主補腎氣，能使腎虛導致的腰膝無力的症狀得以改善。

一日三頓仙女餐，死亡比美貌更快來：

聞聽卡路里如臨大敵？窈窕曲線與健康身體其實不相違背，但很多人不懂避開這些飲食地雷！

編　　著：方儀薇，小雨
編　　輯：曾郁齡
發 行 人：黃振庭
出 版 者：崧燁文化事業有限公司
發 行 者：崧燁文化事業有限公司
E-mail：sonbookservice@gmail.com
粉 絲 頁：https://www.facebook.com/sonbookss/
網　　址：https://sonbook.net/
地　　址：台北市中正區重慶南路一段六十一號八樓 815 室
Rm. 815, 8F., No.61, Sec. 1, Chongqing S. Rd., Zhongzheng Dist., Taipei City 100, Taiwan
電　　話：(02)2370-3310
傳　　真：(02)2388-1990
印　　刷：京峯彩色印刷有限公司（京峰數位）
律師顧問：廣華律師事務所 張珮琦律師

定　　價：420 元
發行日期：2022 年 11 月第一版
◎本書以 POD 印製

國家圖書館出版品預行編目資料

一日三頓仙女餐，死亡比美貌更快來：聞聽卡路里如臨大敵？窈窕曲線與健康身體其實不相違背，但很多人不懂避開這些飲食地雷！ / 方儀薇，小雨編著 . -- 第一版 . -- 臺北市：崧燁文化事業有限公司，2022.11
面；　公分
POD 版
ISBN 978-626-332-826-6(平裝)
1.CST: 健康飲食 2.CST: 婦女健康 3.CST: 食譜
411.3　　111016616

電子書購買

臉書